So einfach ist Gedächtnistraining für Senioren, Band 2
Fertige variable Konzepte

Lia Maria Bach

So einfach ist Gedächtnistraining für Senioren

Band 2

Fertige variable Konzepte

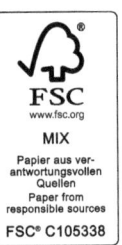

Bibliografische Information der Deutschen Nationalbibliothek:
Die Deutsche Nationalbibliothek verzeichnet diese Publikation in der Deutschen Nationalbibliografie; detaillierte bibliografische Daten sind im Internet über http://dnb.dnb.de abrufbar.

Trotz ausgiebiger Bemühungen war es nicht möglich, den Rechtsnachfolger von Herbert und Martha Berger zu ermitteln. Dieser wird gebeten, sich an die Autorin zu wenden zwecks Nachhonorierung der Abdruckrechte.

Bildquellen:
S. 253, Konrad Adenauer: Briefmarkenbild: https://de.wikipedia.org/wiki/Konrad_Adenauer#/media/File:DBP_25._Todestag_Konrad_Adenauer_100_Pfennig_1992.jpg
S. 255, Konrad Adenauer und Ludwig Erhard mit Zigarre: Ludwig Erhard (1897-1977), economist and politician, left, with Konrad Adenauer (1876-1967), statesman, at Bad Godesberg, 25, Credit line World History Archive / Alamy Stock Photo
S. 257, Ludwig Erhard mit Zigarre Ludwig Ehrhardt: Copyright Handelsblatt, http://images.google.de/imgres?imgurl=http%3A%2F%2Fc3445010.r10.cf0.rackcdn.com%2Flandscape_image%2F9774%2Fbig_9d28c91a0b.jpeg&imgrefurl=http%3A%2F%2Fwww.theeuropean.de%2Fsebastian-sigler%2F10639-wie-1948-die-soziale-marktwirtschaft-siegte&h=348&w=620&tbnid=x-IX1aq3VgEtgM%3A&vet=1&docid=jhKrll7p7sOUrM&ei=Q2R_WN7XMISZsAHSp4WYDA&tbm=isch&client=firefox-b&iact=rc&uact=3&dur=4086&page=0&start=0&ndsp=55&ved=0ahUKEwieha693cvRAhWEDCwKHdJTAcMQMwgaKAAwAA&bih=1042&biw=1920
S. 286, „Rosinenbomber", Luftbrücke Frankfurt-Berlin, Copyright USAF - United States Air Force Historical Research Agency via Cees Steijger (1991), „A History of USAFE", Voyageur, ISBN: 1853100757; USAF photo 070119-F-0000R-101 https://de.wikipedia.org/wiki/Berliner_Luftbr%C3%BCcke#/media/File:C-54landingattemplehof.jpg

www.liamariabach.de

© 2017 Lia Maria Bach
Satz, Umschlaggestaltung, Herstellung und Verlag:
BoD – Books on Demand

ISBN: 978-3-7431-2314-4

Danksagung

Mein Dank gilt meinem Sohn sowie meinem Lebensgefährten, der mich bei allen wichtigen Entscheidungen bezüglich des zweiten Buches tatkräftig unterstützt und begleitet hat.

Er hat mich auch darin bestärkt, trotz aller vorangegangenen, sehr negativen Erfahrungen bei der Herstellung und im Besonderen beim Vertrieb meines ersten Fachbuches nicht aufzugeben und mich weiter so für die Seniorenarbeit (Gedächtnistraining und Gehirnjogging) starkzumachen wie bisher.

Herzlichen Dank bei der Hilfe und Beratung am PC.

Ein ganz besonderes Dankeschön darf ich an das Heimatarchiv Harald WARNAT, Gedern richten für die Bildbeschaffung aus seiner Sammlung. Diese Abbildungen in der authentischen Form, aus der »guten alten Zeit«, sind etwas ganz Besonderes, und ich bin stolz, sie in dieser Form meinen Lesern präsentieren zu dürfen.

Ich hoffe, dass diese historischen Bilder viele positive Erinnerungen ins Gedächtnis zurückholen und zu eifrigen Gesprächen in geselliger Runde anregen.

Danke an alle Senioren, die sich bei mir in den Gedächtnistrainingsgruppen wohlgefühlt haben. Sie haben mich letztlich dazu angeregt, meine positiven Erfahrungen in Buchform weiterzugeben.

Danke!

Vorwort

Meine langjährige Berufserfahrung, die bis zum Schluss mit sehr viel Engagement für die Förderung des Erinnerungsvermögens durch Gedächtnistraining, Gehirnjogging, Geselligkeit mit guter Laune und Singen des alten Liedgutes geprägt war, hat mich angeregt, die positiven Gruppenerfolge in Form meines Buches »So einfach ist Gedächtnistraining für Senioren« weiterzugeben. Ich freue mich sehr, dass ich nunmehr mein neues Fachbuch, Band 2, vorstellen darf.

Es kann, wie bei meinem ersten Fachbuch, meinen jungen Berufskollegen/innen die »gute alte Zeit« mit den verschiedensten Lebensabschnitten, Sitten und Gebräuchen o. Ä. nahebringen und so eine wertschätzende Arbeit mit Senioren ermöglichen.

Hierzu gehört meiner Meinung nach auch unbedingt das alte Liedgut, das die Senioren von der Kindheit über Schul- und Jugendzeit bis ins Erwachsenenleben begleitet hat. Früher wurde bei vielen Anlässen gemeinsam gesungen, bereits im Kindergarten wurde man mit den Liedern »Hänschen klein ging allein« und »Kommt ein Vogel geflogen« vertraut gemacht. Davor lernte man schon, dass Kinderlieder mit Bewegung sehr viel Spaß und Freude machen können wie z. B. bei »Hoppe, Hoppe, Reiter«. In der Schul- und Jugendzeit lernte man »Alle Vögel sind schon da« und »Ein Vogel wollte Hochzeit machen«. Der Gesang unterstützte sogar die oft schwere Haus-, Garten- und Landarbeit mit den Liedern »Horch, was kommt von draußen rein«, »Im schönsten Wiesengrunde« und »Kein schöner Land«. Beim Wandern waren die Lieder angesagt »Das Wandern ist des Müllers Lust«, »Wem Gott will rechte Gunst erweisen« und »Wohlauf in Gottes schöne Welt«. In der Spinnstube oder beim Treffen junger Leute sang man gerne »Am Brunnen vor dem Tore«, »Du, du liegst mir im Herzen« oder »Sah ein Knab' ein Röslein stehn«. Für ein friedliches Einschlafen sorgten die Lieder »Ade zur guten Nacht«, »Guten Abend, gute Nacht« und »Weißt du, wie viel Sternlein stehen?«. Gesungen wurde gern und überall, denn es gab kaum Radio und noch keinen Fernseher.

Unvergesslich sind die Lieder aus schweren Tagen, gaben sie doch Hoffnung und Kraft durchzuhalten (z. B. »Lili Marleen«, »Es geht alles vorüber, es geht alles vorbei«, »Ich weiß, es wird einmal ein Wunder gescheh'n«).

Fachleute bestätigen die Wichtigkeit der Lieder, aber speziell für die Betreuung von an Demenz erkrankten Senioren ist besonders zu beachten, dass die alten Titel in der Originalfassung gespielt werden sollten (z. B. »Lili Marleen« von der Sängerin Lale Andersen).

Wegen der Wichtigkeit des Liedgutes wurden von mir erneut eine große Anzahl Ohrwürmer sowie modernere Musiktitel zusammengetragen und vorgeschlagen.

Zur Unterstützung der Gruppenarbeit können alte Schlager von CD abgespielt werden, um so zu erreichen, dass die Senioren die Lieder mitsingen und somit Texte und Melodien wieder aufgefrischt werden können.

Eine weitere Motivation für mein Buch ist die wichtige Arbeitshilfe mit Anregungen zu einer interessanten und abwechslungsreichen Gruppenarbeit mit Gedächtnistraining. Hierbei können die knappen Zeitressourcen besser genutzt werden, d. h. eine langwierige Vorbereitung entfällt komplett.

Die neu von mir ausgewählten acht Themen sind:

Oma und Opa – unersetzbare Großeltern
Unser täglich Brot
Die Ohren des Menschen (Sinnesorgane)
Die »Grüne Stunde« (Farben)
An »fünf« Fingern abzählen (Zahlen)
Der »Friedrich« hat's in sich
Dick und rund ist ungesund
»Ei gude wie« in Frankfurt am Maa

Jedes einzelne der acht neuen Themen ist in einem abgeschlossenen Konzept ausführlich bearbeitet (Dauer über eine Stunde), kann aber jederzeit variabel für diverse homogene Gruppen (geistig fitte Gruppen oder für Senioren mit Gedächtnisstörungen) oder für verschiedene Zeiteinheiten (u. a. Dauer von 30 Minuten) gut eingesetzt werden.

Jedes Konzept enthält:

Vorschläge zur Dekoration
Vorschläge für die basale Stimulation über den Geschmack
Vorschläge für das enorm wichtige Liedgut (Volkslieder und Evergreens)
Einleitung, Musik zum Thema
Einführung
Fingerspiele, Abzähl- oder Kinderreime, Zungenbrecher
Biografie-Arbeit
bekannte, selbst auswendig gelernte Gedichte
Fabeln
kurze Geschichten
Sprichwörter und Redensarten
Wissen Sie es?

Wortsammlungen
Teekessel
Lachen ist gesund
Schlusslied und Verabschiedung

Am Ende jedes Sachthemas sind Zusatzelemente für Gehirnjogging angegliedert, die separat für kleine homogene Gruppen oder auch als »10-Minuten-Aktivierung« gut genutzt werden können.
Diese zusätzlichen Arbeitsmodelle sind vielschichtig und befassen sich mit folgenden Themen:

Gehirnjogging nach Art von »Stadt, Land, Fluss« mit den Anfangsbuchstaben B, F und O

Sprichwörter-Salat, Kontraste (Gegenteil), Zwillingswörter
Sprichwörter ergänzen
»Einer muss raus!«

bekannte und beliebte Operetten mit Komponisten und Liedern
beliebte deutsche Lieder und Schlager (Ohrwürmer)

alle deutschen Bundeskanzler mit einer kurzen Geschichtsinformation
Prominente mit den Vornamen »Dieter« und »Otto«

Thema: Märchenstunde, zuhören und wohlfühlen
Backen in Ihrer Kindheit und Jugend
Die »Ofenheizung« von damals
Arbeitsbereiche des praktischen Arztes

Wissenswertes zum Thema »Fuchs« (Liedgut, Fabeln, Sprichwörter, Teekessel, Wissen Sie es?)
Städtenamen und Pflanzen, in denen ein »Tier« versteckt ist
Sprichwörter, in denen ein Tier vorkommt

Brainstorming über die Stadt »Darmstadt«
und vieles mehr.

Neu sind die authentischen Bilder aus vergangenen Tagen, angepasst an die bearbeiteten Sachthemen der Konzepte. Nur allein durch intensive Betrachtung dieser Abbildungen im Großformat (DIN A4) können Erinnerungen geweckt und durch Gespräche vertieft werden.

Diese Größe dürfte den Senioren mit Sehschwäche sehr entgegenkommen, da sie die Bilder viel besser erkennen können.

Ziel dieses Buches ist die Förderung des Erinnerungsvermögens durch Gedächtnistraining und Gehirnjogging. Mithilfe des Singens alter Volkslieder und Evergreens kann die Trainingsarbeit durchaus Spaß und Lebensfreude vermitteln und so eine Stärkung der Persönlichkeit in der Gruppe fördern.

Humor wird praktisch mitgeliefert. Am Ende jedes Sachthemas sind diverse Witze angefügt. Zusätzlich bringen die Originalgedichte und herzerfrischenden Verse von Elisabeth Finke auch Sie zum Schmunzeln.

Themen für die Seniorenbetreuung sind derzeit äußerst begehrt, zumal seit geraumer Zeit der psychosozialen Betreuung im privaten Betreuungsbereich sowie in Senioreneinrichtungen ein sehr hoher Stellenwert eingeräumt wird.

Gemäß dem demografischen Alterswandel wird es zu einem weiter steigenden Bedarf bei der Betreuungsarbeit für Senioren kommen.

Um für eine angenehme Erleichterung des Berufsalltags Sorge zu tragen, ist dieses praktische zweite Arbeitsbuch mit seinen ausgearbeiteten fertigen Konzepten sowie seinen historischen Abbildungen entstanden.

Dieses Buch bietet Anregungen und Hilfe für die Beschäftigungstherapie im privaten Bereich, in offenen Gruppen sowie in Senioreneinrichtungen.

Inhaltsverzeichnis

OMA UND OPA – unersetzbare Großeltern — 17
    Vorbereitung — 17
    Einleitung — 18
    Einführung ins Thema — 18
    Kennen Sie Lieder, in denen Oma und Opa vorkommen? — 18
    Was kann man von Großeltern gut lernen? — 18
    Geschichte: »Meine Großmutter« — 21
    Geschichte zum Thema: ›Tischsitten‹ — 24
    Kennen Sie ein schönes, nachdenkliches bzw. ein trauriges Erlebnis mit Großeltern und Enkeln? — 25
    Geschichte: »Der Großvater und sein Enkel« — 27
    Geschichte: »Oma Reinicke« — 27
    Lied zum Thema: »Der Plattenschrank von Großpapa« — 29
    Sprichwörter und Redewendungen — 29
    Wie kann man sich die Großeltern vorstellen? Wie sahen Oma und Opa früher aus? (Frisur, Kleidung usw.) — 30
    Geschichte: »Die Schürze meiner Großmutter« — 30
    Wie sah die Küche zu Großmutters Zeiten aus? — 31
    Welche Speisen und Gerichte wurden damals gereicht bzw. waren gut erschwinglich? — 32
    Geschichte: »Sauer und Süß« — 33
    Kennen Sie Omas altbewährte Hausmittelchen gegen Alltagsbeschwerden? — 34
    Welche technischen Errungenschaften bzw. Erfindungen gab es noch nicht in Ihrer Kinder- und Jugendzeit? — 35
    Was hat sich in den Generationen besonders verändert? Bitte vergleichen Sie früher und heute! — 36
    Gehirnjogging I: Brainstorming (Gedankensturm)
    Welche Sprichwörter haben die Senioren im Laufe ihres Lebens »wörtlich« genommen und so an ihre Nachkommen weitergegeben? — 37
    Gehirnjogging II: Brainstorming (Gedankensturm) zum Thema: »Omas Märchenstunde« – zuhören und wohlfühlen — 39
    Biografisches Arbeiten bezüglich der Märchen — 40
    Wissen Sie alles vom Märchen? — 43
    Gehirnjogging III: Brainstorming (Gedankensturm) zum Thema Zwillingswörter und Sprichwörter mit dem Anfangsbuchstaben »O« — 44
    Gehirnjogging IV: Brainstorming (Gedankensturm) zum Thema: Erinnern Sie sich noch an die »Ofenheizung« von damals? — 44
    Wortsammlung mit »Om…« und »Op…« am Beginn oder Ende des Wortes — 47
    Suchen Sie Wortbegriffe, in denen »Opa« oder »Oma« versteckt sind! — 47
    Wissen Sie es? — 47
    Lachen ist gesund! — 48
    Schlusslied und Verabschiedung — 49

Unser täglich Brot — 50
  Vorbereitung — 50
  Einleitung — 51
  Einführung ins Thema — 51
  Biografisches Arbeiten: Was ist Ihnen aus dieser Zeit in Erinnerung geblieben? — 51
  Geschichte: »Gewinn im Verlust« — 55
  Gedicht: »Brot, wo kommst du her?« — 56
  Wie sehen die einzelnen Getreidepflanzen aus? — 57
  Welche Getreidepflanzen sind noch bekannt und sehr wichtig für die Ernährung der Weltbevölkerung? — 57
  Wie wurde früher Brot gebacken? — 58
  Welche Brotsorten kennen Sie noch aus Ihrer Kinder- und Jugendzeit? — 59
  Nennen Sie die heute angebotene Vielfalt an Brotsorten! — 60
  Gedicht: »Das große Brot« — 61
  Wissen Sie, wie man die »Brötchen« noch an verschiedenen Orten nennt? — 62
  Welche Brotsorten wurden zu bestimmten Gelegenheiten gegessen? — 62
  Welche Gerichte sind Ihnen bekannt, bei denen Brot verwendet wird? — 63
  Gedicht: »Der Bäcker – Sechster Streich« aus dem Max-und-Moritz-Buch — 64
  Sprichwörter und Redewendungen — 65
  Geschichte: »Wie Hans im Glück« — 66
  Wissen Sie es? — 67
  Bekannte Sprichwörter zum Thema Mühlen — 71
  Gehirnjogging I: nach Art von »Stadt, Land, Fluss« mit dem Anfangsbuchstaben »B« — 72
  Gehirnjogging II: Brainstorming (Gedankensturm) zum Thema: »Welche Kuchen wurden in Ihrer Kindheit oder Jugend gebacken?« — 75
  Gehirnjogging III: Brainstorming (Gedankensturm) zum Thema: »Was fällt Ihnen spontan zum Backen ein?« — 76
  Gehirnjogging IV: Brainstorming (Gedankensturm) zum Thema: »Nennen Sie bekannte Beeren!« — 76
  Gehirnjogging V: Brainstorming (Gedankensturm) zum Thema: »Nennen Sie bitte alle Bundeskanzler, zu denen Ihnen etwas einfällt!« — 77
  Gehirnjogging VI: Brainstorming (Gedankensturm) zum Thema: »Sprichwörter ergänzen« mit dem Anfangsbuchstaben »B« — 80
  Wortsammlungen mit »Brot« am Anfang oder Ende des Wortes bilden! — 81
  Lachen ist gesund — 82
  Austeilen der Brotstücke — 82
  Gedicht: »Das Brot« — 83
  Das Brot darf nach dem Gedicht verzehrt werden — 83
  Schlusslied und Verabschiedung — 83

Die Ohren (Sinnesorgane) — 84
  Vorbereitung — 84
  Einleitung — 85
  Einführung ins Thema — 85
  Welche äußere und innere Merkmale des Ohres können Sie benennen? — 85
  Biografisches Arbeiten: Können Sie sich noch erinnern? — 86
  Sprichwörter und Redewendungen — 87

Welche Erkrankungen der Ohren sind Ihnen bekannt? Nennen Sie Beispiele!	90
Geschichte: »Omas Kuchen ist der Beste«	90
Wie sollte man mit schlecht hörenden Menschen im Alltag umgehen?	92
Praktische Übungen rund um das Ohr	92
Wissen Sie es?	92
Gehirnjogging I: nach Art von »Stadt, Land, Fluss« mit dem Anfangsbuchstaben »O«	97
Gehirnjogging II: Brainstorming (Gedankensturm) zum Thema: »Bekannte und beliebte Operetten«	98
Gehirnjogging III: Brainstorming (Gedankensturm) zum Thema: Welche Schlager bzw. Filmmelodien würden Sie als »Ohrwürmer« bezeichnen?	102
Gehirnjogging IV zum Thema: Beliebte Lieder müssen nur durch »Ansummen« erkannt und benannt werden.	103
Gehirnjogging V: Brainstorming (Gedankensturm) Bitte nennen Sie bekannte Prominente aus Politik, Sport, Forschung oder Kunst mit dem Vornamen »Otto«!	104
Wortsammlungen mit »Ohr/Ohren« am Anfang bzw. am Ende des Wortes	107
Was reimt sich alles auf »Ohr«?	108
Rätseln Sie mit!	108
Lachen ist gesund	108
Schlusslied und Verabschiedung	110

Die »grüne Stunde« (Farben) — 111

Vorbereitung	111
Einleitung	112
Einführung ins Thema	112
Biografisches Arbeiten	112
Erklärung zum Ablauf der Trainingsrunde	114
Wortbeispiele können wie folgt sein	115
Zur Entspannung CD »Mädel ruck, ruck, ruck an meine grüne Seite« anhören bzw. selbst mit der Gruppe singen	118
Denkpause mit kleinem Imbiss	118
Sprichwörter und Redewendungen	119
Wortbegriffe der zweiten Runde	119
Fabel: »Die beiden Frösche«	121
Weitere ergänzende Wortbegriffe als Alternative könnten sein	124
Wissen Sie es?	125
Lachen ist gesund	127
Schlusslied und Verabschiedung	128

An »fünf« Fingern abzählen (Zahlen) — 129

Vorbereitung	129
Einleitung	130
Einführung ins Thema	130
Biografisches Arbeiten	130
Wie heißen die fünf Sinne des Menschen?	131
Gedicht: Max und Moritz, fünfter Streich	132
Finger und Fußzehen, jeweils in fünffacher Ausführung:	132

Gedicht: »Die Geschichte vom Daumenlutscher«	132
Nennen Sie bitte das 5. Gebot!	133
Welche grausamen Tötungsrituale waren in früheren Zeiten üblich?	133
Sprichwörter und Redewendungen	134
Geldscheine mit »50«	135
Geschichte: »Fünfzig Mark«	135
Wissen Sie es?	136
Kleines Gedächtnistraining	138
Großes Gedächtnistraining	139
Wortsammlung mit »fünf« am Anfang des Wortes	140
Wortsammlung mit »Finger« am Anfang oder Ende des Wortes	141
Rätsel	141
Lachen ist gesund	142
Schlusslied und Verabschiedung	142
Der »Friedrich« hat's in sich	**143**
Vorbereitung	143
Einleitung	143
Einführung ins Thema	144
Biografisches Arbeiten – Gedicht: „Die Geschichte vom bösen Friederich"	144
Bekannte Männer mit dem Vornamen Friedrich	145
Nennen Sie bekannte Doppelnamen mit »Friedrich« am Anfang!	151
Nennen Sie Städte, die am Anfang des Wortes »Friedrich« enthalten!	152
Wichtige und interessante Daten zur Kurzform des Namens Friedrich, nämlich »Fritz« – Gedicht: „Onkel Fritz, 5. Streich aus Max und Moritz"	152
Welche Prominente mit dem Vornamen »Fritz« sind Ihnen bekannt?	154
Wissen Sie es?	155
Gehirnjogging I: nach Art von »Stadt, Land, Fluss« mit dem Anfangsbuchstaben »F«	156
Gehirnjogging II: Brainstorming (Gedankensturm) zum Thema: »Der Fuchs«	157
Fabel Nr. 1: »Der Fuchs und die Katze«	159
Fabel Nr. 2: »Der Fuchs und die Gänse«	159
Wissen Sie es? (Fuchs)	161
Gehirnjogging III: Brainstorming (Gedankensturm) zum Thema: »Zwillingswörter« mit dem Anfangsbuchstaben »F«	164
Gehirnjogging IV: Brainstorming (Gedankensturm) zum Thema: »Wortsammlungen mit »ff« im Wort«	164
Gehirnjogging V: Brainstorming (Gedankensturm) zum Thema: Bitte reimen Sie weiter!	166
Wortsammlungen mit den Buchstaben »Fri…« zu Beginn des Wortes	166
Lachen ist gesund	167
Schlusslied und Verabschiedung	168
Dick und rund ist ungesund (Körper)	**169**
Vorbereitung	169
Einleitung	170
Einführung ins Thema	170

Kennen Sie aus Ihrer Kinderzeit Reime, Verse, Gedichte oder Zungenbrecher?	170
Nennen Sie Alltagsgegenstände bzw. Teile des menschlichen Körpers, die dick sein können!	171
Geschichte: »Freundschaft«	173
CD »Ich will keine Schokolade, ich will lieber einen Mann«	173
Können Sie sich an die Sängerin erinnern?	174
Nennen Sie weitere korpulente Menschen aus dem öffentlichen Leben (Politik, Schauspiel, Gesang, Sport usw.)	174
Wie wird der »korpulente Mensch« gerne charakterlich eingeschätzt?	175
Wieso gibt es heute so viele übergewichtige Menschen? Warum war das früher anders? Nennen Sie die Gründe und ihre Erfahrungen.	175
Welche Gefahren bergen Übergewicht und Fettleibigkeit für unsere Gesundheit?	176
Geschichte: »Der neidische Handwerksbursch«	177
Geschichte: »Der zerstreute Rektor«	177
Welche Nahrungsmittel sollten wir vermeiden?	178
Nennen Sie gesunde Alternativen	179
Sprichwörter und Redensarten	179
Wie kann man das Dicksein modisch geschickt kaschieren?	180
Was können wir tun, um das Gewicht im Einklang zu halten? Hier ein paar wichtige Tipps	180
Gedicht: »Trimm dich!«	181
Je nach Zeitressource bietet sich das Vorlesen aus dem »Märchen vom Schlaraffenland« (von Ludwig Bechstein) an.	182
Welche Alternativen gibt es noch, um viele Pfunde möglichst schnell zu verlieren?	182
Gedicht: »Die Hungerkur«	183
Gefährliche Essstörungen	184
Wissen Sie es?	184
Gehirnjogging I: Brainstorming (Gedankensturm) zum Thema: »Sprichwörtersalat«	187
Gehirnjogging II zum Thema: Bekannte Sprichwörter mit dem Anfangsbuchstaben »D«	188
Gehirnjogging III: Brainstorming (Gedankensturm) zum Thema: Arbeitsbereiche des Doktors (praktischer Arzt)	189
Gehirnjogging IV: Brainstorming (Gedankensturm) zum Thema: Großeinkauf im Kaufhaus, aber nur Artikel mit einem »D« am Anfang!	190
Gehirnjogging V: Brainstorming (Gedankensturm) zum Thema: »Zwillingswörter« mit »D«	191
Gehirnjogging VI: Brainstorming (Gedankensturm) zum Thema: »Einer muss raus!«	192
Gehirnjogging VII: Brainstorming (Gedankensturm) zum Thema: Prominente mit dem Vornamen »Dieter«	193
Gehirnjogging VIII: Brainstorming (Gedankensturm) zum Thema: Sehenswürdigkeiten der Stadt »Darmstadt«	196
Wortsammlung mit »Dick« am Anfang des Wortes.	196
Wortsammlung mit »Fett« am Anfang oder Ende des Wortes	197
Wortsammlung mit »Hunger« am Wortbeginn	198
Sprichwörter über Hunger	199
Teekessel mit »dicken« Wortbegriffen	199
Lachen ist gesund	200
Schlusslied und Verabschiedung	201

»Ei gude wie« – in Frankfurt am Maa	202
Vorbereitung	202
Einleitung	203
Einführung ins Thema	203
Biografisches Arbeiten	203
Was ist Ihnen aus der Geschichte von Frankfurt/Main bekannt?	204
Wichtige Informationen zur Stadt Frankfurt am Main	205
Was wissen Sie vom »Frankfurter Dialekt«?	206
Können Sie die berüchtigten hessischen »Schimpfwörter« benennen oder erklären?	207
Welche Sehenswürdigkeiten der Stadt sind Ihnen bekannt?	207
Welche Speisen gelten als typisch »frankfurterisch«?	209
Welche sieben Kräuter kommen in die »echte« Frankfurter »Grüne Soße« (»Grie Soß«)?	209
Welches Getränk ist hier Kult?	210
Was wissen Sie von dem Frankfurter Stadtoriginal Frau Rauscher (Fraa Rauscher)?	210
Das bekannte und beliebte Apfelwein-Lied von Heinz Schenk anhören	210
Welche Branchen bzw. welche große Firmen ließen sich in Frankfurt am Main nieder?	211
Kennen Sie bestimmte Messen, Veranstaltungen oder Feste in Frankfurt?	212
Kennen Sie die wichtigsten Museen der Stadt?	212
Zusätzliche erwähnenswerte Sehenswürdigkeiten bzw. Freizeit-Angebote	**213**
Was ist das Besondere an einer großen Handelsstadt wie Frankfurt?	214
Kennen Sie bekannte Frankfurter Persönlichkeiten aus Politik, Finanzen, Sport, Film und Fernsehen?	214
Frankfurt ist eine weltoffene Stadt!	216
Wissen Sie es?	216
Gehirnjogging I: Brainstorming (Gedankensturm) zum Thema: Finden Sie das Gegenteil (Kontrast) des genannten ersten Wortes mit den Anfangsbuchstaben »F« und »M«	219
Gehirnjogging II: Brainstorming (Gedankensturm): Versuchen Sie, Städtenamen zu sammeln, in denen ein Tier versteckt ist!	220
Gehirnjogging III: Brainstorming (Gedankensturm) – Sammeln Sie bitte Sprichwörter und Redensarten, in denen jeweils ein Tier vorkommt!	220
Gehirnjogging IV: Brainstorming (Gedankensturm) zum Thema: Suchen Sie Begriffe, die einen Tiernamen enthalten!	221
Gehirnjogging V: Brainstorming (Gedankensturm) zum Thema: In welchen Pflanzen haben sich Tiernamen versteckt?	222
Gehirnjogging VI: Brainstorming (Gedankensturm) zum Thema: »Einer muss raus!«	223
Gehirnjogging VII: Brainstorming (Gedankensturm) zum Thema: »reich«	224
Lachen ist gesund	225
Schlusslied und Verabschiedung	227
Quellennachweis	**228**
Anhang – Bildmaterial	**231**

OMA UND OPA – unersetzbare Großeltern

1 Vorbereitung

a) Dekoration

Zum Naschen: Sahnebonbons wie Werthers Echte, Brausepulver, Schokolinsen, Schokoplätzchen, Himbeerbonbons, Karamellbonbons, Lakritze (Rolle), Schokoküsse schwarz, Malzbonbons

Stoffpuppen auf Sofa (Oma und Opa)
»Betende Hände« von Albrecht Dürer, Kruzifix
Plüschtiere oder aus Keramik – Hund, Katze, Küken, Gans, stolzer Hahn
Strickzeug, gehäkelte Topflappen
Kaffeemühle aus Holz, Kuchenform: Radonen-Kuchen
Schmalztopf
Bügeleisen
Märchenbuch der Gebrüder Grimm, Kinder-Gebetsbuch
Kochbuch alt (evtl. in deutscher Schrift)
alte Trägerschürze

Bilder, Fotos bzw. Zeitungsausschnitte aus Omas Zeiten
Küchenherd mit »Schiff«
gusseisernes Waffeleisen mit dem Rezept darauf
Butterfass, Steinguttopf
antikes Spinnrad
besticktes Überhandtuch, mit einem Spruch versehen

b) Liedgut

Babuschka	Karel Gott
Graue Haare, schöne Jahre	Eberhard Hertel
Oma so lieb	Heintje
Ich hab Ehrfurcht vor schneeweißen Haaren	Heino/C. Felgen
Schwalbenlied	Heintje/Heino
Kleine Fische werden groß	Stefanie u. Eberhard Hertel
Der Plattenschrank von Großpapa	Gaby Baginsky
Mit 66 Jahren	Udo Jürgens
Lass doch der Jugend ihren Lauf	Vreni u. Rudi

Aus der Jugendzeit

Meine Oma fährt im Hühnerstall Motorrad, mit diversen Strophen
Wir versaufen unsrer Oma ihr klein Häuschen und die erste und die zweite Hypothek, wenn's geht

2 Einleitung

CD »Oma so lieb«   Heintje

3 Einführung ins Thema

Großeltern waren in allen Zeiten schon immer wichtige Personen. Sie wurden geliebt und wertgeschätzt. Wenn man etwas erreichen will, sagt man nicht nur heute Oma oder Omi, vielleicht sogar Omilein. Im Märchen »Rotkäppchen« begegnet uns schon in der Kinderzeit die liebe Großmutter. In Russland nennt man die Großmütter »Babuschkas«.

4 Kennen Sie Lieder, in denen Oma und Opa vorkommen?

Siehe Pos. 1 b) Liedgut

5 Was kann man von Großeltern gut lernen?

a) christliche Erziehung

Beten vor und nach den Mahlzeiten
Morgen- und Abendgebet
An Gottesdiensten teilnehmen, besonders am Sonntag
Aus der Bibel vorlesen
Brot wurde vor dem Anschneiden mit dem Messer dreimal bekreuzigt.
Brot darf nie weggeworfen werden!

b) Lebenserfahrung

Tipps bei Problemen in der Schule, bei Freunden und Freundinnen, Liebeskummer, Beruf, Partnerschaft, Schicksalsschläge und Krankheiten.

c) Hausrezepte

Familienrezepte wurden immer an die nächste Generation weitergegeben; z. B. Lieblingskuchen und Plätzchen, spezielle Gerichte und Speisen.

d) Haltung von Haustieren

Hunde
streicheln, spielen, aber auch füttern, beim Fressen nicht stören, erkennen, wenn der Hund gefährlich wird

Katzen
streicheln, mit Wollknäuel oder Federn spielen, mit Wursthaut oder Essensresten füttern, sich vor den Krallen in Acht nehmen

Stallhasen
die Häschen beim Füttern streicheln, Karotten, Heu oder den leckeren Löwenzahn verfüttern

Hühner
Wenn sie gut mit Küchenresten, Salat- und Gemüseblättern gefüttert wurden, legten sie große Eier mit herrlich gelben Dottern; die Kinder durften vorsichtig die Eier aus dem Nest herausholen.
Dem Hahn musste man manchmal mit Vorsicht begegnen.
die kleinen gelben Küken halten und streicheln

Gänse und Truthähne
sind für Kinder oftmals gefährlich, sie kommen zischend näher und beißen empfindlich zu

Schweine
Die kleinen rosafarbenen Ferkel sind nett anzusehen und zu beobachten, wenn sie alle bei der Mutter Milch trinken.
Wenn die Schweine groß und fett geworden sind, müssen sie zum Leidwesen der Kinder geschlachtet werden.

e)   **Fantasie anregen durch**

Vorlesen von Märchen und Geschichten, Sagen, Tierfabeln, Gedichten sowie Lügengeschichten

f)   **Anregung der Sprache, des Gehörs sowie der Motorik durch Kinderlieder singen mit Bewegung/Kinderreime wie z. B.**

Hoppe, Hoppe Reiter – wenn er fällt, dann schreit er
fällt er in den Graben – fressen ihn die Raben,
fällt er in den Sumpf – macht der Reiter plumps.

Häschen in der Grube – saß und schlief, saß und schlief,
armes Häschen bist du krank, dass du nicht mehr hüpfen kannst,
Häschen hüpf, Häschen hüpf, Häschen hüpf.

Punkt, Punkt, Komma, Strich
fertig ist das Mondgesicht
ein Paar Ohren wie die Mohren
einen Hals wie Schmalz
einen Bauch wie Rauch
ein Paar Beine wie 'ne Sechs
fertig ist die Hex'.
Machen wir noch 'n paar Henkel dran
dass man es besser tragen kann.

Das ist der Daumen
der schüttelt die Pflaumen
der liest sie auf
der trägt sie nach Haus
und der ganz Kleine,
der isst sie all' alleine.

6 Geschichte: »Meine Großmutter«

Als kürzlich meine fünfjährige Enkeltochter auf meinem Schoß saß und mich respektwidrig an den Ohrläppchen zupfte, musste ich an meine Großmutter denken. Ich sehe sie noch deutlich vor mir, die rundliche alte Frau mit dem sorgfältig gescheitelten dunklen Haar. Und ich erinnere mich nicht daran, dass sie sich jemals zu uns Enkeln heruntergebeugt hätte, um uns in die Arme zu schließen. Nein, wir hielten uns stets in respektvoller Entfernung. Sie, die Bäuerin, die elf Kinder geboren hatte und neun davon großziehen durfte. Sie, die half, Felder zu bestellen, Kühe zu melken, die Hühner und anderes Kleinvieh aufzog und versorgte, sie, die bis ins biblische Alter hinein für den Garten verantwortlich war, die wagenradgroßen Kuchen buk und Brotteig knetete, um ihn dann bei der richtigen Hitze in den mit Reisig vorgeheizten Backofen zu schieben. Sie, die am Herd stand und für eine große Familie kochte, die nicht duldete, dass jemand den Löffel aufhob, ohne vorher am Tischgebet teilzunehmen, sie war keine sentimentale Großmutter, die uns Enkel über das Babyalter hinaus auf dem Schoß hielt.

Doch nie werde ich vergessen, wie sie es verstand, meine kindliche Fantasie anzukurbeln. Wie sie so ganz nebenbei in unsere Spiele eingriff, wenn wir uns zu langweilen begannen. Wie sie mich lehrte, auch ohne Spielgefährten mit meinem Alleinsein etwas anzufangen. Und nicht zuletzt, wie sie uns und unsere Probleme ernst zu nehmen verstand. Einmal, an einem kalten, regnerischen Herbsttag, hatte ich meine Puppenstube auf dem Küchentisch aufgebaut. Mein Bruder war nicht zugegen, und so begann ich mich zu langweilen. Vom Herd kommend, trat sie zu mir und sagte: »Bald ist Kirmes. Dann kommen Gäste, da hast du noch eine Menge vorzubereiten. Die Stube muss geputzt werden, und dann musst du backen und kochen. Und meinst du nicht, wir sollten deine Nähmaschine während der Festtage in die Schlafkammer stellen?« Sie sagte das sehr ernst. Dann ging sie an ihre Arbeit zurück. Aber meine Fantasie war auf Stunden hinaus in Gang gesetzt. Sie nahm uns auch zu ihren Krankenbesuchen mit und achtete darauf, dass wir uns in der Nähe von Kranken respektvoll verhielten. Auch bei der Grabpflege an den Ruhestätten unserer Vorfahren durften wir helfen. Den Sommer über gingen wir vor Sonnenuntergang zum Friedhof und halfen gießen. All die Zuwendungen, die so ganz anders waren, als ich sie heute meiner Enkelin zuteilwerden lasse, trugen wohl dazu bei, dass wir es nie gewagt hätten, abwertend von alten Menschen zu sprechen. Natürlich möchte ich keinesfalls die Zärtlichkeiten meiner kleinen Enkelin missen. Aber ob sie bei unserem kumpelhaften Umgang miteinander einmal mit dem gleichen Respekt an mich zurückdenken wird? Ich möchte es fast bezweifeln.

(Ilse Schweizer)

g) Alle Schlaflieder

wie z. B.
Weißt du, wie viel Sternlein stehen?
Guten Abend, gute Nacht
Ade zur guten Nacht
La, le, lu, nur der Mann im Mond schaut zu
Der Mond ist aufgegangen

h) Handarbeiten erlernen

Erste Erfahrungen mit der »Strickliesel« und den Luftmaschen
Häkeln von Topflappen

Weben auf dem ersten Webrahmen und Herstellen von kleinen Geschenken (Nadelkissen)

Stricken von Schals, Mützen, Handschuhen, Socken

Stopfen von Strümpfen, evtl. sogar neu anstricken
Stopfen und Flicken speziell von Ellenbogen- und Knieschlitzen

Näharbeiten – zuerst mit der Hand, später mit der Nähmaschine

Zu klein gewordene Kleidung wurde angestückelt, verändert und auf neu hergerichtet

Puppenkleider wurden neu gehäkelt, gestrickt bzw. genäht

erste Übungen mit Stickereiarbeiten, diverse Stickmuster erlernen

Spinnen am Spinnrad

i)   Beschäftigung durch Spiele

Brettspiele
Mensch ärgere Dich nicht
Halma
Dame und Mühle
Schach

Kartenspiele
Schwarzer Peter
Quartett
Herz-Skat
Romme
Mau-Mau
Doppelkopf (Skat)

Würfelspiele
Pasch
Lügen-Max

Geschicklichkeitsspiele/Motorik
Mikado
Anglerspiel
Hütchenspiel
Streichholz-Knobeln
Domino

j)   Förderung der Allgemeinbildung

»Alle Vögel fliegen hoch«, Quizfragen, Frage-Antwort-Spiele, »Stadt-Land-Fluss«

k)   Hilfsbereitschaft

gegenüber Familie, Freunden, Bekannten und fremden Menschen:
Älteren Menschen in Eisenbahn, Bus usw. einen Platz anbieten
schwere Taschen, Körbe oder sonstige Behältnisse tragen
Türen öffnen, Vortritt lassen usw.

1) Anstand und Sitte

»Danke und Bitte« sagen
Kinder grüßen alle Erwachsenen, besonders Respektspersonen wie Lehrer, Pfarrer, Doktor, Apotheker, Bürgermeister, Advokat usw.
Männer grüßen Frauen – die Herren grüßten früher durch den »Hut ziehen«
Bei Begrüßung machten die Mädchen einen Knicks, die Jungen eine Verbeugung, auch Diener genannt.
Saubere Hände und Fingernägel waren ein Muss (dies wurde vom Lehrer kontrolliert und ggf. bestraft).
Die schmutzigen Taschentücher wurden ebenfalls bestraft.

Pünktlichkeit zu den Mahlzeiten war äußerst wichtig; es durfte nicht mit vollem Munde gesprochen werden, schmatzen hatte zu unterbleiben.
»Wenn Erwachsene miteinander sprechen, haben Kinder ruhig zu sein.«

7 Geschichte zum Thema: »Tischsitten«

Der kleine Jens war gern bei seinen Großeltern zu Besuch. Opa Heini spielte mit ihm »Mensch ärgere dich nicht« oder las ihm spannende Geschichten vor. Oma Anni backte Kuchen, und den gab es dann nachmittags am Küchentisch, mit leckerem Kakao. Und genau an demselben begann Opa Heini dann jedes Mal mit seinen Belehrungen. Kaum saß der kleine Jens, so hörte er auch schon den Opa sagen: »Sitz gerade, Junge.« So auch an einem Sonntagnachmittag im August. Es war ein schöner, warmer Sommer, und Oma Anni hatte etwas Erfrischendes gebacken. Es war fünfzehn Uhr und dreißig Minuten, als die drei Platz nahmen. Opa Heini sagte: »Sitz gerade, Junge, sonst bekommst du später einen Buckel.« Jens setzte sich so aufrecht, wie es nur ging, damit er endlich anfangen konnte. Jens trank einen Schluck Kakao, und Opa Heini sagte: »Nicht schlürfen, mein Junge, sonst bekommst du Luft in den Bauch.« »Ja, Opa«, sagte Jens höflich.

Opa Heini sagte: »Und die Hände liegen beide auf dem Tisch, neben dem Teller.«

»Ja, Opa«, meinte Jens und legte beide Hände auf den Tisch.

Opa Heini sagte: »Nicht schmatzen, mein Junge, das gehört sich nicht.«

»Nein, Opa. Kann ich endlich essen?«

Opa Heini meinte: »Binde dir die Serviette um, damit du dich nicht bekleckerst.« Auch das tat Jens. Oma Anni mischte sich ein und sagte: »Nun lass den Jungen doch endlich essen, er muss doch schon gleich wieder nach Hause.«

Opa Heini sagte: »Er muss Tischsitten lernen, sonst kann er sich später in Gesellschaft nicht richtig benehmen.«

Jens sagte: »Opa, ich habe Hunger.«

Inzwischen zeigte die Küchenuhr sechzehn Uhr an.

Opa Heini sagte energisch: »Du sitzt schon wieder krumm. Sitz gerade, so wie es sich gehört. Jens nahm eine Gabel voll Kuchen. Doch noch bevor er den Kuchen im Mund hatte, rief Opa Heini: »Halt! Man führt die Gabel zum Mund, nicht den Mund zur Gabel. Warte, ich mache es dir vor.« Opa Heini beobachtete Jens genau. Er ließ ihn nicht aus den Augen. Doch plötzlich stand er auf und kam kurze Zeit später mit einem Besenstiel zurück. Verdutzt fragte Oma Anni: »Was hast du vor, Heini?« »Den bekommt Jens jetzt in den Rücken, unter den Pullover. Dann sitzt er gerade«, sagte Opa Heini und machte sich an Jens zu schaffen. Inzwischen war es sechzehn Uhr und fünfzehn Minuten.

Jens stand auf und sagte »Ich muss nach Hause, Opa. Du kannst meinen Kuchen essen, aber sitz gerade dabei, schmatz nicht, schlürf nicht und führ die Gabel zum Mund. Und außerdem steht man nicht einfach vom Tisch auf und läuft weg, um einen Besenstiel zu holen. Ach ja, und vergiss die Serviette nicht, falls du kleckerst«. Dann war er fort.

Opa Heini hatte keinen Appetit mehr. Er hatte nur noch ein schlechtes Gewissen.

(Ulrike Strätling)

m) Sparsamkeit

Schonen der Kleidung (nicht schmutzig oder kaputt machen)
Schonen des Spielzeugs (kein Geld für neues)
Schonen des Schulranzens und der Bücher
Kleidung und Schuhe mussten von den älteren Geschwistern aufgetragen werden.
Die kleinen Geldgeschenke kamen gleich in die Sparbüchse.
Teilen der Süßigkeiten unter den Geschwistern war Pflicht.

8 Kennen Sie ein schönes, nachdenkliches bzw. ein trauriges Erlebnis mit Großeltern und Enkeln?

Gedicht: »Das Großvaterlied«

Als der Großvater die Großmutter nahm,
da wusste man nichts von Mamsell und Madam;
die züchtige Jungfrau, das häusliche Weib,
sie waren echt deutsch noch an Seel' und an Leib.

Als der Großvater die Großmutter nahm,
da herrschte noch sittig verschleierte Scham;
man trug sich fein ehrbar und fand es nicht schön,
in griechischer Nacktheit auf Straßen zu geh'n.

Als der Großvater die Großmutter nahm,
da war ihr die Wirtschaft kein widriger Kram;
sie las nicht Romane, sie ging vor den Herd,
und mehr war ihr Kind als ein Schoßhund ihr wert.

Als der Großvater die Großmutter nahm,
da war es ein Biedermann, den sie bekam;
ein Handschlag zu jener hochrühmlichen Zeit
galt mehr als im heutigen Leben ein Eid.

Als der Großvater die Großmutter nahm,
da rief noch der Vaterlandsfreund nicht vor Gram:
O gäbe den Deutschen ein holdes Geschick
die glücklichen Großvaterzeiten zurück!

(August Friedrich Ernst Langbein)

Gedicht: »Was Oma sich wünscht …«

Ich möchte mal wieder ein Lausmädel sein,
barfuß mit Zöpfen und Fransen.
Dann tät' ich wie ein Lämmchen im Sonnenschein,
hüpfen und springen und tanzen.

Ich möcht' wieder mal ein Jüngferlein sein,
möcht lachen, küssen und scherzen,
und all den Burschen, ob groß oder klein,
die Köpfe verdreh'n und die Herzen.

Ich möchte mal wieder jung Mütterlein sein,
ein Bübchen im Arm, voller Wonne.
Mit Bäckchen wie Samt und Seide so fein,
und Äuglein so hell wie die Sonne.

Doch jetzt bin ich alt, und es ist alles vorbei,
mein Gesicht ist voll Falten und Runzeln,
doch denk ich daran, wie es war einst im Mai,
da kommt mir verschmitzt gleich ein Schmunzeln.

(Verfasser unbekannt)

9 Geschichte: »Der Großvater und sein Enkel«

Ein Vater war sehr alt und zittrig geworden, sodass er beim Essen Suppe auf das Tischtuch schüttete. Manchmal floss ihm auch etwas aus dem Mund. Sein Sohn und dessen Frau ekelten sich davor. Schließlich setzten sie ihn hinter den Ofen in die Ecke. Dort saß er nun betrübt und allein und sah zum Tisch. Einmal entfiel seinen zittrigen Händen auch noch das Schüsselchen, aus dem er aß, und zerbrach. Die junge Frau schimpfte ihn aus. Sie kaufte ihm eine hölzerne Schüssel; daraus musste er nun essen. Eines Tages trug der Enkel von vier Jahren kleine Brettchen zusammen. »Was machst du da?«, fragte ihn der Vater. »Ich mache einen kleinen Topf«, antwortete das Kind, »daraus sollen Vater und Mutter essen, wenn sie alt sind.« Da sahen sich Vater und Mutter an. Sie holten den alten Großvater an den Tisch. Und sie sagten auch nichts mehr, wenn er ein wenig verschüttete.

(nach den Gebrüdern Grimm).

10 Geschichte: »Oma Reinicke«

Ich bin nicht sicher, ob ich mit Worten beschreiben kann, wie wichtig meine Oma für mich war. Sie war in meinen Augen genau die Oma, die ein Kind haben sollte. Wenn ich mit ihr zusammen war, schien die Welt in Ordnung. Als kleineres Kind, so bis zum Alter von etwa acht Jahren, war ich sehr häufig bei ihr. Manchmal sogar für einige Tage, es können auch Wochen gewesen sein. Merkwürdig, dass ich dennoch als kleines Kind anfangs weinte, wenn meine Mutter mich zu ihr brachte. Geweint habe ich, weil mir mein kleiner Bruder fehlte, meine Spielsachen, mein Bett und besonders mein Teddy. Ich kann heute gar nicht verstehen, warum ich den nie mitnehmen konnte. Als Ersatz für den Teddy gab es bei Oma ein selbst gestricktes Schaf. Damit bin ich am Abend eingeschlafen, begleitet vom Ticken ihrer Kuckucksuhr, die immer falsch lief. Oma Reinicke – das ist für mich der Duft von Phlox und Pfingstrosen, blühenden Obstbäumen und reifen Erdbeeren. Noch heute erinnere ich mich lebhaft an die Kindertage, wenn der Phlox in meinem eigenen Garten blüht. Dann habe ich genau die Stellen in ihrem riesigen Garten vor Augen, an denen sich diese Stauden befanden. Ebenso ergeht es mir mit den Pfingstrosen. Wenn sie blühen, erinnern sie mich daran, wie wir beide nach unseren Spaziergängen zum Bergfriedhof ihre Wohnküche betraten. Im Frühjahr umhüllte uns dann der Duft ihrer Pfingstrosen, die sie mit fedrigem Grün auf dem Tisch stehen hatte. Überhaupt gibt es sehr viele Gerüche, die bis heute eine Verbindung an Kindheit und Oma in mir herstellen. 4711 zum Beispiel. Aus Omas Schlafzimmerschrank entströmte immer dieser leichte Duft. Auch wenn ich diese Marke heute nicht mehr benutze, komme ich gelegentlich nicht umhin, wenigstens mal ein Stück 4711-Seife zu kaufen, um auf diese Art meinen Erinnerungen Nahrung zu geben. Es ist auch noch ein anderer Geruch lebendig, auf den ich leider heute nirgendwo mehr stoße. Das ist der, den man beim Betreten ihres Hauses durch den Keller wahrnahm. Es roch nach gelagerten Äpfeln und Kohlen und manchmal ein wenig nach Wein, den Oma aus den Mengen an Obst aus ihrem Garten selbst herstellte. Nach Wein, oder besser nach Most, roch es im Herbst auch in ihrer Küche. Hinter dem großen Ohrensessel glucksten dann zwei große, bauchige Korbflaschen vor sich hin. Sie hatten einen merkwürdigen Glasaufsatz, durch den vermutlich die Gase entweichen konnten, die sich durch den Gärvorgang bildeten. Merkwürdig, dass die Erinnerungen an Oma so sehr mit diesen Gerüchen verbunden sind. Aber für mich symbolisieren sie etwas Gutes, Vertrautes, Heimeliges. Die Erinnerungen an meine Oma Reinicke sind durchweg alle positiv, selbst die Beinahe-Tracht Prügel mit der Klopppeitsche, die sie hinter dem Handtuchhalter hängen hatte. Das hört sich aber schlimmer an, als es war, denn die einzige Tracht, die ich mal kriegen sollte, war etwas, was ich später in meiner Erinnerung immer lustig fand. Obwohl es damals vielleicht sogar Ernst war. Ich war wohl frech gewesen, und Oma wollte mich bestrafen. Sie holte die Klopppeitsche hinter dem Handtuchhalter hervor und ich war, schwupps, um den Küchentisch gelaufen, damit sie mich nicht erwischt. Oma hinter mir her … immer rund um den Tisch herum. Dann, als die Gelegenheit günstig war, entwischte ich durch die Küchentür, durch den Flur und raus, ab in den Garten. Oma rannte hinter mir her und fuchtelte mit dem furchtbaren Ding. Aber ich bin bis heute nicht sicher, ob sie wirklich böse war. Ich weiß nicht, wie lange wir gelaufen sind, doch glücklicherweise hat sie irgendwann gesagt, jetzt sei es genug, ich solle zurückkommen, sie würde mir nichts tun. So haben wir uns dann wieder vertragen. Das Gute an Oma war, egal was ich machte, sie hat mich nie bei meinen Eltern verpetzt, damit ich nicht später zu Hause eine nachträgliche Strafe bekomme. Zu Oma hatte ich unbegrenztes Vertrauen. Mit jedem Kummer und mit allem, was ich erlebte, konnte ich zu ihr kommen. Sie hatte immer ein offenes Ohr, Verständnis und Rat. Egal, ob es schlechte Schulnoten, Ärger mit den Eltern oder die erste Liebe waren. Eine Kindheit ohne Oma Reinicke kann ich mir nicht vorstellen. Sie ist für mich genau so eine Oma, wie ich gerne einmal für meine Enkel sein möchte.

(Brigitta Wöstefeld)

11   Lied zum Thema: »Der Plattenschrank von Großpapa«

von Gaby Baginsky

12   Sprichwörter und Redewendungen

Alter schützt vor Torheit nicht.
Alte Liebe rostet nicht.
Vorsicht ist die Mutter der Porzellankiste.
Undank ist der Welten Lohn.
Beim Geld und in der Liebe hört die Freundschaft auf.
Stille Wasser sind tief.
Kinder und Narren sagen die Wahrheit.
Kleider machen Leute.
Übung macht den Meister.
Der Klügere gibt nach.
Hinterher ist man immer klüger.
Keine Antwort ist auch eine Antwort.
mit des Teufels Großmutter verwandt sein
was Großmutter erzählt (man belächelt die gute alte Zeit)
Das kannst du deiner Großmutter/deinem Großvater erzählen.
Bring deiner Großmutter noch das Beten (Eieressen, Lesen) bei.
als der Großvater die Großmutter nahm (für die gute alte Zeit)
Wenn meine Großmutter Räder hätte, wäre sie ein Omnibus.
Einen alten Baum verpflanzt man nicht.
Wie die Alten sungen, so zwitschern auch die Jungen.
Sich auf sein Altenteil setzen
Heute werde ich nicht alt.
auf meine alten Tage
Aus alt mach neu.
so alt wie Methusalem
So jung kommen wir nicht wieder zusammen.

13 Wie kann man sich die Großeltern vorstellen? Wie sahen Oma und Opa früher aus? (Frisur, Kleidung usw.)

Alte Fotos von Großeltern und Enkeln, evtl. Postkarten in der Gruppe herumzeigen!

Großmutter
lange, dunkle Kleidung
Arbeitsschürzen, Schultertuch, Kopftücher
Haarknoten im Nacken, auch auf dem Kopf (nur lange Haarpracht üblich)
ohne Zähne bzw. mit Zahnresten, kein Gebiss vorhanden
Oma war immer da, hatte für die Kinder ein offenes Ohr, half im Haus und in der Küche mit.
Oma war ständig am Strümpfe stopfen sowie beim Häkeln oder Stricken.

14 Geschichte: »Die Schürze meiner Großmutter«

Sehr oft und gerne denke ich zurück an meine Kinderzeit. Die geliebte Großmutter spielte darin immer die Hauptrolle – und mit ihr die Schürze, die sie jeden Tag trug. Sie war groß und faltig und reichte fast bis zum Boden. Sie war bedruckt mit kleinen Karos und Punkten, roch nach Kernseife und Mottenkugeln, wenn sie aus der Wäschetruhe genommen wurde; eine gewisse Anzahl von Schürzen war immer vorhanden. Jeden Morgen band sie sich die Schürze mit geübtem Griff um die Hüften, schwang die Träger über die Schultern und knöpfte sie am Taillenband fest. Am Latz hingen an jeder Seite einige Sicherheitsnadeln, die selten gebraucht wurden, jedoch für den Notfall immer vorrätig waren. Bevor der Tagesablauf begann, hatte sie mit ihren rauen, abgearbeiteten Händen ihre Schürze glatt gestrichen, als wolle sie damit sagen: »So, nun kann's losgehen«. Die Schürze war ein unverzichtbarer, wichtiger Gebrauchsgegenstand. An dem Schürzenzipfel konnte ich mich festhalten, wenn wir zusammen in den dunklen Keller gingen und mir nicht so ganz geheuer war, denn im Keller gab es kein elektrisches Licht. Derselbe Zipfel wischte meine Tränen ab, wenn ich mir die Knie aufgeschlagen hatte, auch für meine Rotznase wurde der Zipfel benutzt. Meine Großmutter hatte wohl immer ein sauberes Taschentuch bei sich, das wurde jedoch nur für Notfälle aufgehoben. Der Schürzenzipfel war auch gut dafür, um den Schweiß von der Stirne zu wischen, die Hände nach dem Waschen abzutrocknen oder die Fliegen vom Tisch zu jagen. Die Schürze habe ich immer wieder bewundert, sie war für alle Tätigkeiten einsetzbar. Aus ihr wurde Hühnerfutter auf den Hof gestreut, auch die Eier aus den Hühnernestern wurden darin eingesammelt. Sie diente als Apfelkorb und Gemüsetrage, um Späne zum Feuermachen ins Haus zu bringen oder Kornähren auf dem Felde zu sammeln. Wenn das kleine Schwätzchen am Gartenzaun mit der Nachbarin zu lange andauerte, wurde die Schürze zusammengerollt und diente als Stütze der Ellenbogen. Bei plötzlichen Regengüssen war Omas Schürze der beste Regenschutz, viel besser als ein Taschentuch mit vier verknoteten Zipfeln auf dem Kopf. Topflappen brauchte unsere Oma nie, sie hatte ja die Schürze, die viel praktischer war. Sie fasste die heißen Topfdeckel damit an, der große Aluminiumtopf mit der dampfenden Suppe wurde damit auf den Tisch gebracht, auch beim Abschütten der gekochten Kartoffeln wurde der Kochtopf mit der Schürze angefasst. Morgens, wenn das Feuer im Küchenherd nicht so recht angehen wollte und das Blasen nichts nützte, nahm Oma die Schürze und wedelte ein paarmal ordentlich damit. Mit der Schürze deckte unsere Oma den Wäschekorb zu, ebenso wurden die Würste damit bedeckt, wenn sie zu Verwandten zum Räuchern gefahren wurden, meistens auf der Schubkarre oder im Handwagen.

Uns Kindern schien die Schürze wie eine Wundertüte, aus der im Frühjahr die kleinen Hühnerküken, im Sommer die ersten Frühäpfel, im Herbst die ersten reifen Pflaumen und Birnen und im Winter die Haselnüsse gezaubert wurden.

Und erst die Schürzentasche! Da war immer ein Fünfer oder ein Groschen drin, der kurze Bleistift oder ein paar Buntstifte, die ich zum Malen brauchte, auch das eingewickelte Karamellbonbon, das über meine Beule hinwegtröstete. Hier fand sich auch der verlorene Knopf, den wir nirgends finden konnten. Wenn ich heute an meine Großmutter zurückdenke, frage ich mich ernsthaft, was wohl meinen Enkelkindern von uns in Erinnerung bleiben wird.

Omas Schürze als Trostpflaster ist Geschichte. Heute zählen meist die modernen Geräte wie Handy und Tablets und Medien wie Internet und E-Mails. Das persönliche Gespräch ist bereits heute nicht mehr aktuell. Sieht man die jungen Leute bei diversen Familienfeiern, sind sie vorrangig damit beschäftigt, ihre Nachrichten aus dem Internet zu überprüfen. Wie schade!

(Verfasser unbekannt)

Großvater:
Einfache, dunkel gehaltene Arbeitskleidung,
Karo-Arbeitshemden, Strickjacken oder Westen, blaue Arbeitskittel, große Flicken an Arbeitshosen (Knie) bzw. an den Ärmeln (Ellenbogen)
Schirmkappen, Kappen, Hüte oder Mützen,
trugen oftmals Bärte.

15 Wie sah die Küche zu Großmutters Zeiten aus?

Küchenherd mit »Schiff« sowie herausnehmbaren Herdringen z. B. für das Waffeleisen
Wasserstein aus Keramik oder Emaille
Tisch und diverse Stühle, Holzbank oder Truhe
Küchenschrank mit eingebauten Schütten für Zucker, Salz und Mehl
Teller-Regal

Überhandtuch für Handtuch- und Geschirrtuchhalter (meist bestickt oder mit einem Spruch versehen, z. B. »Brot und Salz, Gott erhalt's«

Hängeleiste für diverse Küchengeräte wie Fleischklopfer, Kartoffelpresse, Schneebesen, Schaum- und Schöpflöffel
Brotkasten oder Brottopf, Steinguttöpfe, Töpfe und Schüsseln aus Emaille
Holzkaffeemühle, später Porzellan-Kaffeemühle an der Wand befestigt
Butterfass

16 Welche Speisen und Gerichte wurden damals gereicht bzw. waren gut erschwinglich?

Fleisch gab es nur einmal in der Woche – meist am Sonntag oder einem wichtigen Feiertag. Fleischgerichte von den Tieren, die man selbst zu Hause hielt, anfütterte, bei Bedarf schlachtete und verspeiste.

Schweine
Speck, Bratwürste
fetter Bauchlappen für Sauerkraut, Schweinefüße in der Erbsensuppe, Sülze zu Bratkartoffeln, Solperfleisch zu Kartoffelgerichten, Dörrfleisch mit Gemüse, gebackene Leber mit Äpfeln und Zwiebeln, saure Nieren, gekochte Innereien (Kutteln), Hackfleischklopse (Frikadellen), Wurstsuppe mit kleinen Würstchen für die Kinder (Blutwürstchen), nach der Hausschlachtung: Schmalzbrot mit frischen Grieben und Zwiebeln

Rinder
Rindfleisch, Meerrettich und rote Beete
Tafelspitz (gekochtes Rindfleisch), grüne Soße und Bratkartoffeln, Rindswurst, Gulasch, selten Rouladen

Kühe
Milch zum Trinken, Kochen und Backen und für die Weiterverarbeitung für Quark, Käse, Kochkäse und Butter
Grießbrei mit Zimt und Zucker
Milchreis mit Obst
Milchsuppe, Dickmilch, für Kartoffelbrei

Hühner
Suppenhuhn, Brathuhn

gekochte Eier, Spiegeleier, Rühreier mit Speck bzw. mit Spinat
Soleier auch in der Gaststätte
Eier zum Kochen und Backen sowie für die selbst gemachten Nudeln

Stallhasen
Hasenbraten mit und ohne Füllung, mit Klößen und Rotkohl

Spar-Gerichte aus Omas Küche
Pellkartoffeln mit Quark, auch gerne mit Salzheringen
Kartoffelpfannkuchen mit Apfelbrei (Reibekuchen, Reibedatschi, Kartoffelpuffer)
Apfelpfannkuchen (Äpfel im Schlafrock)
Kartoffelgemüse mit Blutwurst und Gewürzgurke
gestampfte Kartoffeln mit Zwiebelsoße, diverse Kartoffelsalate

Diverse Suppengerichte
Brot- und Mehlsuppe, Kohl- und Kartoffelsuppe, Linsen-, Bohnen- und Erbsensuppe, Gemüsesuppe (quer durch den Garten), Graupensuppe

Brennnesselspinat und Kartoffeln
Steckrüben mit Kartoffeln, evtl. mit Schweinebauch
Meerrettich zu Sauerkraut und Solperfleisch
Sauerkraut aus dem Krautfass im eigenen Keller
Rote Beete zu Bratkartoffeln, saure Bohnen im Steinguttopf

Selbst gemachte Nudeln mit Apfelkompott oder Brei, Birnenstücken, Dörrobst, Kirschen, Zwetschgen oder Mirabellen

Himmel und Erde (Kartoffel- Apfelgericht mit angebratener Blutwurst)
»Arme Ritter« (gebackene Weißbrotscheiben mit Vanillesoße)
Zuckerrübensirup als Honigersatz

17 Geschichte: »Sauer und Süß«

»Eigentlich möchte ich wieder einmal ‚Sauer und Süß' essen«, sage ich zu ihr, »weißt du noch, wie wir im Krieg und nachher uns immer darauf gefreut haben?« »Ja, ich denke an unsere Kinder, ganz andächtig und bedächtig aßen sie mit uns, es war ein Festmahl, besonders wenn ich ‚Flecke' hineintun konnte, aber dafür musste ich lange anstehen.« Flecke? Jetzt ist sie wieder in Sachsen, denn wer kennt heute noch Flecke? Sie bestanden aus Innereien, die heute als Hundefutter dienen, oft aber weggeworfen werden, denn wir leben in einer Zeit, wo auch Hunde Ansprüche stellen, gleichzeitig aber in der ganzen Welt noch Menschen verhungern. Dann rieche ich es schon, der Duft dringt bis in das Wohnzimmer. Sie hat richtigen Speck dazu genommen, dies ist das einzige Zugeständnis an unsere Zeit. Aber sonst ist es Wasser, dazu Kartoffelstückchen, Zwiebeln, Salz, Einbrenne aus Mehl, Essig und Zucker. Es macht schon Arbeit, das Gericht. Jetzt sitzen wir beide am Tisch, ich gestehe, damals hatte ich richtigen Hunger, und wenn wir keine feinen Leute waren, damals, weil sogar der Topf ausgekratzt wurde, dann denke ich daran, wie unfein manche Leute heute sind, ohne Töpfe auszukratzen. Es fehlt uns etwas bei dieser Mahlzeit, nicht nur der Hunger, den wir damals hatten, nein, ohne es abzusprechen, sagen wir es fast gleichzeitig. Es sind unsere Kinder, über die wir uns freuen, weil sie wieder satt wurden, und ich vergesse nicht die Dankbarkeit. Lieber Gott, du hast uns wieder diese Mahlzeit gegeben. Sie hat einen großen Topf davon gekocht, und ihre Ahnungen treffen zu, so im Vorbeigehen kommt unsere Tochter. »Oh, bei euch gibt es ‚Sauer und Süß', habt ihr etwas über?« So starke Wirkung kann ein einfaches Gericht haben, natürlich hat sie etwas über, wie immer. Ich weiß, wie oft hat sie selbst zurückgesteckt, wenn es um die Familie ging. Gerade das etwas Angebrannte im Topf schmeckte mir damals besonders gut, und ich gestehe, auch heute noch, auf die Gefahr hin, nicht fein zu sein, kratze ich jetzt den Topf aus. Sie sagt: »Weißt du, ich möchte einen riesigen Topf voll kochen, der für alle Menschen reicht, die jetzt hungern.« Sauer und Süß, ist nicht nur ein Gericht, nein, so ist auch das Leben.

(Herbert und Martha Berger)

18 Kennen Sie Omas altbewährte Hausmittelchen gegen Alltagsbeschwerden?

Nennen Sie bitte einige, die Ihnen schon geholfen haben.

Fieber: kalte Wadenwickel
Ohrenschmerzen: warmes Leinensäckchen mit gekochten Zwiebeln oder Kartoffeln auflegen, warmes Heukissen

Halsschmerzen: mit Salzwasser oder Salbeitee gurgeln

Erkältung: heißes Gänsefett, Watte drauf
Lindenblüten-Tee trinken sowie heißen Holundersaft
heiße Zitrone trinken, heiße Milch mit Honig
Hühnersuppe

Blähungen: Wärme, Bauchwickel
Kümmel-, Fenchel- oder Kamillentee trinken
blähende Speisen vermeiden wie z. B. Hülsenfrüchte, Kohl, Zwiebeln, Pilze, frischer Hefeteig sowie Rettich

Bienen- Wespen- und Mückenstiche:
kühlen mit einem Essig-Läppchen
bei leichter Rötung die Einstichstelle mit einem frisch abgeschnittenen Stück Zwiebel abreiben
bei Juckreiz und Schwellung eine dicke Zwiebelscheibe auflegen, mit einer Mullbinde befestigen (nach etwa 15 Minuten entfernen)

Zu viel Magensäure, Sodbrennen:
Natron hilft, rohes Sauerkraut essen

Schnupfen und Katarrh:
Zwiebel in vier Teile zerteilen, dämpfen mit etwas Kandiszucker, von diesem Extrakt nimmt man alle zwei bis drei Stunden einen Löffel voll ein
sehr wirkungsvoll: Kamillen-Dampfbad

Husten: Holundersaft heiß trinken

Gelenkbeschwerden: Brennnesseltee trinken

19 Welche technischen Errungenschaften bzw. Erfindungen gab es noch *nicht* in Ihrer Kinder- und Jugendzeit?

elektrisches Licht sowie Wasserleitungen im Haus
Telefon
Fernsehen
Kühl- und Gefrierschrank
Waschmaschine
elektrischer Wäschetrockner
Geschirrspülmaschine
Staubsauger
elektrisches Dampfbügeleisen
Schreibmaschine
Computer

Bank- und Kreditkarte
Faxgerät
Kontoauszugsdrucker
Feuerzeug
Pampers
Antibaby-Pille
Bananen
Kiwis
Joghurt
Pommes frites
Pizza und McDonalds
Urlaub

20 Was hat sich in den Generationen besonders verändert? Bitte vergleichen Sie früher und heute!

F Großfamilie, kinderreich, mit Opa und Oma (Tante, Onkel)
H Kleine Familien mit höchstens ein bis zwei Kindern/meist ohne Kinder

F Der Mann ist der Alleinverdiener und kann seine Familie ernähren. Die Frau ist Hausfrau und Mutter, bleibt zu Hause und kümmert sich um Haus, Hof und Garten.
H Der Alleinverdienst des Mannes reicht nicht mehr aus, die Frau muss ebenfalls einer Arbeit nachgehen und dazuverdienen.

F Die Familie ist mit ihrem Einkommen zufrieden und stellt keine zu großen Ansprüche. Man lebt bescheiden, Kleidung wird selbst hergestellt und von größeren Geschwistern aufgetragen (auch Schuhe).
H Ansprüche sind sehr gewachsen. Kleidung und Schuhe werden in Geschäften neu gekauft. Man hält auf sich und will gut aussehen. (Lebensstandard ist gestiegen – Mode)

F Frauen waren sehr sparsam im Haushalt. Im Garten wurden Kartoffeln, Gemüse und Obst angebaut und verarbeitet. So konnte man sogar einen Notgroschen auf die hohe Kante legen.
H Frauen kaufen heute alles fertig, da sie keine Zeit haben neben Beruf, Haushalt und Kindern. Es werden Fertiggerichte gekauft, die nicht so gesund sind.

F Nur einmal Fleisch in der Woche (am Sonntag) ansonsten mehr Kartoffeln, Gemüse und Salat.

H Fast täglich Fleisch und Wurst und ungesunde Schnellgerichte wie Hamburger und Pommes, Pizza, gegrillte Hähnchen und Süßigkeiten.

F Die Jungen bekamen eine relativ gute Schulbildung und durften einen Beruf erlernen. Die Mädchen waren benachteiligt und durften meist keinen Beruf erlernen, weil die Frauen später sowieso heiraten werden und vom Mann ernährt werden.

H Heute können Jungen und Mädchen eine gute Ausbildung bekommen. Leider keine Gleichberechtigung bei Löhnen und Gehältern trotz gleicher Leistung.

F Kinder wurden in Großfamilien von Oma und Opa betreut.

H Kinder müssen in den Kindergarten oder in die Tagesbetreuung gebracht und abgeholt werden.

F Die Generation war ohne zu verreisen im Urlaub zufrieden.

H Urlaub ist heute normal, die Familien bleiben nicht nur in Deutschland, sondern reisen oft ins Ausland, sogar mit dem Flugzeug.

F Die Mädchen und Jungen spielten oft im Freien und hatten viel Bewegung.

H Die Mädchen und Jungen sitzen oft nur zu Hause oder besuchen Freunde und bleiben im Haus. (Fernsehen, Computer, Spiele, Handy)
Wenig Bewegung und ungesunde Ernährung

F Es wurde erst gespart und dann erst etwas angeschafft. Barzahlung mit Skonto war üblich. Dadurch keine Schulden.

H Heute werden die Sachen zu schnell gekauft, Autos, Elektroartikel, Möbel und Urlaub auf Raten. (Gleich kaufen, später bezahlen). Bei Arbeitslosigkeit können die Raten nicht mehr bezahlt werden. (Verschuldung, Insolvenz)

21 Gehirnjogging I: Brainstorming (Gedankensturm)
Welche Sprichwörter haben die Senioren im Laufe ihres Lebens »wörtlich« genommen und so an ihre Nachkommen weitergegeben?
Bitte ergänzen Sie die angefangenen Sprichwörter!

Alter schützt vor	Torheit nicht.
Auf jedes Töpfchen	passt ein Deckelchen.

Aus Fehlern	lernt man.
Aus Schaden	wird man klug.
Besser ein Ende mit Schrecken	als ein Schrecken ohne Ende.
Betrunkene und kleine Kinder	sagen die Wahrheit.
Das letzte Hemd hat	keine Taschen.
Der Klügere	gibt nach.
Der Mensch denkt	und Gott lenkt.
Der Ton macht	die Musik.
Die Zeit heilt	alle Wunden.
Ein gutes Gewissen ist	ein sanftes Ruhekissen.
Ein Mann,	ein Wort.
Ein Unglück kommt	selten allein.
Eine Mutter kann zehn Kinder versorgen	aber zehn Kinder keine Mutter.
Eine Krähe hackt	der anderen kein Auge aus.
Einen alten Baum	verpflanzt man nicht.
Ehrlich währt	am längsten.
Es ist noch kein Meister	vom Himmel gefallen.
Früh übt sich,	was ein Meister werden will.
Geld allein	macht nicht glücklich.
Glaube kann	Berge versetzen.
Haste was,	biste was.
Jeder ist seines	Glückes Schmied.
Kleine Kinder, kleine Sorgen,	große Kinder, große Sorgen.
Kommt Zeit,	kommt Rat.
Lügen haben	kurze Beine.
Man muss das Eisen schmieden,	so lange es heiß ist.
Man wird so alt wie eine Kuh	und lernt immer noch dazu.
Mit Speck	fängt man Mäuse.
Mit vollem Munde	spricht man nicht.
Not macht	erfinderisch.
Pack schlägt sich,	Pack verträgt sich.
Reden ist Silber,	Schweigen ist Gold.
Schuster, bleib bei	deinen Leisten.
Spare in der Zeit, dann	hast du in der Not.
Undank ist der	Welten Lohn.
Versprich nicht, was du nicht	halten kannst.
Was du nicht willst, das man dir tu',	das füg auch keinem anderen zu.
Was man sich eingebrockt hat,	muss man auch wieder auslöffeln.
Wer nicht hören will,	muss fühlen.

Wem nicht zu raten ist,	dem ist nicht zu helfen.
Wenn du glaubst, es geht nicht mehr,	kommt von irgendwo ein Lichtlein her.
Wie man sich bettet,	so liegt man.
Wo Tauben sind,	fliegen Tauben hin.

22 Gehirnjogging II: Brainstorming (Gedankensturm) zum Thema: »Omas Märchenstunde« – zuhören und wohlfühlen

Meistens haben die Großmütter, aber auch manchmal die Mütter, den Kindern in der warmen Wohnküche Geschichten und Märchen erzählt. Alle lauschten andächtig den spannenden, auch gruseligen Vorlesegeschichten, denn es gab weder Radio noch Fernsehen wie heute.

Zwei bekannte Brüder (ihren Namen erraten lassen!) haben viele Märchen gesammelt und dann aufgeschrieben. So sind sie bis heute erhalten, werden erzählt oder immer noch vorgelesen. Die Märchen sind in viele Sprachen übersetzt worden und erfreuen alle Kinder der Welt; mittlerweile sind die Märchen 200 Jahre alt.

In welchen Städten haben Wilhelm und Jacob Grimm gelebt und gearbeitet?

Hanau ist die Geburtsstadt der Märchensammler, großes Denkmal.

Steinau an der Straße: Hier verbrachten sie einen Teil der Jugend, Brüder-Grimm-Haus kann besucht werden.

Residenzstadt Kassel: Hier entstanden die wichtigsten Werke, der Besuch des Brüder-Grimm-Museums ist lohnenswert.

Es gibt neun verschiedene Routen mit Grimm-Bezug, sie führen vorbei an Schlössern, Burgen und märchenhaften Landschaften und sind nachzulesen im Buch »Märchenhaftes Hessen«.

Nicht unbekannt ist auch die »Deutsche Märchenstraße«, die Ferienstraße durch ganz Deutschland.

23 Biografisches Arbeiten bezüglich der Märchen

Hatten Sie früher ein eigenes Märchenbuch?
Haben Sie gerne die Bilder im Märchenbuch angeschaut?
Wollten Sie auch gerne Prinzessin oder Prinz sein und warum?
Gab es für Sie ein Lieblingsmärchen?
Welche Märchen gefielen Ihnen überhaupt nicht und warum?
Von welchen Märchen konnten Sie nie genug bekommen?
Können Sie das gruseligste Märchen benennen? Welche Stelle war für Sie die allerschlimmste?
Haben Sie früher mit Schulkameraden Märchen aufgeführt?
Hatten Sie früher einen Holzbaukasten mit quadratischen Würfeln, mit dem sechs Märchen nach einer Bildvorlage ausgelegt werden konnten?
Hatte Ihre Oma ein Spinnrad, und durften Sie bei der Arbeit zuschauen?
Haben Sie früher auch die kleinen weißen Figuren des Margarine-Herstellers Homann gesammelt, getauscht und damit schönste Märchen zusammengestellt?

Welche Märchen sind am bekanntesten?

Aschenputtel
Die Bremer Stadtmusikanten
Das tapfere Schneiderlein
Der Fischer und seine Frau
Der Froschkönig
Der Hase und der Igel
Der Wolf und die sieben Geißlein
Dornröschen
Frau Holle
Hans im Glück
Hänsel und Gretel
König Drosselbart
Rapunzel
Rotkäppchen
Rumpelstilzchen
Schneeweißchen und Rosenrot
Schneewittchen
Sterntaler
Tischlein deck dich

In welchen Märchen finden wir die nachfolgenden Aussprüche?
Bitte überlegen Sie!

»Ei Großmutter, was hast du für große Ohren?« – »Dass ich dich besser hören kann!«
(Rotkäppchen)

»Spieglein, Spieglein an der Wand, wer ist die Schönste im ganzen
Land?« – »Frau Königin, ihr seid die Schönste hier, aber (...) ist tausendmal schöner als ihr.«
(Schneewittchen)

»Manntje, Manntje, Timpe Te, Buttje, Buttje in der See; meine Frau, die Ilsebill, will nicht
so, wie ich gern will«
(Der Fischer und seine Frau)

»Ich bin so satt, ich mag kein Blatt, mäh, mäh. Wovon soll ich satt sein? – Ich sprang nur
über Gräbelein und fand kein einzig Blättelein, mäh.«
(Tischlein deck dich)

»Kikeriki – unsere goldene Jungfrau ist wieder hie«
(Frau Holle)

»Heute back ich, morgen brau ich, übermorgen hol' ich der Königin ihr Kind, ach wie gut,
dass niemand weiß, dass ich (...) heiß.«
(Rumpelstilzchen)

»Macht mir auf Kinder, euer liebes Mütterchen ist heim gekommen und hat jedem von euch
etwas aus dem Walde mitgebracht!«
»Was rumpelt und pumpelt in meinem Bauch herum?«
(Der Wolf und die sieben Geißlein)

»Knusper, knusper knäuschen, wer knuspert an meinem Häuschen?« – »Der Wind, der
Wind – das himmlische Kind«
(Hänsel und Gretel)

»Die guten ins Töpfchen, die schlechten ins Kröpfchen«
»Bäumchen, rüttel dich und schüttel dich, wirf Gold und Silber über mich«
»Rucke di guck, Rucke di guck, Blut ist im Schuck (Schuh), der Schuh ist zu klein, die rechte
Braut sitzt noch daheim«

»Rucke di guck, rucke di guck, kein Blut ist im Schuck. Der Schuck ist nicht zu klein – die rechte Braut, die führt er heim.«
(Aschenputtel)

Sprichwörter und Redewendungen

Erzähl mir keine Märchen.
Es war wie im Märchen.
Du bist aber eine Märchentante.
Sie wartet auf den Märchenprinzen.
Mein Märchen ist aus, da läuft die (eine) Maus.

Liedgut

Dornröschen war ein schönes Kind
Hänsel und Gretel verirrten sich im Wald
Hänsel und Gretel (Operette von Engelbert Humperdinck)
Es waren zwei Königskinder
Ich weiß nicht, was soll es bedeuten?

Wissensfragen zum Thema Märchen

Welche Personen kommen in den Märchen vor? (gute und böse)

Die sehr bösen Menschen sind:
Stiefmütter bei Hänsel und Gretel, Aschenputtel
Königin bei Schneewittchen
Hexe bei Hänsel und Gretel
Teufel
Zwerg (Schneeweißchen und Rosenrot)

Welche Tiere begegnen uns in den Grimms Märchen?

Bär, Esel, Frosch, Gans, Hase und Igel, Hahn, Hund, Katze, Kater, Rabe, Reh, Schwan, Tauben, Wolf

Welche Gegenstände spielen eine wichtige Rolle?

Apfel und Kamm   Schneewittchen

Brotlaibe, Äpfel, Kissen	Frau Holle
Kieselsteine, Lebkuchen	Hänsel und Gretel
Linsen und Tanzschuh	Aschenputtel
Rosen	Dornröschen und Schneeweißchen und Rosenrot

Was ist bei allen Märchen am Anfang und zum Ende gleich?
Anfang: Es war einmal …
Ende: Und wenn sie nicht gestorben sind, dann leben sie noch heute.

24 Wissen Sie alles vom Märchen?

In welchem Märchen wollte die Frau wie der liebe Gott sein und bekam für ihren Hochmut die Quittung?
(Der Fischer und seine Frau)

Wie erging es den sieben jungen Geißlein, weil sie nicht auf ihre Mutter gehört hatten?
(Sie wurden vom Wolf gefressen, bis auf das Jüngste im Uhrenkasten.)

Welche Aufgaben musste die fleißige Marie erfüllen, um zu Frau Holle zu gelangen?
(alle ausgebackenen Brote aus dem Backofen herausholen und die reifen Äpfel vom Baum schütteln)

Wer rief im Märchen »Frau Holle«: »Kikeriki, die faule Pechmarie ist wieder hi?«
(Der Hahn)

In welcher Reihenfolge standen die Tiere von den »Bremer Stadtmusikanten« aufeinander, um die Räuber zu erschrecken?
(zuerst der Esel, Hund, Katze und oben der Hahn)

Können Sie sich noch an die Reihenfolge erinnern, was aus dem Stück Gold bei Hans im Glück wurde und was zum Schluss noch übrig blieb?
(ein Stück Gold, Pferd, Kuh, Schwein, Gans, Wetzsteine, die Wetzsteine fielen ins Wasser, er ging zum Schluss ohne irgendetwas heim zur Mutter; war aber trotzdem glücklich)

25 Gehirnjogging III: Brainstorming (Gedankensturm) zum Thema Zwillingswörter und Sprichwörter mit dem Anfangsbuchstaben »O«

Bitte ergänzen Sie das genannte erste Wort mit dem passenden Zwillingswort!

an Ort	und	Stelle
Ohne Fehl	und	Tadel
Ohne Rast	und	Ruh
Ohne Sinn	und	Verstand
Ohne wenn	und	aber
Wie öd	und	leer
offene Türen		einrennen
Ohne Fleiß		kein Preis
Ordnung ist		das halbe Leben.

26 Gehirnjogging IV: Brainstorming (Gedankensturm) zum Thema: Erinnern Sie sich noch an die »Ofenheizung« von damals?

Typische Holzanfeuerung: zuerst Zeitungspapier, feine, dünne Späne, kleine Stücke Holz, später Briketts oder Eierkohlen.
Auch Koks war im Gebrauch.
Um eine längere Brenndauer zu ermöglichen, wurden die Briketts in feuchtes Papier eingewickelt!

Da die Zeiten im und nach dem Krieg sehr schlecht waren, mussten die Menschen improvisieren, d. h. schnell handeln, um eine warme Stube zu haben bzw. Wasser zu erhitzen.
So wurden auch **Stroh, Torf, getrocknete Blätter sowie Reisig, Tannenzapfen und Leseholz** aus dem Wald gesammelt und mit dem Handwagen nach Hause gefahren.

Die Kinder mussten zwar mithelfen, sie freuten sich aber, wenn sie auf dem Wagen mitfahren durften. Um Ärger mit dem Förster zu vermeiden, musste man einen »Lese-Schein« vorweisen können.

Eine sparsame Art des Heizens war der **»Sägespäne-Kanonenofen«**, der die große Wohnküche, aber auch Werkstatträume sehr gut erwärmte. Wenn die gestampften Sägespäne im Ofen zusammenfielen, gab es einen Riesenknall, der die Kinder sehr erschreckte.

Ein wunderbar praktischer Ofen war Omas **Küchenherd mit »Schiff«** und einem langen, schwarzen Ofenrohr, das sehr gut die große Wohnküche erwärmt hat. Er hatte ebenfalls eine geräumige Backröhre, die nicht nur zum Backen einlud. Für die Trocknung der Wäsche war er ebenfalls gut geeignet. Die angebrachten runden Messing-/Chromstangen boten viel Platz für kleine Wäschestücke.

Für einen großen Haushalt brauchte man einige **Festmeter Scheit-oder Rundholz**, das man sich von einem Landwirt vom Wald direkt nach Hause bringen ließ. Die Termine für die **Holzversteigerungen** wurden von der Gemeindeverwaltung, der Bürgermeisterei oder vom Forstamt rechtzeitig durch Aushang bekannt gegeben.

Jetzt kam die praktische **fahrbare Motor-Bandsäge** (Brennholz-Säge) zum Einsatz, die aus dem langen Scheitholz einigermaßen gut weiterzuverarbeitende Holzstücke sägte. Nun waren die Väter und Großväter an der Reihe. Sie mussten das Holz klein hacken, in ofenfertige Größe. Dieses Holz wurde den Sommer über am Zaun oder der Hauswand zum besseren Trocknen aufgesetzt. Im Herbst wurde das Holz in einen Holzschuppen gebracht, damit es bei Gebrauch auch gut heizen konnte.

Das Baumfällen war früher eine sehr anstrengende Arbeit. Die Stämme wurden mithilfe von Keilen alle noch **mit der Axt geschlagen**. Wenn der Baum gefallen war, arbeiteten bis zu sechs Männern mühsam mit ihren Schrotsägen, um den Stamm in diverse Stücke zu zerteilen. Das erledigen heute in kurzer Zeit Motorsägen und Maschinen, die die Stämme entrinden und im Anschluss gleich auf Maß und Länge schneiden.

Nach der Holz- und Kohlefeuerung setzte sich die »Öl-Heizung« durch.

Ölöfen	zuerst füllen mit der Kanne, später durch »zentrale Ölversorgung«
Heizung	mit Heizkesseln für feste Brennstoffe und Heizöl
Heizung	mit Heizkesseln nur für Öl
Heizung	durch Strom hat sich nicht durchgesetzt, da viel zu teuer; in den 50er- und 60er-Jahren gab es die Möglichkeit der Nachtstromspeicheröfen/-heizung. Der Nachttarif ab 22.00 Uhr war billiger, und man konnte z. B. nachts Wäsche waschen.
Heizung	Gas-Tanks im Freien, Erdgas mit Zähler, in den Städten: Fernwärme, Erdgas heute auch mit Holzpellets, Solar-Energie möglich

Heute sind wieder **Kaminöfen** (heizbar **mit Buchenholz**) modern und beliebt, auch deshalb, weil man den Blick auf das Feuer genießen kann.

Liedgut zum Thema
Im Grunewald, im Grunewald ist Holzauktion
Lebt denn der alte Holzmichel noch   Die Randfichten
Mein Freund, der Baum   Alexandra
Vor meinem Vaterhaus steht eine Linde Fred Bertelmann
Am Brunnen vor dem Tore
Wir sind die lustigen Holzhacker Bub'n
Kein Feuer, keine Kohle
Mutter, der Mann mit dem Koks ist da Berliner Gassenhauer

Geschichten und Gedichte
Morgens früh um sechs, kommt die kleine Hex;
Zitat: morgens früh um zehne
holt sie Holz und Späne;
feuert an um elfe,
kocht sie bis um zwölfe …

»Die gar traurige Geschichte mit dem Feuerzeug«
Paulinchen war allein zu Haus, die Eltern waren beide aus …
aus: Der Struwwelpeter von Dr. Heinrich Hoffmann

Anregungen zum Gespräch
Holzspielzeug (Schaukelpferd)
Holzschuhe, Holzlöffel
Holzvergaser
Holzbock, Holzwurm
Holzschnitzerei (Erzgebirge, bayrischer Wald, Riemenschneider Altäre, Herrgottsschnitzer (Österreich))

Instrumentenbauer Mittenwald (Geige), Holzpfeifen (Orgel), Alphorn
Uhrenindustrie   Schwarzwald (Kuckucksuhren)

Jahresringe der Bäume – Was können wir hier ablesen?
Biber – schädlich oder nützlich?

27 Wortsammlung mit »Om...« und »Op...« am Beginn oder Ende des Wortes

Omelette (Eierkuchen)
Omnibus
Opal (Schmuckstein)
Opel AG (Adam Opel AG, Rüsselsheim, Kfz-Hersteller)
Oper, Operette
Opernglas
Opferstock (für Geldspenden der Gemeinde in christlichen Kirchen)
Operation (chirurgischer Eingriff bzw. beim Militär)

28 Suchen Sie Wortbegriffe, in denen »Opa« oder »Oma« versteckt sind!

Aut**opa**nne
Eur**opa**
Kl**opa**pier
Le**opa**rd
Opal
Pr**opa**n

Ar**oma**
K**oma**
P**oma**de
R**oma**n
Th**oma**s
T**oma**te

29 Wissen Sie es?

Kennen Sie das Gericht »Tote Oma«?
Es wird auch »Verkehrsunfall« oder kurz »Unfall« genannt und stammt aus Thüringen. Zu der roten Grützwurst (Blutwurst) werden Salzkartoffeln/Kartoffelbrei/Rösti und Sauerkraut serviert.

Kann man sich eine »Leih-Oma« besorgen?
Ja, das kann man tatsächlich. In größeren Städten gibt es bereits den »Leihoma-Service«.

Agenturen vermitteln den jungen Familien Hilfe bei der alltäglichen Belastung neben Beruf und Haushalt.

Junggebliebene Rentnerinnen agieren als »Leih-Großmutter« zu bestimmten Tagen und Uhrzeiten. Sie ersetzen die »Omi« von einst mit folgenden Arbeitsbereichen:
Märchen und Geschichten vorlesen
Spielplatz sowie Spaziergänge im Park
malen und basteln
Schularbeiten beaufsichtigen
Spielen
Lieblingsgerichte mithilfe der Kinder herstellen und auch »naschen« zulassen (Nudeln und Tomatensoße, Fischstäbchen und Kartoffelsalat, Grießbrei und Obst, Pizza, Hähnchen und Pommes frites usw.)

30 Lachen ist gesund!

»Du musst ins Bett, Oskar«, sagt die Oma zu ihrem Enkel, »der Sandmann kommt gleich!« – »Alles klar, Omi, gib mir fünf Mark, dann sage ich niemanden etwas!«

Evi beschwert sich bei der Großmutter: »Mutti macht bei mir alles falsch: Abends, wenn ich noch munter bin, schickt sie mich ins Bett. Und morgens, wenn ich müde bin, muss ich aufstehen.«

Fragt die Oma ihre Enkelin bei ihrem Besuch an Neujahr: »Hast du dich über das schöne Buch von mir zu Weihnachten gefreut?« – »Na ja, ehrlich gesagt wäre mir ein Sparbuch lieber gewesen.«

Susi beschwert sich bei ihrer Mutter: »Zu Omi und Opa gehe ich nie wieder – die liegen den ganzen Tag auf dem Sofa und haben nichts an.« Da fragt die Mutter erstaunt: »Was, Oma und Opa haben nichts an?« Susi: »Ja, keinen Fernseher, kein Radio, keinen Computer – die haben einfach überhaupt nichts an.«

Der Enkel runzelt die Stirn, liest laut vor: »Im Falle eines Brandes rufen sie bitte 112.« Sein Opa sieht ihn verwundert an und schüttelt den Kopf: »Komisch, wie die Zeiten sich ändern, in meiner Jugend hat man ‚Es brennt' gerufen.«

Die Oma geht zum Arzt und sagt: »Herr Doktor, Sie müssen mir das Treppensteigen wieder erlauben. Dieses ewige Rauf- und Runterklettern an der Dachrinne macht mich fix und fertig!«

»Omi, sagt man eigentlich ‚Schlag mich' oder ‚Schlag mir'?« – »Aber Kind, natürlich heißt es ‚Schlag mich«!« – »Also gut, dann schlag mich doch mal das Buch auf!«

Ein Opa geht mit seinem Enkel in der freien Natur spazieren und sagt: »Nun sieh dir doch nur diese schöne Natur an, die grünen Bäume und die saftigen Wiesen.« Er knickt einen Grashalm ab und kaut auf ihm rum. Fragt der Enkel: »Opa, bekommen wir jetzt ein neues Auto?« – »Wie kommst du denn jetzt auf die Idee?« – »Na, weil Papa gesagt hat, wenn Opa ins Gras beißt, bekommen wir ein neues Auto.«

Oma kommt aus der Kirche heim. Opa fragt: »Hat der Pfarrer lange gepredigt?« – »Eine halbe Stunde«, antwortet Oma. »Und worüber hat er gesprochen?« Oma überlegt und antwortet: »Das hat er nicht gesagt.«

31 Schlusslied und Verabschiedung

»Ich hab Ehrfurcht vor schneeweißen Haaren«
(von Heino oder Camillo Felgen)

Unser täglich Brot

1 Vorbereitung

a) Dekoration

zum Probieren: klein geschnittene Portionen frisch gebackenes Brot (ohne Butter) auf Teller reichen
alternativ: Proben verschiedener Brotsorten werden auf dem Tisch für alle gut sichtbar verteilt, die Bewohner dürfen probieren.

Brotlaib im Körbchen
Ährensträuße
diverses Getreide zum richtigen Zuordnen der Getreideart wie zum Beispiel Gerste, Weizen, Roggen, Dinkel, Hafer, Hirse, Reis, Mais

Bücher: Kinder-Gebetsbuch, Max und Moritz

Fotos, Abbildungen sowie Zeitungsausschnitte
Gebildebrote (Bildgebäcke) je nach Jahreszeit oder Anlass
Getreideernte mit der Sichel oder Sense
Dengeln (schärfen) der Sichel oder Sense
Getreidegarben, aufgestellte Getreidepuppen
Dreschflegel, Mähbinder, Dreschmaschine, Mähdrescher
Erntefest mit Erntekrone
Mühlen aus Norddeutschland, Holland, Freilichtmuseen
Backtag im Backhaus

b) Liedgut

Im Märzen der Bauer	
Wir pflügen und wir streuen	Matthias Claudius
Meinem Gott gehört die Welt	Arno Pötzsch
Es klappert die Mühle am rauschenden Bach	Text von Ernst Anschütz (1824), drei Strophen
Grün, grün, grün sind alle meine Kleider	fünf Strophen, dritte Strophe: Farbe weiß (Bäcker)

Backe, backe Kuchen

Es dunkelt schon in der Heide	Fred Bertelmann
Der Duft von frischem Brot	Die Ladiner
Unser täglich Brot ist die Liebe	Peter Alexander
Vater unser	Oswald Sattler, Hanne Haller

2 Einleitung

gemeinsam singen: »Es klappert die Mühle am rauschenden Bach« mit kräftigem Händeklatschen bei »klipp-klapp«

3 Einführung ins Thema

Das tägliche Brot zu haben und satt zu sein, ist für jeden Menschen das Allerwichtigste im Leben. Für die Kriegsgeneration der beiden Weltkriege hat es eine ganz besondere Bedeutung. Sie behandeln Brot mit Ehrfurcht, und sei es nur trockenes Brot; denn Brot ist ein so kostbares Gut. Brot bedeutet zu überleben. Wer schon einmal Hunger kennenlernen musste, versteht nicht, dass man Brot achtlos wegwerfen kann.

4 Biografisches Arbeiten: Was ist Ihnen aus dieser Zeit in Erinnerung geblieben?

Kennen Sie noch die Getreideernte mit der Sense?

Haben Sie früher bei der Getreideernte mitgeholfen oder mussten Sie es?

Haben Sie das Getreide gebündelt und zu Garben gebunden?

Haben Sie früher nach der Getreideernte »Ähren gelesen«? – Können Sie darüber berichten?
Nach der Garben-Abfuhr der Bauern wurde das Feld von der Polizei freigegeben.
Schnell wurden die Ähren mühsam in einem Leinenbeutel gesammelt.
Es wurde ganz einfach zu Hause gedroschen, d.h. der Sack wurde mit einem Knüppel bear-

beitet. Anschließend wurden die Körner im Wind von der Spreu getrennt oder bei Windstille geblasen, bis die Lunge nicht mehr konnte.

Es gab die Möglichkeit, die Ähren bei der Mühle abzugeben oder auch kleinere Mengen in der alten Kaffeemühle zu mahlen.

So entstanden herrliche, dicke Mehlsuppen und krustiges Brot.

Ein paar Körner blieben auch für Hühner, Gänse und Enten.

Die Kleie bekamen die Kaninchen.

Welche Gefühle hatten Sie, wenn Sie über Stoppelfelder gelaufen sind?
Dachten Sie eher an das lebensnotwendige Brot oder lieber an das Drachensteigenlassen?

Wie wurde zu Ihrer Zeit das Korn gedroschen? Erinnern Sie sich noch?

a) mit den Dreschflegeln

Ab Ende Oktober bis in den Winter hinein wurde auf der Tenne oder in der Scheune mit »Dreschflegeln« gedroschen; eine der anstrengendsten Arbeiten überhaupt. Bei kleinen Höfen wurde mit vier Personen gedroschen, bei größeren Betrieben waren sechs und acht, sogar manchmal bis zu zwölf Personen im Einsatz. Zum besseren Einhalten des Takts gab es sogar verschiedene Dresch-Sprüche, eine besondere rhythmische Geschicklichkeit war also immer von Vorteil. Nach dem Dreschen wurde das Korn in einen geflochtenen Korb gefüllt, aufgeworfen und so von Staub und Spreu gereinigt; danach kamen ein grobes und ein feines Getreidesieb zum Einsatz. Das Stroh wurde zur Hauptsache für die Streu im Stall gebraucht. War die Arbeit erledigt, setzten sich die Dreschmannschaft, die Mägde und Knechte sowie die Bauernfamilie zu einem deftigen Imbiss an den Tisch. Durch die schwere und sehr staubige Arbeit stellten sich großer Hunger und Durst ein.

Sprichwörter

Die essen/fressen wie die Scheunendrescher. (übermäßig viel essen, großen Appetit haben)
Doppeldeutigkeit des Wortes »dreschen«:
auf jemand eindreschen (schlagen, verprügeln)
drauflos dreschen (rücksichtslos zuschlagen)
Dresche kriegen (Prügel bekommen)
die Spreu vom Weizen trennen

b) mithilfe der Dreschmaschine

Die Dreschmaschine kam zum jeweiligen Einsatzort, begleitet von der Schar der interessierten Kinder. Der Antrieb durch Flachriemen besorgte ein Traktor (Bulldog), der ein paar Meter weiter stand. Die Garben wurden vom »Einleger« in die Maschine gelegt. Wenn genug Platz war, half noch der »Vorleger«. Garbe um Garbe verschwand im Bauch des neuen technischen

Wunders. Über eine Walze und einem Schüttler, rüttelnden Sieben und Gebläse wurden Korn, Spreu und Staub getrennt. Durch zwei bis drei Rohrstutzen wurde das Korn direkt in die angehängten Säcke gefüllt. Das Stroh wurde durch die Presse heraus geschoben.

Die vollen Kornsäcke wurden im Anschluss auf die Speicher geschleppt. Über Treppen und enge Stufen mussten die schweren »Maltersäcke« bis auf den Dachboden zum Trocknen gebracht werden.

Durch die hilfreiche Dreschmaschine konnte der Getreidedrusch in wenigen Wochen erledigt werden. Das hatte jedoch zur Folge, dass die Landarbeiter (Tagelöhner) ihr gewohntes winterliches Auskommen verloren. Früher bei der Getreideernte mit dem Dreschflegel war die Arbeit von Ende September bis Anfang Mai gesichert.

c) moderne Ernte mit dem »Mähdrescher«

Ein Arbeiter (Fahrer) fährt mit seinem Mähdrescher über das Feld und schneidet und drischt gleichzeitig in einem Arbeitsgang. Hierbei kann eine Schnittbreite zwischen sechs und zwölf Metern bedient werden. In regelmäßigen Abständen braucht nur der Korntank entleert zu werden. Dazu fährt ein Schlepper mit angehängtem Ladewagen parallel neben dem Drescher her, und über ein Rohr werden die Körner in den Wagen befördert.

Wofür früher zehn bis zwölf Männer einen Tag lang schwer schufteten, wird heute von zwei Menschen in ein paar Stunden erledigt.
Die Lohnunternehmer sind Tag und Nacht auf den Feldern unterwegs.

Kennen Sie eine Mühle von innen?

Haben Sie schon einmal Mehlsäcke geschleppt?

Wo konnten Sie früher das Mehl kaufen?

Haben Sie früher auch im Backhaus Ihres Ortes mitgeholfen? Was durften Sie machen?

Was war für Sie das Schönste am Backtag?
(Kuchen backen, Kratzkuchen essen, Streusel vom Backblech ablesen und naschen)

Haben Sie früher selbst Brot gebacken?

Haben Sie erlebt, dass die Familie kein Brot mehr hatte?
(Ersatz durch Kartoffeln, Grieß oder Reisbrei o. Ä., Hilfe von Eltern, Nachbarn, guten Freunden, evtl. Tauschgeschäfte oder anschreiben lassen)

Haben Sie gerne die frische Brotkruste gegessen?

Was wurde früher gerne aufs Brot gelegt oder gestrichen?
evtl. Butter, Margarine (Sanella, Rama), Quark, diverse Marmeladen wie z. B. Zwetschgenmus (oberhessisch: »Qwetschehoink«), Quitten- oder Apfelgelee, Zuckerrübensirup, selbst gemachter Kochkäse, Wurstfett mit Salz und Pfeffer oder mit Grieben, Gänseschmalz

Wenn es schnell und sparsam sein soll:
Brot angefeuchtet und mit Zucker bestreut – ein Genuss für die Kinder
trockenes Brot wurde auf die heiße Herdplatte gelegt und so geröstet

Wo und wie lange bewahrten Sie früher Ihr Brot auf?
in der Speisekammer oder an einem trockenen Ort,
im sonnen- bzw. lichtgeschützten Holz- oder Blechbrotkasten
Gut gelagert hielt das Brot bis ca. 14 Tage (bis zum nächsten Backtag).

Wie kann man Schimmel am Brot verhindern?
kühle und trockene Lagerung

Was machte man mit zu hart gewordenem Brot?
Hart gewordenes Brot wurde gebrockt und in heißer Flüssigkeit eingeweicht oder getunkt (Malzkaffee oder Milch), auch Brotsuppe gekocht
Oma und Opa verfügten damals über kein Gebiss, sondern kauten auf dem Rest ihrer übrig gebliebenen Zähne.

Können Sie sich noch an die Lebensmittelmarken für Brot, Fleisch, Fett, Zucker und Eier seit August 1939 erinnern?
Können Sie sich noch an ihre Mutter oder Großmutter erinnern, die im Haushalt und in der Küche sehr sparsam sein mussten?

5 Geschichte: »Gewinn im Verlust«

Sie hat alles schon durchsucht, auch Stellen, wo sie unmöglich liegen kann, die Monatskarte, die ganze Familie beteiligt sich schließlich, immerhin fängt der Monat erst an, und da ist die Karte hoch im Wert. Schließlich findet sie die Mutter in der zugeklappten Fernsehzeitung. Sie sitzen beim Abendbrot.

»Na ja, im Notfall, ich meine, da …«, meint der Vater jetzt, und eben noch hatte er geschimpft wegen der Schludrigkeit seiner Tochter. »Wir haben sie gefunden, es ist kein Beinbruch«, sagt die Mutter, »es gibt immer schlimmere Sachen als eine schlimme, so sagte immer eure Großmutter, und eigentlich hatte sie recht.

Ich denke da zurück, es war im Krieg, es gab Lebensmittelkarten, ein Glück, ihr kennt so etwas nicht. Meine Mutter hatte die neuen Lebensmittelkarten vom Ernährungsamt geholt, ja damals gab es Ernährungsämter. Drei Kinder und ein Erwachsener, mein Vater war Soldat, der brauchte weder Lebensmittelmarken noch eine Bekleidungskarte, die gab es nämlich auch. Ja, wie und wo sie weggekommen waren, konnte meine Mutter nicht feststellen, sie waren einfach weg, es konnte auch sein, sie hatte sie überhaupt nicht bekommen, aber sie hatte unterschrieben.

Jedenfalls hatten wir für einen Monat keine Brotmarken. Sie war vor Schreck ganz blass, ich erinnere mich noch genau. Ein Monat ohne Brotmarken, das war schon ein Grund, verzweifelt zu sein, sie dachte bestimmt mehr an uns als an sich selbst.

Der Kleinste fragt: »Da habt ihr einen Monat lang ohne Brot leben müssen?«

»Ja, eigentlich wäre es so gekommen, also eine Ersatzkarte zu bekommen, war äußerst schwierig, und natürlich hätte sie nie die volle Ration bekommen. Wir fragten überall herum, aber niemand hatte die Brotkarten gefunden, na ja, und wenn schon, man konnte die einzelnen Abschnitte abschneiden, Lebensmittelkarten waren wichtiger als Geld. Natürlich wusste unser Bäckermeister davon, er gab mir für die letzten Vormonatsmarken für hundert Gramm ein Vierpfundbrot, ja, und die Leute im Haus brachten uns Marken, auch einige Nachbarn, wir mussten sie annehmen.

Ja, und wenn ich daran denke, wir kamen sehr gut über diesen Monat, sie alle halfen uns, ohne viel zu reden, der Bäcker, die Leute im Haus und die Nachbarn, wir hatten etwas verloren und eigentlich viel gewonnen. Die Not bringt oft die Menschen mehr zusammen als der Wohlstand.«

(Herbert und Martha Berger)

Kennen Sie noch die Verzierung der Haferfrüchte (Körner), indem sie mit buntem Alu-Papier umwickelt wurden? Die Anordnung mehrerer Halme in einer Vase ergab eine hübsche, kostengünstige Zimmerdekoration.

Was wissen Sie vom »Mutterkorn«?
Mutterkorn ist ein Pilzbefall des Getreides, der die Ähren schwarz färbt; das Mutterkorn enthält für Mensch und Vieh gefährliche Toxine, die früher zu sehr schweren Erkrankungen geführt haben (Darmkrämpfe, Durchblutungsstörungen bis hin zu Atemlähmungen = Mutterkornvergiftung). Heute können die krank machenden Körner durch verschiedene Verfahren in der Mühle ausgelesen werden.

6 Gedicht: »Brot, wo kommst du her?«

Brot, wo kommst du her?
Ei, das ist nicht schwer:
Bin vom Bäcker gekommen,
der hat Mehl genommen,
Mehl wohl sieben Lot –
und so bin ich Brot.

Mehl, wo kommst du her?
Ei, das ist nicht schwer:
Bin vom Müller gekommen,
der hat Korn genommen,
Korn wie Gold so gelb –
und so bin ich Mehl.

Korn, wo kommst du her?
Ei, das ist nicht schwer:
Bin vom Bauern kommen,
hat den Halm genommen,
Hälmlein aus dem Dorn –
und so bin ich Korn.

Halm, wo kommst du her?
Ei, das ist nicht schwer:
Bin vom Würzlein kommen,

hat mich mitgenommen
aus der Erde Schoß –
und so bin ich groß.

Erde, Sonne, Meer,
sprecht, wo kommt ihr her?
Sind von Gott herkommen,
dass für alle Frommen
wachse Brot an Land,
Brot aus Gottes Hand.

(Rudolf Otto Wiemer)

7   Wie sehen die einzelnen Getreidepflanzen aus?

Mithilfe von Fachbüchern, Lexikon oder Zeitungsausschnitten die Ähren von **Weizen, Gerste, Roggen und Hafer** vergleichen!

Wie kann man Weizen oder Roggen von der Gerste unterscheiden? Die Gerste hat wesentlich längere Spelzen.

8   Welche Getreidepflanzen sind noch bekannt und sehr wichtig für die Ernährung der Weltbevölkerung?

Dinkel   Urform des heutigen Weizens, heute wieder vermehrt angebaut und eingesetzt, vor allem im Bio-Bereich, auch Brot und Brötchen

Hirse   Afrika, Indien, Japan, Ostasien, Philippinen

Mais   Argentinien, Brasilien, China, Indien, Kanada, Mexiko, USA

Reis   China, Indien, Indonesien, Japan, Korea, Pakistan, Philippinen, Thailand, Vietnam

9   Wie wurde früher Brot gebacken?

Können Sie über eigene Erinnerungen und Erlebnisse berichten?

Im Backhaus des Dorfes konnten alle Einwohner für den Eigenbedarf backen. Der Backtermin wurde vom Ortsdiener »ausgeschellt«, also mit der Glocke öffentlich bekannt gegeben. Die Reihenfolge der »Backpartien« wurde ausgelost (Backspiel).

1. Partie:
Anheizen, hier musste mit mehr Zeitaufwand und großem Holzverbrauch gerechnet werden, da der kalte Ofen auf die richtige Backtemperatur gebracht werden musste.
Mittlere Partie:
Kaum Zeitaufwand, mit ein paar trockenen Reisigbündeln musste der abgekühlte Ofen auf Temperatur gehalten werden.
Letzte Partie:
Der Ofen musste geräumt und das Backhaus gereinigt werden

Am Tag vor dem Backen wurde der Brotteig von den Frauen hergestellt. Dazu brauchte man eine besondere Menge Sauerteig. Entweder nahm man den Rest des vorherigen Backens, der dunkel und kühl im Keller gelagert hatte – oder man setzte frisch an aus Hefe, Wasser und Mehl.

In einem hölzernen Backtrog wurden die Zutaten per Hand so lange geknetet, bis eine zähe Masse entstanden war. Dieses Kneten war eine sehr anstrengende und kräftezehrende Arbeit, wenn man bedenkt, dass Teig mit 30 bis 36 kg Mehl durchgeknetet werden musste (für ca. 15 bis 18 Laibe).
Im Anschluss musste der Teig gut zugedeckt in einem warmen Raum noch »gehen«. Im Sommer wurden die Brote zu Hause geformt und auf langen Brettern zum Backhaus getragen oder gefahren. Im Winter wurden die Brotlaibe im Backhaus geformt und auf Holzregalen noch etwas »gehen« gelassen.

Das Heizen und »Schießen« war meist Sache der Männer. Der Backofen musste mit trockenen Reisern vollgestopft, mit ein paar Scheiten Holz oder Knüppeln aufgelegt und angezündet werden. Die richtige Temperatur für das Brotbacken sollte zwischen 350 und 380 Grad betragen. Durch ein paar einfache Tricks, erworben durch Erfahrung der Vorgänger, ließ sich mit Mehl oder einem Strohhalm auch ohne Thermometer feststellen, ob der Ofen die richtige Backtemperatur aufwies.

Jetzt konnte das Brot mit dem »Schießer« (Holzbrett an langer Stange) in den Backofen auf den heißen Steinboden abgelegt (eingeschossen) werden. Bei einer Ofenbestückung von ca.

15 Laiben brauchte es etwa 30 bis 45 Minuten, bis alle Laibe durch waren. Zur Kontrolle wurde ein Laib entnommen und auf die Laib-Unterseite geklopft. Am Klang hörte man, ob er »durch« war.

Beim »Ausschießen« der fertig gebackenen Brote wurde der »Schießer« ruckartig unter die Brotlaibe gestoßen und herausgezogen. Danach kamen die Laibe zum Abkühlen auf die Regale.

Nach dem Brotbacken wurden die Teigreste zusammengekratzt und zu einem Brotlaib geformt. Es entstand der sogenannte Kratzkuchen. Er wurde flach gedrückt, mit dicken Löchern versehen oder bekam ein Gittermuster aufgedruckt. Man pinselte Öl auf den Teig und streute braunen Kochzucker darüber. Beim Backen zerlief dann der Zucker und vermischte sich mit dem Öl zu einer schmackhaften Leckerei. In manchen Regionen wurden Apfelstücke auf dem Kratzkuchen mitgebacken. Deshalb war der Kratzkuchen bei den Kindern sehr beliebt.

Nachdem das Brotbacken abgeschlossen war, wurden die großen Bleche mit Hefekuchen eingeschossen. Bei Kuchen war die Resttemperatur von ca. 250 Grad völlig ausreichend. Hier entstanden die beliebten Streusel- (Riwwel-), Zwetschgen- (Quetsche-), Quark-(Matte-), Apfel-, Butter- und Schmandkuchen. Verwendet wurde nur, was die eigene Region zu bieten hatte, je nach Jahreszeit.

Heißer »Zwiebelkuchen« auf Hefeteig ist besonders lecker zu einem Apfelwein oder »Federweißen«.
In der Gegend um Lauterbach und Alsfeld (Vogelsbergkreis) ist der »Salzekuchen« (auf Brotteig) sehr beliebt.

10 Welche Brotsorten kennen Sie noch aus Ihrer Kinder- und Jugendzeit?

Bauernbrot aus Sauerteig (ausgehobenes Brot)
Brötchen
Hefeweck, Trösterweck bei Beerdigungen
Zwieback
Knäckebrot
Weißbrot
»Matzen« – Brot der jüdischen Mitbürger und Nachbarn

Gebildebrote (Bildgebäcke) je nach Jahreszeit und Feiertagen bzw. nach den speziellen Anlässen

Neujahr: Neujahrsweck oder »Petterweck« wurden zum Patenkind gebracht (bis zum Alter von 14 Jahren); ebenfalls Neujahrsräder (Patenräder) – die Speichenanzahl entsprach dem Alter des Kindes. »Neujährchen« war oft ein längliches, ovales Gebäck mit Spiralen und Zöpfen

Ostern: Osterzöpfe mit gefärbten Eiern, Osterlamm, Hasen und Hühner mit Verzierung

Nikolaus: Nikolaus mit Rosinenaugen und -knöpfen

Einschulung: große Hefebrezel

Hochzeit: Herzen oder Ringe

Begräbnis: »Totenweck«

11 Nennen Sie die heute angebotene Vielfalt an Brotsorten!

Baguette
Bierbrot
Finnenbrot
Fladenbrot (Türkei)
Früchtebrot
Grahambrot
Gersterbrot
Holzofenbrot
Hutzelbrot
Haselnussbrot
Knäckebrot
Kartoffelbrot
Krustenbrot
Kümmelbrot
Kratzkuchen
Kommissbrot

Leinsamenbrot
Mischbrot
»Matzen« (Brotfladen der Juden)
Mehrkornbrot
Nussbrot (Haselnuss)
Pumpernickel (dunkles Roggenschrotbrot)
Roggenmischbrot
Sonnenblumenbrot
Sechskornbrot
Sesambrot
Sauerteigbrot
Schwarzbrot
Schrotbrot
Stangenweißbrot
Toastbrot
Vierkornbrot
Vollkornbrot
Weißbrot
Wehrlandbrot
Weizenmischbrot
Zwiebelbrot
Zwieback (zweimal gebacken und so konserviert)

12 Gedicht: »Das große Brot«

Vom Bäcker kommt ein Brot ins Haus,
ein Brot, das ist so groß!
Die Mutter, die sieht fröhlich aus
und schneidet frisch drauflos.

Die Kinder stehn all um sie her,
und jedes möcht sein Teil.
Wenn eins gefragt wird: »Willst noch mehr?«
Dann sagt es: »Ja« in Eil.

Die Mutter hat nicht wenig Müh:
Sie schneidet Stück auf Stück.

Am Ende aber bleibt für sie
ein Käntlein noch zurück.

Die Mutter spricht: »Lasst froh uns sein,
dass wir nicht leiden Not!
Wo so viel Mündlein sind,
wie klein wird rasch ein großes Brot!

Geb Gott, dass überall wie hier,
es reicht bis alle satt,
dass jede Mutter auch, gleich mir,
zuletzt ein Käntlein hat.

(Johannes Trojan)

13 Wissen Sie, wie man die »Brötchen« noch an verschiedenen Orten nennt?

Augsburg	Spitzle
Berlin	Schrippen
Frankfurt/Hessen	Brötchen, Weck
Hamburg	Rundstück
Köln	Röggelchen (dunkle Zwillingsbrötchen)
München	Semmeln
Stuttgart	Wecken

14 Welche Brotsorten wurden zu bestimmten Gelegenheiten gegessen?

Baguette	zu kalten Buffets
Kanapees (Schnittchen)	belegte Party-Häppchen
Pumpernickel	auf der Käseplatte
Sauerteigbrote	für belegte »Butterbrote«

15 Welche Gerichte sind Ihnen bekannt, bei denen Brot verwendet wird?

»Arme Ritter« (altbackenes Roggenbrot wird mit einer Mischung aus Eiern, Zucker, Salz und Milch übergossen und aufquellen gelassen. In Eigelb und Weckmehl wenden, danach in heißer Butter auf beiden Seiten knusprig backen. Mit Zimt und Zucker bestreut heiß servieren. Alternative: geröstetes Weißbrot mit Vanille- bzw. Weinschaumsoße

Brotsuppe, Brotauflauf

»Halve Hahn« Käsebrot in Köln

Hawaiitoast überbackener Toast mit Schinken, Ananas und Käse, darauf mit einer Cocktailkirsche garniert. Angeblich von Fernsehkoch Clemens Wilmenrod erfunden und 1955 vorgestellt.

»Sandwich« ursprünglich ein »englischer Imbiss«, besteht aus zwei Brotscheiben, zwischen denen sich ein beliebiger Belag (kalter Braten, Schinken, Käse, Eier, Salatblätter, Gurken- und Tomatenscheiben) befindet.

»Salzekuchen« gut schmeckendes Gericht aus einem Rest Brotteig mit Belag (Zwiebeln, Quark, Kartoffeln, Eier und Kümmel) aus der Gegend um Lauterbach, Alsfeld (Vogelsberg)

Semmelklöße

»Hessischer Speckkuchen« Restteig vom Backtag, auf den Teigboden kommen Quark, Sauerrahm, Eier, Schnittlauch und Speckwürfel; das Gericht wird warm als Mittagessen genossen, dazu einen guten Kaffee und einen klaren Schnaps. Spezialität aus Nordhessen und Marburger Land.

»Karthäußerklöße« hergestellt aus Milchbrötchen, die Brötchen werden eingeweicht und in Fett ausgebacken, vor dem Verzehr mit Zimt und Zucker bestreuen; mit Wein- oder Vanillesoße servieren.

16 Gedicht: »Der Bäcker – Sechster Streich« aus dem Max-und-Moritz-Buch

Zur Unterstützung kann das Max-und-Moritz-Buch zur Hand genommen werden, um so zu den einzelnen Versen die Zeichnungen betrachten zu können.

In der schönen Osterzeit,
wenn die frommen Bäckersleut
viele süße Zuckersachen
backen und zurechte machen,
wünschten Max und Moritz auch
sich so etwas zum Gebrauch,

doch der Bäcker, mit Bedacht,
hat das Backhaus zugemacht.
Also will hier einer stehlen,
muss er durch den Schlot sich quälen.
Ratsch! Da kommen die zwei Knaben
durch den Schornstein, schwarz wie Raben.

Puff! Sie fallen in die Kist,
wo das Mehl darinnen ist.
Da! Nun sind sie alle beide
rundherum so weiß wie Kreide.
Aber schon mit viel Vergnügen
sehen sie die Brezeln liegen.

Knacks! – Da bricht der Stuhl entzwei;
schwapp! – Da liegen sie im Brei.
Ganz von Kuchenteig umhüllt
stehn sie da als Jammerbild.
Gleich erscheint der Meister Bäcker
und bemerkt die Zuckerlecker.

Eins, zwei, drei! – eh man's gedacht,
sind zwei Brote draus gemacht.
In dem Ofen glüht es noch –
Ruff! – damit ins Ofenloch!

Ruff! – man zieht sie aus der Glut;
denn nun sind sie braun und gut.

Jeder denkt, die sind perdü!
Aber nein – noch leben sie.
Knusper, knasper! – wie zwei Mäuse
fressen sie durch das Gehäuse;
und der Meister Bäcker schrie:
»Ach herrjeh! Da laufen sie!«
Dieses war der sechste Streich,
doch der letzte folgt sogleich.

(Wilhelm Busch)

17 Sprichwörter und Redewendungen

Aussehen, als ob man nicht das Brot über Nacht hätte.
Besser hartes Brot als leiden Not.
Brot und Salz – Gott erhalt's.
Der Strafgefangene ist eingesperrt bei Wasser und Brot.
Der Mensch lebt nicht vom Brot allein, man streicht auch Butter drauf.
Der Mensch lebt nicht vom Brot allein, es muss noch was dazwischen sein.
das Brot mit Füßen treten (Lebensnotwendiges frevelhaft verschwenden und vernichten)
Er findet überall sein Brot (ein geschickter und fleißiger Mensch).
Er ist ans Brot gewöhnt (er kommt wieder zurück).
einem den Brotkorb höher hängen (ihn knapper halten)
etwas für ein Butterbrot hingeben (billig, weit unter dem Wert veräußern)
für ein Butterbrot arbeiten (ohne entsprechenden Lohn)
Hat man Brot, so ist keine Not.
Irgendwo verdient man seine Brötchen.
Im Schweiße deines Angesichtes sollst du dein Brot verdienen. (biblische Redensart)
In der allergrößten Not schmeckt die Wurst auch ohne Brot.
jemandem Brot geben, wenn er keine Zähne mehr hat
jemandem die Butter vom Brot gucken
jemandem nicht die Butter auf dem Brot gönnen (neidisch sein)
jemandem etwas aufs Butterbrot schmieren (jemandem immer wieder den gleichen Vorwurf machen)

jemandem fällt die Butter vom Brot (er wird enttäuscht, verliert den Mut)
kleine Brötchen backen (bescheiden sein)
sich das Brot vom Munde absparen
sich nicht die Butter vom Brot nehmen lassen (sich nicht übervorteilen lassen)
Salz und Brot macht Wangen rot.
Trocken Brot macht Wangen rot.
Unser täglich Brot gib uns heute.
ums (liebe) Brot arbeiten (müssen) – ohne Lohn, nur gegen Verköstigung arbeiten
Vom Brot allein kann man nicht leben, es muss auch Wurst und Schinken geben.
Wes Brot ich ess, des Lied ich sing.
abgehen wie warme Semmeln (gut abgehen, sich schnell verkaufen lassen)
abgehen wie frische Wecken

18 Geschichte: »Wie Hans im Glück«

Die Arbeit in der Lederfabrik in Hirschberg war schwer, schmutzig und stinkig. Ich war in der Abteilung Chromgerberei beschäftigt und bekam einen Stundenlohn von 39 Pfennigen. Es war so wenig, wie es sich anhört. Aber da es zu dieser Zeit noch nicht viel zu kaufen gab, reichte es gerade so für die Waren auf Lebensmittelkarten. Außerdem war es für mich die einzige Arbeitsmöglichkeit am Ort.

Eines Tages wurden wir fünf Frauen der Abteilung für unsere Arbeit prämiert. Nicht mit Geld, sondern jede mit einem Paar Schuhe. Das war eine große Freude in einer Zeit, da es nur zugeteilte Waren auf Bezugscheine gab. Ich war 17 Jahre alt und nahm überglücklich die wunderschönen roten Sandaletten in Krokoprägung in Empfang. Doch bei der Anprobe verwandelte sich mein Glück in Enttäuschung. Die Schuhe waren in der Größe 41, und ich hatte doch 36!

Ein Umtausch war nicht möglich, da alle Prämienschuhe diese Übergröße aufwiesen. Sie waren Geschenke einer Schuhfabrik, die ihr Leder von uns bezog.

Was tun?

Bei einem Bauern tauschte ich die Schuhe gegen 2 kg Roggenkörner, die ich zum Müller nach Dobareuth, ein Dorf in der Nähe von Hirschberg, brachte, und bekam dafür Mehl. Das wiederum nahm der Bäcker in Venzka, wo ich damals wohnte, und ich erhielt im Tausch ein duftendes, knuspriges Vier-Pfund-Brot. Mit dieser »Extrakost« unterm Arm lief ich zufrieden und glücklich heim. Ich fühlte mich wie Hans im Glück.

(Elisabeth Schmack, 1947)

19 Wissen Sie es?

In welchen Märchen kommt ein Backofen vor?
(Hänsel und Gretel, Frau Holle)

In welchem Kinderbuch werden zwei Übeltäter in den Backofen geschoben?
(Max und Moritz, Sechster Streich, der Bäcker)

Was streuten Hänsel und Gretel beim zweiten Mal auf den Weg, um wieder nach Hause zu finden?
(Brotbröckchen)

Aus welchem Märchen stammt dieser Spruch: »Heute back ich, morgen brau ich, übermorgen hol ich der Königin ihr Kind; ach, wie gut ist, dass niemand weiß, dass ich (…) heiß«?
(Rumpelstilzchen)

Zu welchem Märchen gehören diese Zeilen?
Auf dieser Wiese ging es fort und kam zu einem Backofen, der war voller Brot. Das Brot aber rief: »Ach, zieh mich raus, zieh mich raus, sonst verbrenn ich; ich bin schon längst ausgebacken.« Da trat es herzu und holte mit dem Brotschieber alles nacheinander heraus. Danach ging es weiter und kam zu einem Baum.
(Frau Holle, Goldmarie)

Welches Getreide juckte am meisten?
(die Gerste)

Wie wird das gebündelte Getreide genannt?
(Garben)

Wie nennt man mehrere aufgestellte Garben?
(Puppen – Puppen bestanden meist aus fünf Garben, manchmal waren es auch zehn Garben mit einer Deckgarbe als »Regenschirm« (Regenschutz))

Welche Tätigkeiten verbinden Sie mit Brot?
(kneten, formen, bemehlen, in den Ofen schieben (einschießen), aus dem Ofen herausholen (ausschießen), abschneiden, bestreichen, essen)

Was will uns der Ausspruch »Man könnte meinen, hier wäre der Bäcker durchgekrabbelt/durchgekrochen« sagen?

(größere Löcher im Brot bzw. bei den Brötchen)

Was ist mit der alten Redensart »die Flinte ins Korn werfen« gemeint?
(eine Sache wird entmutigt verloren gegeben/aufgegeben)

Wie erklären Sie die Redensart »von altem (echten) Schrot und Korn«?
(gemeint ist ein ehrlicher und zuverlässiger Mensch)

Welche Berufsgruppen sind bei der Entstehung bzw. bei der Vermarktung eines Brotes beteiligt?
(Samenzüchter, Landwirt, Müller, Bäcker, Bäckerei, Brotfabrik, Lastwagenfahrer, Verkäufer, Einzelhändler, Großhändler, Supermarktketten)

Warum gab man den Kleinkindern/Kindern früher Brotkrusten zum Kauen?
(gut für die Bildung von Zähnen und Zahnfleisch)

Warum darf man Wintervögel nicht mit Brot oder Käse füttern?
(In beidem ist Salz enthalten; dies kann für Vögel tödlich sein.)

Welche Eigenschaften des Brotes fallen Ihnen spontan ein?
(hart, weich, hell, dunkel, verbrannt, zu feucht/nass, vertrocknet, schimmelig, Loch/Löcher im Teig)

Wie entfernt man Schimmel am Brot richtig? (früher und heute)
(Früher wurden nur die Schimmelstellen entfernt – heute schneidet man großflächig die schimmeligen Stellen ab, bzw. bei starkem Befall wird das gesamte Brot entsorgt.)

Erinnern Sie sich noch an die »Bäckerblume«? Was wurde so genannt?
(Zeitschrift des Bäckerhandwerks)

Bei welcher Gelegenheit verschenkt man »Brot und Salz«?
(zur Hochzeit für ein dauerndes Bündnis zwischen den Eheleuten, zum Einzug in ein Haus oder eine Wohnung, um Sesshaftigkeit, Wohlstand und Fruchtbarkeit zu wünschen, häufig verbunden mit dem Spruch »Brot und Salz, Gott erhalt's.«)

Was streichen oder legen Sie heute gerne auf Ihr Brot oder Brötchen?
(Margarine, Butter, Diätmargarine, Quark, Kräuterquark, diverse Marmeladen, diverse Gelees, Streich-oder Scheibenkäse, Camembert, Schokoladen- oder Mandelcreme, Erdnusscreme, Honig)

Wie nennt man in Bayern eine Zwischenmahlzeit?
(Brotzeit)

Was verstehen Sie unter dem Begriff »Brotbrechen«?
(Das Brotbrechen ist eine alte Sitte im Nahen Osten/Orient zu Beginn einer Mahlzeit.
Christentum: Beim letzten Abendmahl brach Jesus das Brot und sagte: »Das ist mein Leib für euch. Tut dies zu meinem Gedächtnis!«
Neutestamentliche Erzählungen: »Und er nahm die sieben Brote und die Fische, sprach das Dankgebet, brach die Brote und gab sie den Jüngern, und die Jünger verteilten sie an die Leute.«
besondere Bedeutung auch im Judentum)

Was war früher gebräuchlich, bevor der Brotlaib mit dem Messer angeschnitten wurde?
(Das Brot wurde bekreuzigt, erst danach wurde es angeschnitten.)

Ist Ihnen der Begriff »Manna« aus der biblischen Geschichte noch bekannt?
(Manna oder auch »Himmelsbrot« fiel nachts auf den Wüstenboden und konnte morgens aufgesammelt werden. Beschrieben wird »Manna« als »etwas Feines, Knuspriges, fein wie Reif. Die Speise »Manna« soll den Israeliten auf ihrer 40-jährigen Wanderschaft durch die Wüste als Nahrung gedient haben.)

Was wissen Sie von dem Hilfswerk »Brot für die Welt«?
(Es ist ein Hilfswerk der evangelischen Kirche in Deutschland und leistet Hilfe zur Selbsthilfe für die Arbeit von kirchlichen und kirchennahen Partnerorganisationen.
Weltweite Projekte wie zum Beispiel in Afrika, Asien, Lateinamerika und Osteuropa werden finanziell gefördert und unterstützt.
Die wichtigsten Ziele sind:
Sicherung der Ernährung
Förderung von Bildung und Gesundheit
Bekämpfung von HIV/AIDS
Förderung der Demokratie
Achtung der Menschenrechte, Überwindung der Gewalt
Gleichstellung von Mann und Frau
Bewahrung der Schöpfung
Die Hilfe zur Selbsthilfe wird den sozialen, kulturellen und wirtschaftlichen Gegebenheiten vor Ort angepasst.
Die wichtigsten Einnahmequellen sind Spenden und Kollekten; aber auch Nachlässe.)

Was bedeutet eine »Broteinheit«?
(Einheit zur Berechnung der Kohlehydratmenge für Diät bei der Zuckerkrankheit (Diabetes). Die Abkürzung für eine Broteinheit ist »BE«.)

Kann Brot auch »krank machen«?
(Ja, der Körper verträgt manchmal kein Getreideeiweiß (Gluten) und bildet Abwehrstoffe dagegen. Dies führt zu einer chronisch entzündlichen Erkrankung des Dünndarms. Die Krankheit heißt »Zöliakie«, auch »Sprue« genannt. Die Beschwerden sind vielseitig und können oft erst nach langwierigem Leidensweg erkannt und behandelt werden. Sie zeigen sich vor allem durch Verdauungsbeschwerden wie Bauch- und Magenschmerzen, Blähungen, Durchfall nach dem Essen und Übelkeit. Das Eiweiß ist in allen Getreideprodukten wie Weizen, Roggen, Dinkel, Gerste, Hafer und Grünkern enthalten. Das heißt, der Patient muss auf Brot, Brötchen, Kuchen, Gebäck oder Müsli verzichten.

Sogar die beliebte Pizza, Nudeln aus Hartweizen, schön eingedickte Mehlsoßen und das allseits beliebte »Bierchen zum Feierabend« (Gerstenmalz oder Hefeweizen) sind absolut tabu. Gluten kommt auch als Bindemittel in vielen weiteren Produkten vor:
Fertiggerichte
Fertigsuppen und -soßen
Pommes frites
Chips und Schokolade
Fruchtjoghurt und Pudding
in Spuren sogar in Gewürzmischungen, Senf und Ketchup)

Was wissen Sie noch über die vielen Mühlen aus Ihren Dörfern?
Lied: »Es klappert die Mühle am rauschenden Bach«, Text: E. Anschütz, drei Strophen
Lied: »In einem kühlen Grunde, da geht ein Mühlenrad«, Text: Joseph Frh. von Eichendorff, vier Strophen

Gedicht: »Letzter Streich« aus Max und Moritz von Wilhelm Busch

Mühlen (Wasser und Wind) sind die ältesten naturkraftgetriebenen Arbeitsmaschinen. Das Getreide wurde in der Mühle zu Mehl verarbeitet. Die Kleie, zermahlene Schalenteile und die äußeren Kleberschichten der Getreidekörner wurden durch den Kleiespeier ausgestoßen. Laufende Mühlräder gibt es noch, aber meist haben große Industriemühlen die kleinen Getreidemühlen ersetzt. Die Müller konnten mit den industriell betriebenen Großmühlen wirtschaftlich nicht mehr konkurrieren und gaben auf. Viele historische Mühlen wurden abgerissen, andere wurden aufgrund ihrer bauhistorischen Bedeutung (Denkmalpflege) restauriert und für neue Zwecke umgebaut.

In den letzten Jahren wurden Mühlen zu Museen, Restaurants, Teestuben, Kunst- und Gemäldegalerien, sogar zu Übernachtungsmöglichkeiten für Urlauber umgebaut. In Norddeutschland und in Holland finden wir noch sehr viele Mühlen. In der ostfriesischen Küstenregion stehen mehr als 80 Mühlen zwischen Emden und Wittmund. In Krummhörn-Greetsiel stehen die letzten Zwillingsmühlen Ostfrieslands. Durch einen Orkan im Jahre 2013 wurde eine Mühle so stark beschädigt, dass die Reparaturen erst ca. 2015 abgeschlossen wurden.

Mühlen sind auch im Freilichtmuseum Hessenpark in Neu-Anspach zu bestaunen.

1987 wurde die Deutsche Gesellschaft für Mühlenkunde und Mühlenerhaltung gegründet (DGM), die den »Deutschen Mühlentag« veranstaltet. Er findet immer am Pfingstmontag statt; d. h. moderne und historische Mühlen öffnen ihre Tore, um Besuchern Einblicke zu ermöglichen, evtl. auch Führungen und Vorführungen.)

20 Bekannte Sprichwörter zum Thema Mühlen

Das ist Wasser auf seine Mühle. (Etwas gereicht ihm zum Vorteil.)
Das ist Wind auf meine Mühle. (Die Ansichten und Aussagen werden bestätigt.)
Deine Mühle steht niemals still. (Hier wird ununterbrochen, dauernd geredet.)
jemanden durch die Mühle drehen (jemandem hart zusetzen),
Gottes Mühlen mahlen langsam, aber stetig (aber gerecht). (Früher oder später muss jeder Übeltäter für seine Taten büßen.)
Wer zuerst kommt, mahlt zuerst.
Lieschen Müller heißen (zu den kleinen Leuten auf der Straße gehören, so denken und handeln wie jedermann)
Tretmühle (ein altes, klapperndes Fahrrad)
Tretmühle des Alltags
Knochenmühle (schwere Arbeit)

21 Gehirnjogging I: nach Art von »Stadt, Land, Fluss« mit dem Anfangsbuchstaben »B«

Wünschenswert sind drei bis fünf Antworten pro Sachthema!

Städte
Baden-Baden, Bamberg, Bautzen, Bayreuth

Kur- und Badeorte
Bad Arolsen, Bad Dürkheim, Bad Ems, Bad Füssing, Bad Harzburg, Bad Kissingen, Bad Nauheim, Bad Orb, Bad Reichenhall, Bad Soden-Salmünster, Bad Schwalbach, Bad Tölz, Bad Wildungen, Bad Wörishofen

Bebra, Berchtesgaden, Berlin, Biedenkopf, Bielefeld, Bingen (Rhein), Bocholt, Bochum, Bonn, Bottrop, Brandenburg, Braunschweig, Bremen, Bremerhaven, Brühl, Butzbach, Büdingen, Buxtehude

Baltimore (USA), Bangkok (Thailand), Barcelona (Spanien), Basel (Schweiz), Belgrad (Serbien), Bern (Schweiz), Birmingham (Großbritannien) Bogota (Kolumbien), Bombay (Indien), Boston (USA), Breslau (Polen), Brüssel (Belgien), Budapest (Ungarn), Buenos Aires (Argentinien), Bukarest (Rumänien)

Länder
Baden Württemberg, Bayern, Bremen
Belgien, Bulgarien
Burgenland (Österreich)
Basel, Bern (Kantone in der Schweiz)
Bosnien (Jugoslawien)
Bolivien, Brasilien (Amerika)
Burma (Asien)

Flüsse
Brenta (Italien), Bug (Weichsel-Sowjetunion), Busento (Italien)
Brahmaputra (Vorderindien/Tibet)

Männliche Vornamen
Balduin, Benedikt, Benno, Benjamin, Bernd, Bernhard, Berthold, Bert, Bertram, Blasius, Bodo, Boris, Bruno, Bubi, Burkhard, Berti, Bertl, Ben, Bill, Bob

Weibliche Vornamen

Babette, Barbara, Bärbel, Beate, Beatrice, Beatrix, Bernadette, Berta, Betty, Birgit, Blanka, Brigitte, Britta, Brunhilde

Tiere
Haustiere

Belgier (Pferd), Bergschaf, Bernhardiner (Hund), Bluthund, Bobtail (Hund), Boxer (Hund), Brieftaube, Bulldogge (Hund), Bulle, Bullterrier (Hund)

Säugetiere

Bambi (Rehkitz), Bär, Beutelratte, Beutelwolf, Biber, Bilch, Bisamratte, Bison, Bock, Braunbär, Büffel

Vögel

Bachstelze, Baumläufer, Baumpieper, Bergfink, Bergstelze, Beutelmeise, Birkhuhn, Blaukehlchen, Blaumeise, Brachvogel, Braunelle, Braunkehlchen, Buchfink, Buntspecht, Bussard

Fische

Barbe, Barsch, Bitterling, Blauhai, Brasse

Reptilien

Blindschleiche, Boa, Brillenschlange

Insekten

Bär (Schmetterling), Bläuling (Schmetterling), Baumwanze, Biene, Blattlaus, Blattlausfliege, Bremse

Niedere Tiere

Badeschwamm, Bandwurm, Bernsteinschnecke, Blutegel, Bohrmuschel

Pflanzen

Baldrian, Bärenklau, Bärlauch, Bärlapp, Bartnelke, Bauchpilz, Baumfarn, Becherpilz, Beifuß, Binse, Birkenröhrling, Birkenpilz, Bitterklee, Bitterling (Pilz), Blaudistel, Blattkaktus, Blaubeere, Blumenkohl, Bohne, Bohnenkraut, Borretsch, Bovist (Pilz), Brennnessel, Bromelie, Buchweizen, Butterblume, Butterpilz

Bäume und Sträucher

Banane, Bergahorn, Bergpalme, Birke, Birnbaum, Buche, Berberitze, Besenginster, Brombeerstrauch, Buchsbaum

Berufe
Bäcker, Balletteuse, Bandagist, Bankkaufmann, Bankier, Barbier, Barkeeper, Bauer, Baumeister, Bergmann, Bergsteiger, Beschäftigungstherapeut, Besenbinder, Bettler, Bibliothekar, Bierbrauer, Bildhauer, Biologe, Blechschmied, Blumenbinder, Botaniker, Bob-Fahrer, Boxer, Brauer, Buchhändler, Buchhalter, Buchdrucker, Buchmacher, Bundeskanzler, Bundestrainer, Busfahrer, Butler, Büttner

Lebensmittel und Speisen
Braten, Bratenaufschnitt, Bio-Schnitzel, Beefsteak, Bratwurst (Schwein oder Rind, fein oder grob), Bockwurst, Bulette (Frikadelle), Brathähnchen, Blutwurst, Bierwurst, »Beulches« (oberhessisches Kartoffelgericht), Buchstabensuppe, Bratkartoffeln, Brot, Brötchen, Baguette, Butterbrot, Buttertoast, Baguette mit Kräuterbutter/Knoblauchbutter, Butter, Butterkäse, Back-Camembert, Babybel (Käse in roter Verpackung, auch in Mini-Größe erhältlich), Bärlauchkäse, Brei, Backobst, Bratäpfel, Dessert »Birne Helene« mit Vanille-Eis, Bonbons, Bismarckheringe, Bückling (geräucherter Hering), Bratheringe, Blumenkohlgemüse mit heller Soße, Bohneneintopf, Bohnengemüse, Bananen, Birnen, Blaubeeren, Blutorangen, Brombeeren, Basilikum, Beifuß, Bohnenkraut, Borretsch

Kuchen und Gebäck
Bananentorte/-kuchen, Berliner (Kräppel) mit oder ohne Marmeladenfüllung, Bienenstich, Birnentorte/-kuchen/-obstboden, Biskuitrolle mit Füllung, Blätterteig, Blaubeerkuchen, Blechkuchen, Brombeerkuchen, Buchteln (Hefegebäck), Buttercremetorte, Butterkuchen, Butterzopf, Baumkuchen, Buttergebäck, Butterstollen

Getränke mit und ohne Alkohol
Babalou (Whisky mit Sahne), Bacardi-Rum, Bananensaft/-milch, Bärwurz, Beaujolais-Wein, Becherovka-Schnaps (Tschechien), Beeren-Auslese, Berenzen-Apfel, Berliner Weiße mit Schuss, Beruhigungstee, Bier, Bier (alkoholfrei), Birnensaft/-schnaps, Bitburger Pils, Blasen- und Nierentee, Blutwurz (bayrischer Kräuterlikör 50 %), Bockbier, Bohnenkaffee, Boonekamp (Kräuterbitter 44 %), Bordeaux (Wein), Bourbon-Whisky, Bowle, Branntwein, Brause, Brennnesseltee, Brombeersaft/-wein, Budweiser Bier (Tschechien), Burgenländer-Weine, Burgenkümmel (Schlitzer Burgenkümmel 35 %), Burgunder, Buttermilch

22 Gehirnjogging II: Brainstorming (Gedankensturm) zum Thema: »Welche Kuchen wurden in Ihrer Kindheit oder Jugend gebacken?«

Versuchen Sie, sich an spezielle Lieblingskuchen zu erinnern!

selbst gebackene Obstböden belegt mit: Birnen, Erdbeeren, Heidelbeeren, Pfirsichen, Rhabarber und Sauerkirschen

Blechkuchen (Hefe) je nach Jahreszeit belegt mit: Äpfeln, Birnen, Pflaumen, ansonsten mit Butter oder Schmand, Quark und Streusel, auch Bienenstich

Backen mit Hefeteig:
Rodonkuchen mit Rosinen, Neujährchen, Kräppel (Berliner) gefüllt und ungefüllt, Osterzöpfe, Schulbrezeln, Hefe-/Zimtwaffeln im Waffeleisen

bei Festen und Geburtstagen:
Schwarzwälder Kirschtorte, Frankfurter Kranz (Buttercreme), Donauwellen, gedeckter Apfelkuchen, Käsekuchen, Kirschkuchen mit Zuckerguss (Springform) mit entsteinten Kirschen, »Speuze-Kuchen« (Spuck-Kuchen, da noch mit Kirschkernen)

Rühr-, Marmor-, Sand- und Gewürzkuchen in der Gugelhupf-Form, Nusskuchen auch in der Kasten- oder Springform

Kleingebäck:
Amerikaner mit Zuckerguss, Nussecken, Schweineohren, Pudding-Schnecken, Mohn- und Quarkstückchen

Weihnachtsgebäck:
Lebkuchen, Pfefferkuchen, Lebkuchenhaus, Stollen, Anisplätzchen, Buttergebäck, Makronen, Spritzgebackenes, Schwarz-Weiß-Gebäck, Terassenplätzchen, Vanillekipferln, Zimtsterne

23 Gehirnjogging III: Brainstorming (Gedankensturm) zum Thema: »Was fällt Ihnen spontan zum Backen ein?«

Erwünscht sind Erlebnisse, kleine Missgeschicke, schöne und leckere Erinnerungen!

Lieder: »Backe, backe Kuchen«
(die sieben Back-Sachen aufgezählt und, ganz wichtig, »den Safran« nicht vergessen, die besondere Bedeutung des Safrans schon als Kind erfahren)

»Es klappert die Mühle am rauschenden Bach«
(bei »klipp-klapp« müssen alle gleichzeitig in die Hände klatschen)

Die Kinder durften die Backschüssel auslecken, die Teigreste durften mit den Fingern aus der Schüssel geleckt werden, die Kinder durften die Plätzchen ausstechen sowie die Förmchen-Motive selbst aussuchen, schon fertige Streusel wurden aus der Schüssel genascht, Streusel wurden vom fertig gebackenen Kuchen stibitzt.

Backpulver wurde vergessen, der Kuchen ging nicht hoch.
Der Kuchen ist angebrannt oder ganz schwarz und somit ungenießbar.
statt Zucker Salz auf die Pflaumen gegeben

24 Gehirnjogging IV: Brainstorming (Gedankensturm) zum Thema: »Nennen Sie bekannte Beeren!«

a) Brombeeren
b) Erdbeeren
c) Johannisbeeren rot
d) Johannisbeeren schwarz
e) Heidelbeeren (Blaubeeren, Moosbeeren)
f) Himbeeren
g) Holunderbeeren
h) Preiselbeeren
i) Sanddorn
j) Schlehen (Schlehdorn, Schwarzdorn)
k) Stachelbeeren
l) Wacholderbeeren (Beerenzapfen)

25 Gehirnjogging V: Brainstorming (Gedankensturm) zum Thema: »Nennen Sie bitte alle Bundeskanzler, zu denen Ihnen etwas einfällt!«

Wünschenswert wären einige Namen und die dazu gehörenden besonderen Lebensleistungen!

a)   **Konrad Adenauer (1949 bis 1963 im Amt)**

geboren in Köln
erster Bundeskanzler der Bundesrepublik Deutschland
Oberbürgermeister von Köln, Begründer der CDU
Außenminister der BRD, setzte sich für Bonn als Bundeshauptstadt ein, war für die europäische Einigung
Aussöhnung mit Frankreich, Versöhnung mit den Juden und finanzielle Wiedergutmachung
reiste im September 1955 nach Moskau, erreichte die Freilassung der letzten knapp 10.000 deutschen Kriegsgefangenen aus dem Zweiten Weltkrieg und erfuhr eine große Dankbarkeit aus der Bevölkerung
Gesetze zur Versorgung von Kriegsbeschädigten und Hinterbliebenen
Eingliederungsgesetze für Vertriebene und Flüchtlinge (Lastenausgleich)
Er liebte Rosen, aber dass er Rosenzüchter war, ist eine Legende.
Er erhielt viele Ehrungen, Orden und Auszeichnungen.
Er ist auf diversen Denkmälern sowie Briefmarken usw. verewigt.

b)   **Ludwig Erhard (1963 bis 1966 im Amt)**

Wegbereiter der »Sozialen Marktwirtschaft«, Wirtschaftsminister 1949 bis 1963
mit den Alliierten schuf er die Grundlagen für Deutschlands unvergleichlichen wirtschaftlichen und sozialen Wiederaufstieg, »Vater des Wirtschaftswunders«
Zigarren-Raucher, »Der Dicke mit der Zigarre«
in den ersten 15 Jahren der BRD neben Konrad Adenauer einer der populärsten Politiker.

c)   **Kurt Georg Kiesinger (1966 bis 1969 im Amt)**

Politiker der CDU
Notstandsgesetze, Lohnfortzahlung im Krankheitsfall, Stabilitätsgesetz

d) Willy Brandt (1969 bis 1974 im Amt)

Mit 16 Jahren trat er in die SPD ein.
1933 emigrierte er nach Norwegen und kämpfte im Untergrund gegen den Nationalsozialismus.
1957 regierender Bürgermeister von West-Berlin
Versöhnung mit dem Osten (UdSSR und Polen) war sein Lebenswerk.
Brandts Kniefall (1970) am Mahnmal für die im Warschauer Getto ermordeten Juden ging um die Welt.
23 Jahre lang war er Vorsitzender seiner Partei (1964 bis 1987).
Wegen der »Guillaume-Spionage-Affäre« trat er 1974 als Kanzler zurück.
Für seine Versöhnungspolitik erhielt er 1971 den Friedensnobelpreis.
Am Tag nach dem Mauerfall (November 1989) sagte er den bekannten Satz: »Jetzt wächst zusammen, was zusammengehört.«

e) Helmut Schmidt (1974 bis 1982 im Amt)

geboren in Hamburg
war im Krieg und anschließender Kriegsgefangenschaft bis 1945
Politiker der SPD, ab 1961 Senator der Polizeibehörde in Hamburg
erlangte während der Sturmflut 1962 als Krisenmanager große Popularität, nutzte Kontakte zu der Bundeswehr und NATO, um mit Soldaten und Versorgungsgütern schnelle und umfassende Hilfe zu ermöglichen
Während seiner Amtszeit als Kanzler hatte er große Herausforderungen zu bewältigen:
Ölkrisen der 70er-Jahre
Terrorismus der RAF
Entführung von Peter Lorenz 1975
Geiselnahme von Hanns Martin Schleyer
durch Misstrauensvotum 1982 abgewählt worden
Nachfolger wurde Helmut Kohl.
Helmut Schmidt galt als Redetalent, was ihm auch letztlich den Titel »Schmidt Schnauze« einbrachte.
Mit seiner Frau Hannelore »Loki« war er von 1942 bis 2010 verheiratet.
Helmut Schmidt war immer ein starker Zigarettenraucher, selbst während Fernsehreportagen oder in Fernsehstudios rauchte Schmidt; manchmal musste auch der Schnupftabak herhalten.
Helmut Schmidt ist Verfasser von ca. 30 Büchern. Er erhielt im Laufe seines Lebens zahlreiche Ehrungen, Preise, Ehrendoktorwürden und Ehrenbürgerschaften.
Er verstarb am 10. November 2015.

f)   Helmut Kohl (1982 bis 1998 im Amt)

Politiker der CDU, 1969 bis 1976 Ministerpräsident von Rheinland-Pfalz
Als Kanzler setzte er sich für den Frieden in Europa ein, deutsch-französische Aussöhnung
Fall der Berliner Mauer am 9. November 1989
Er gilt als »Kanzler der Einheit« bei der Vollendung der Deutschen Einheit in den Jahren 1989/90
ab Mitte Dezember 2001 Ausgabe der ersten Euro-Münzen-Mischung »Starterkit«(in Plastikfolie eingeschweißt)
Einführung des EURO als Bargeld ab dem 1. Januar 2002
10-Punkte-Programm zur Überwindung der Teilung Deutschlands eingeführt
u. a. Umtauschkurs von Mark der DDR in DM von 1:1 bei Löhnen, Gehältern, Mieten und Renten durchgesetzt
Er hatte die Vision, die neuen Bundesländer »zu blühenden Landschaften« zu formen
Aufgrund der zusätzlichen Kosten, die mit der deutschen Einheit verbunden waren, wurde der »Solidaritätszuschlag« eingeführt, der bis heute noch abgeführt werden muss.
Mit seiner Frau Hannelore hatte er zwei Söhne.
Seine Frau nahm sich 2001 im Alter von 68 Jahren das Leben (angeblich wegen einer Lichtallergie). Seit dem Jahre 2008 ist er in zweiter Ehe wieder verheiratet.
Helmut Kohl erhielt viele Auszeichnungen und Ehrungen; er ist sogar auf einer Briefmarke verewigt worden.

g)   Gerhard Schröder (1998 bis 2005 im Amt)

Politiker der SPD
1990–1998 Ministerpräsident von Niedersachsen
1998–2005 Bundeskanzler
schnelle Reaktion auf die Flutkatastrophe 2002 in Ostdeutschland
hielt Deutschland aus dem Irak-Krieg heraus
Reformprojekte: Gesundheitsreform, setzte Sozialreformen ein – »Agenda 2010« (Hartz-4-Konzept – moderne Dienstleistungen am Arbeitsmarkt)
Nach der politischen Karriere ist er wieder als Rechtsanwalt tätig und übt zahlreiche weitere Tätigkeiten und Beraterfunktionen aus.

h)   Angela Merkel (seit 2005 im Amt)

deutsche Politikerin (CDU)
1954 als Tochter eines evangelischen Theologen in Hamburg geboren
in die ehemalige DDR umgesiedelt
in der DDR aufgewachsen, als Physikerin ausgebildet

1990 Beitritt zur CDU
1991–1994 Bundesministerin für Frauen und Jugend
1994–1998 Bundesministerin für Umwelt, Naturschutz und Reaktorsicherheit
1998–2000 Generalsekretärin der CDU
seit 2000 Bundesvorsitzende der CDU
seit 22. November 2005 erste deutsche Bundeskanzlerin
2009 Wirtschafts- und Bankenkrise in der EURO-Zone, EURO-Rettungsschirm für Griechenland beschlossen, um die Staats-Pleite abzuwenden
März 2011 nach der Nuklearkatastrophe von Fukushima (Japan) Wechsel der Atom- bzw. Energiepolitik
Juni 2011 stufenweiser Atomausstieg Deutschlands bis 2022 für die acht ältesten Kernkraftwerke, dafür Ausbau der erneuerbaren Energien (Wind, Sonne, Wasser, Erdwärme, Biogas usw.)
2013 Überwachungs- und Spionageaffäre (Abhörung des Mobiltelefons der Kanzlerin) durch den USA-Geheimdienst
2015 Flüchtlingskrise – mehr als eine Million Flüchtlinge sind 2015 nach Deutschland gekommen; sie fliehen vor Krieg und Verfolgung nach Europa, speziell nach Deutschland. Merkel will eine einheitliche europäische Flüchtlings- und Asylpolitik und vertritt den humanitären Standpunkt.
Zitat: »Wir schaffen das!«
CSU-Parteivorsitzender Horst Seehofer forderte die Obergrenze für Flüchtlinge.
im März 2016 Schließung der sogenannten »Balkan-Route«; es kommen kaum noch Flüchtlinge nach Deutschland, aber Zehntausende von Flüchtlingen sitzen jetzt an der griechischen Grenze fest.

26 Gehirnjogging VI: Brainstorming (Gedankensturm) zum Thema: »Sprichwörter ergänzen« mit dem Anfangsbuchstaben »B«

Der erste Teil des Sprichwortes wird vorgegeben, der Rest wird von der Seniorengruppe ergänzt!

Besser arm und gesund als	reich und krank.
Besser ein Ende mit Schrecken	als ein Schrecken ohne Ende.
Besser gut gelaufen als	schlecht gefahren.
Besser den Spatz in der Hand	als die Taube auf dem Dach.
Betrunkene und kleine Kinder	sagen die Wahrheit.
Blaue Augen sind gefährlich, aber	in der Liebe ehrlich.

27 Wortsammlungen mit »Brot« am Anfang oder Ende des Wortes bilden!

Brot-
-teig
-formen
-laib
-kruste
-scheibe
-stück (Ranken)
-messer
-maschine
-randstück (Anfang- oder Endstück)
-krümel/-krumen
-kasten (Holz oder Blech), -dose oder –büchse
-korb/-körbchen
-beutel
-aufstrich
-sorten
-verkauf
-fabrik
-zeit
-suppe
-marken (Lebensmittelmarken)
-einheiten (BE)
-herr
-erwerb
-museum

Brotlose Kunst (Tätigkeit, die nichts einbringt)

Bauern-	**Brot**
Fladen-	**Brot**
Gebilde-	**Brot**
Grau-	**Brot**
Komiss-	**Brot**
Misch-	**Brot**
Schwarz-	**Brot**

Toast- **Brot**
Vollkorn- **Brot**
Weiß- **Brot**
Pausen-/Schul- **Brot**

Gnadenbrot für Tiere

28 Lachen ist gesund

Erbost sich der Kunde: »So trockenes Brot habe ich noch nie gegessen!« Darauf der Bäcker: »Ich habe schon Brot gebacken, da waren Sie noch gar nicht auf der Welt!« – »Und warum verkaufen Sie es jetzt erst?«

Beim Bäcker: »Ich habe zwei Schrotkugeln in meinem Brötchen gefunden! Wie kommt denn das?« – »Tja«, meint der Bäcker, »da muss wohl wieder einer die Flinte ins Korn geworfen haben!«

Marie besucht Wilhelm. Sie findet ihn in der Küche, umgeben von einem riesigen Haufen aufgeschnittener Semmeln. Verwundert fragt sie ihn: »Was machst du denn da? So viele aufgeschnittene Semmeln!« – »Ich wollte das Semmelknödelrezept von meiner Oma ausprobieren und da steht: Man schneide drei Tage alte Semmeln. Jetzt schau dir mal diese Menge an! Dabei schneide ich erst seit zwei Tagen!«

Der Bäcker steht vor Gericht und gesteht: »Ja, ich habe Sägemehl in den Teig gemischt! Aber ich habe die Ware korrekt als ‚Baumkuchen' verkauft!«

29 Austeilen der Brotstücke

Die bereitgestellten Brotstücke (trockenes Brot) werden in der Seniorengruppe verteilt.

30 Gedicht: »Das Brot«

Als Körnlein gesät, als Ähren gemäht,
gedroschen im Takt, gesiebt und gesackt.
Dann hurtig und fein gemahlen vom Stein.

Geknetet und gut gebräunt in der Glut,
liegt's duftend und frisch als Brot auf dem Tisch.
Lasst uns, eh wir's brechen, den Segen sprechen.

(Mündliche Überlieferung, Verfasser unbekannt)

31 Das Brot darf nach dem Gedicht verzehrt werden

Es wird bewusst als »trockenes Brot« gereicht, denn in Notzeiten waren die Menschen für ein Stück trockenes Brot sehr dankbar.

Während des Essens hören wir das Gebet »Vater unser« in Form eines Liedes.

32 Schlusslied und Verabschiedung

CD »Vater unser« von Oswald Sattler

Die Ohren (Sinnesorgane)

1 Vorbereitung

a) Dekoration

zum Naschen: Kleine Schweinsohren (Blätterteiggebäck)

Hörgerät
antikes schwarzes Telefon
Stethoskop
große Meeresmuschel
Glückwunschkarte mit Geburtstagsmelodie
Ohrringe in Silber oder Gold, Ohrclips
Ohrenschützer
Watte, Wattestäbchen, Ohrstöpsel, Ohropax,
Stofftier mit »Knopf im Ohr« (Steiff-Tier)

Instrumente wie
Rumba-Rassel, Triangel, Kastagnetten, Orff-Instrumente usw.
Spieluhr mit diversen Liedern, kleine Kuhglocke am Band, Weihnachtsglöckchen

Fotos, Abbildungen bzw. Zeitungsausschnitte
altes Hörrohr
Wandfernsprecher, Tischfernsprecher mit Kurbel-Funktion
schwarzes Telefon mit Loch-Wählscheibe
Telefon mit Wahltasten
antikes Grammophon (1920 bis 1940) mit Trichter und Kurbel zum Aufziehen für Schellack-Platten
Leierkasten bzw. Drehorgel mit Kapuziner-Äffchen
kleine Spieluhr mit »Ballerina«

b) Liedgut

Kein Schwein ruft mich an	Max Raabe
Der Wind hat mir ein Lied erzählt	Zarah Leander
Hörst du die Glocken von Stella Maria	Bianca

Glocken im Wind	Gaby Albrecht
Wenn die Glocken hell erklingen	Fred Bertelmann
Almfrieden, Glockenmedley	Alfons u. Rita Bauer
Glocken der Heimat	Slavko Avsenik/Oberkrainer
Eintönig klingt das Glöckchen	Original Schwarzmeer-Kosaken
Abendglocken	Ivan Rebroff
Es läuten die Glocken vom Königsee	Geschwister Fahrnberger
Das Echo vom Königsee	Geschwister Fahrnberger
Musiktitel von der Drehorgel	

Volkslied: Horch, was kommt von draußen rein

2 Einleitung

CD »Kein Schwein ruft mich an« von Max Raabe

3 Einführung ins Thema

Die Ohren sind ein sehr wichtiges Sinnesorgan.
Die Menschen und auch Tiere können sich mit ihrer Hilfe gut orientieren und vor evtl. Gefahren schützen. Man kann mit dem Umfeld kommunizieren und sich untereinander so gut verständigen.

Ferner ist es möglich, jegliche Art der Musik anzuhören, genießen und so zu entspannen.

4 Welche äußere und innere Merkmale des Ohres können Sie benennen?

Das äußere Ohr
Ohrmuschel mit äußerem Gehörgang, Ohrläppchen, Drüsen mit Ohrenschmalz

Trommelfell

Das Mittelohr
Ohrtrompete, drei Gehörknöchelchen: Hammer, Amboss und Steigbügel

Das Innenohr
Sinnesrezeptoren für das Gehör, Gleichgewichtssinn, Hörschnecke

5 Biografisches Arbeiten: Können Sie sich noch erinnern?

Fanden Sie früher Ohrringe schick bzw. besaßen sie welche? Aus welchem Material waren sie gefertigt? (Gold, Silber, versilbert, Modeschmuck, Ohrclips)

In welchem Alter wurden bei Ihnen die Löcher für die Ohrringe gestochen, und hatten Sie Probleme mit Entzündungen?

Wurden Sie früher in der Schule vom Lehrer am Ohr gezogen bzw. kennen Sie dies von Ihrem Vater?

Hatten Sie früher als Kind häufig starke Ohrenschmerzen?

Wie versuchten die Eltern, die Ohrenschmerzen zu lindern?

Erinnern Sie sich noch an alte Hausmittel, die zum Einsatz kamen?
Zwiebel- oder Kartoffelsäckchen
erwärmtes Olivenöl ins schmerzende Ohr tropfen lassen
Wärme mithilfe eines Leinensäckchens auf das Ohr bringen, z. B. Heukissen
Heilerde
heute Einsatz einer Infrarotlicht-Lampe
auf Baden und Duschen verzichten, Ohren sorgfältig abtrocknen
vor Zugluft und Kälte schützen durch Mütze oder breites Stirnband
als Schutz Watte im Ohr
lieber auf Wolldecken schlafen anstelle von Bettfedern

Haben Sie als Kind stolz Ihre Ohren mit Doppelkirschen behängt?

Wurden in Ihrer Schulzeit Kinder mit abstehenden Ohren gehänselt?

Konnten Sie in Ihrer Kinder- und Jugendzeit einmal erleben, wenn der Leierkasten-Mann im Hof aufspielte?

Sind Sie in Ihrer Kinderzeit auch den Kerbmusikanten hinterhergezogen, wenn sie spielend durch den Ort gingen?

Erinnern Sie sich noch genau an den ohrenbetäubenden Lärm, den die Holzschneidemaschine machte, als sie das Meterholz zersägte?

6 Sprichwörter und Redewendungen

Dein Wort in Gottes Ohr.
Das ist Musik in meinen Ohren.
Der Lauscher an der Wand hört seine eigene Schand'.
Der Ton macht die Musik.
Er hat einen kleinen Mann im Ohr. (verrückt sein)

bis über beide Ohren verliebt sein (verknallt, verschossen)

eins hinter die Ohren bekommen
jemand eine Ohrfeige geben (Schlag auf die Wange, ein paar herunterhauen/hinter die Ohren geben, ein paar scheuern/schmieren, eine kleben/pfeffern, eine Backpfeife geben, das Heft um die Ohren schlagen

Er ist noch nicht trocken hinter den Ohren. (Er kann noch nicht mitreden.)
noch grün hinter den Ohren sein
noch feucht/nass / nicht trocken hinter den Ohren sein (unerfahren, unreif)
noch die Eierschalen hinter den Ohren haben (noch sehr unreif sein)

einen bei den Ohren nehmen (hart tadeln)

die Ohren lang ziehen (eine Rüge aussprechen, zurechtweisen, die Leviten lesen, einen Rüffel geben/verpassen, eins auf den Deckel geben)

sich die Zeit um die Ohren schlagen (Zeit nutzlos vergeuden)

sich die Nacht um die Ohren schlagen (die Nacht zum Tage machen, durchfeiern, durchzechen) sich aufs Ohr hauen (sich schlafen legen)

auf den Ohren sitzen

Bohnen in den Ohren haben (nicht hinhören, wenn jemand etwas sagt)

die Ohren auf Durchzug (Durchfahrt) stellen/Mahnung nicht beherzigen

etwas zu einem Ohr herein- und zum anderen hinauslassen (sofort wieder vergessen, was gerade gesagt wurde)

das Fell über die Ohren ziehen (jemanden reinlegen, über den Tisch ziehen, aufs Kreuz legen)

einen übers Ohr hauen (verschaukeln, anschmieren, übertölpeln)

es faustdick (dick, knüppeldick) hinter den Ohren haben (durchtrieben und gerissen sein) früher: den Schalk hinter den Ohren haben)

nichts für fremde Ohren: privat, vertraulich, geheim, nicht für die Öffentlichkeit bestimmt

unter vier Augen: rücksichtsvoll, diskret

nicht für fremde Ohren bestimmt: taktvoll, unaufdringlich, zurückhaltend

Die Wände haben Ohren. (Hier gibt es Lauscher.)

lange Ohren machen (schnell davonlaufen wie ein Angsthase; aber auch: etwas erlauschen wollen)

die Finger in die Ohren stecken (um sich gegen Lärm abzuschirmen)

Jemand steckt bis über die Ohren in seiner Arbeit/Schwierigkeiten.

bis über die Ohren verschuldet sein (Arbeitslosigkeit, Invalidität, schwere Erkrankung, Scheidung, überzogene Kredite durch Eigenheim, Auto, Urlaub, Ratenkäufe, diverse Süchte: Spielkasino, Poker, Spielautomaten, Wettschulden, Kaufsucht, Alkohol, Drogen)

die Ohren spitzen (genau auf etwas horchen, Acht geben)

ganz Ohr sein (sehr aufmerksam zuhören)

sich etwas hinter die Ohren schreiben (sich merken, nicht vergessen)

die Ohren steifhalten (wach sein)

etwas noch im Ohr haben

ein offenes Ohr finden (Aufmerksamkeit erlangen)

Die Ohren klingen mir. (Bei plötzlichen Ohrtönen glaubt man, dass Anwesende von einem reden.)

Dir hätten die Ohren klingen müssen. (weil über einen geredet wurde)

Klingt das rechte Ohr, so wird Gutes von einem gesprochen – klingt das linke, glaubt man an üble Nachrede.

jemandem in den Ohren liegen (belabern, vollquatschen, hineinreden, keine Ruhe geben, quengeln, drängeln)

sich die Ohren abfrieren

über beide Ohren strahlen

Jemand hat vor Eifer glühend rote Ohren. (begeistert für seine Idee)

mit den Ohren schlackern

etwas um die Ohren fliegen

jemanden einen Floh ins Ohr setzen

jemanden hinter den Ohren kraulen (z. B. Hunde)

Nachtigall, ich hör dir trapsen.

7 Welche Erkrankungen der Ohren sind Ihnen bekannt? Nennen Sie Beispiele!

Ohrenschmerzen	Gegenzug, Kälte
Verstopftes Ohr	zu viel Ohrenschmalz
Mittelohr-Entzündung	Infektion
Ohrgeräusche (Rauschen, Pfeifen)	»Tinnitus«, Dauerton, auch stressbedingt
Hörsturz, plötzlich auftretender einseitiger Hörverlust	verursacht durch Stress, Hektik oder laute Musik, sofort zum HNO-Arzt!
Ohrendruck (Knacken)	in der Seilbahn oder im Flugzeug
Schwindelgefühle/Drehschwindel	evtl. vom Gleichgewichtssinn/Kreislaufprobleme
abstehende Ohren	sind nur ein kosmetisches Problem, können leicht operativ korrigiert werden
leichte bis starke Schwerhörigkeit	früher Hilfe durch das Hörrohr, heute moderne Hörgeräte
Taubheit	hier wird die Gebärdensprache hilfreich eingesetzt

8 Geschichte: »Omas Kuchen ist der Beste«

Die zehnjährige Christiane aß am liebsten Omas Zitronenkuchen. Der war so herrlich saftig und fruchtig. Und wie der duftete! Als sie zehn Jahre alt geworden war, wollte sie gerne wissen, wie man so einen Kuchen backt.

Oma Berta war immer für ihre Enkelin da. Sie hatte Zeit und Geduld, und darum kam Christiane auch gerne zu Besuch.
   Eigentlich wäre alles wunderbar und könnte besser nicht sein, wenn Oma Berta immer ihr

Hörgerät tragen würde. Aber nein, sie war zu eitel. Sie sagte immer: »Das Gerät verunstaltet mein Gesicht.«

An einem Mittwochnachmittag kam Christiane und bat: »Oma, zeigst du mir, wie man einen Zitronenkuchen backt?«

»Mh? Was sagst du?«, fragte die Oma.

»Zitrooonenkuuuchen«, rief Christiane, so laut sie konnte.

»Wen willst du suchen?«

»Nicht suchen, Oma, backen!«

Entrüstet schaute Oma Berta ihre Enkelin an: »Aber Christiane, so etwas sagt man nicht. Kacken ist kein schönes Wort.«

Christiane holte eine Kuchenform aus dem Schrank und hielt sie der Oma vor die Nase. Da endlich begriff Oma Berta, was Christiane wollte. Rasch band sie sich eine Schürze um.

»Oma, wie viele Eier brauchen wir?«, fragte Christiane.

»Wir brauchen doch kein Bier«, antwortete Oma Berta.

»Oma, wo sind die Zitronen?«, fragte Christiane.

»Wieso Makronen?« Die Oma schüttelte den Kopf.

»Oma, kommt in den Teig eine Prise Salz?«

»Was ist mit deinem Hals?«, fragte Oma Berta besorgt. Sie verstand nur die Hälfte.

Als endlich alle Zutaten auf dem Tisch lagen, meinte Christiane: »Wir brauchen eine Schüssel.«

»Wer hat einen Rüssel?«, fragte Oma Berta.

Christiane verdrehte die Augen und rief, so laut sie konnte: »Oma, hol dir bitte dein Hörgerät! So geht das nicht.«

Oma Berta stand auf und kam wenig später mit ihrem Hörgerät am rechten Ohr zurück. »Ich glaube, so geht es besser. Meinst du nicht auch, Christiane?«

Christiane lachte und sagte: »Okay, lass uns weitermachen, Oma.« Schritt für Schritt zeigte Oma Berta ihrer Enkelin, wie man einen Rührteig herstellt, aus dem ein Zitronenkuchen wird. Wenn Christiane jetzt eine Frage stellte, gab es immer die richtige Antwort.

Später, als Christiane in ein Stück Kuchen biss, meinte sie: »Mmh, lecker! Und so saftig und so zitronig! Oma, dein Kuchen ist der allerbeste.«

»Wieso Reste? Ist doch genug da«, meinte Oma Berta und lachte.

(Ulrike Strätling)

9 Wie sollte man mit schlecht hörenden Menschen im Alltag umgehen?

laut und deutlich, aber nicht zu schnell sprechen
kurze, klare Sätze aussprechen
ins hörgeschädigte, also »schlechte« Ohr sprechen
Person in die Nähe der Gruppenleitung setzen, am besten in Blicknähe gegenüber
Blickkontakt herstellen
nonverbale Kommunikation, also ohne Worte
Mimik und Gestik einsetzen
Zeichen geben mit Fingern und Händen
Mitteilung aufschreiben/aufschreiben lassen – Stift und Papier bereithalten
zur Verbesserung der Lebensqualität beitragen: z. B. Termin beim HNO-Arzt vermitteln, Hörtest, evtl. Verordnung eines Hörgerätes.

10 Praktische Übungen rund um das Ohr

CD mit diversen Geräuschen (Alltag, Instrumente, Tierlaute usw.) abspielen und erraten lassen
Lieder von CD anspielen, erkennen und gemeinsam weitersingen
Volkslieder ohne Text ansummen, erraten lassen und mit der Gruppe gemeinsam singen

eine Spieluhr betätigen
eine große Meeresmuschel in der Gruppe herumreichen, ans Ohr halten lassen und das Rauschen genießen

Jeder Gruppenteilnehmer darf sich ein Musikinstrument aussuchen und nacheinander damit Geräusche machen. (z. B. Rumba-Rassel, Xylofon, Triangel, Flöte, Kastagnetten usw.)

Zeitungspapier zerreißen oder zusammenknüllen, Alufolie zusammenlegen

11 Wissen Sie es?

Was ist muschelförmig, faltig und empfänglich für Wellen?
(das Ohr)

Wo spielen (außer beim Hufschmied) Hammer und Amboss eine wichtige Rolle?
(im menschlichen Innenohr)

Auf welchen Flaggen finden wir Hammer und Sichel?
(alte Flaggen der Sowjetunion, ehemalige DDR, China, Vietnam)

Was kann man schreiben und hören – aber nicht sprechen?
(die Musik)

Was versteht man eigentlich unter der »Ohrenbeichte«?
(geheimes Bekennen von Sünden zum Zwecke ihrer Tilgung, bei der katholischen Kirche im Beichtstuhl vor einem Priester, der allein die Absolution (Vergebung der Sünden) erteilen kann – außer bei Todsünden wie Mord usw.; auch hier hat der Pfarrer »Schweigepflicht«)

Was hört ohne Ohren, spricht ohne Mund und redet in allen Sprachen?
(das Echo)

Welcher Arzt beschäftigt sich damit zuzuhören?
(Psychiater, Nervenarzt, Psychotherapeut)

Welcher bekannte holländische Maler soll sich angeblich in geistiger Verwirrung ein Ohr selbst abgeschnitten haben?
(Vincent van Gogh)

Von welchen Tieren ist bekannt, dass sie sehr gut hören können?
(Hunde, Katzen, Wüstenfüchse, Heuschrecken, Grillen und Spitzmäuse – Elefanten, Rinder und Insekten (Schmetterlinge) hören mit Infraschall; d. h. in tiefen Tonlagen, die Menschen nicht mehr hören können – Fledermäuse, Delfine und Wale hören im Ultraschallbereich)

Was steckten sich die Handwerker früher gerne hinter die Ohren?
(den Bleistift)

Was müssen Handwerker tragen, um ihre Ohren bei sehr lauten Arbeiten zu schützen?
(Lärmschützer)

Wie wird die Lautstärke (Schallintensität) gemessen?
(in Dezibel oder Phon = dB; der Normalwert beträgt 70 dB)

Bei welchen beruflichen Arbeiten werden die normalen Werte gründlich überzogen?

(Waldarbeiter mit Sägearbeiten/Motorsäge   105 dB
Bauarbeiter/Presslufthammer   110 dB
Flugzeuglärm   140 dB
Knall eines Sturmgewehres   bis 160 dB
Sprengungen, Explosionen usw.)

Woher kommt der Begriff »Schlitzohr«?
(Besonders durchtriebene und hinterlistige Menschen nennt man »Schlitzohren«. Der Begriff wurde bereits im Mittelalter geprägt. Die Handwerker trugen damals als Zeichen der Zunftzugehörigkeit einen goldenen Ohrring. Hatte einer von ihnen etwas Verbotenes angestellt, wurde ihm als Strafe und Zeichen des Zunftausschlusses der Ring aus dem Ohr gerissen. Von da an war er als »Schlitzohr« jederzeit erkennbar.)

Warum hat man große Angst vor dem »Ohrenkneifer«?
Kennen Sie auch den Ausspruch aus Ihrer Kindheit, man sollte sich vor dem »Ohrwurm« (Ohrenkneifer, Ohrenzwicker, Ohrenpetzer, Ohrenkrabbeler) in Acht nehmen, weil er nachts in die Ohren kriecht und mit seiner Zange das Trommelfell zerstört bzw. bis ins Gehirn vordringt?
(Das ist nachweislich eine Legende; der Ohrwurm ist für Menschen völlig ungefährlich; die Zangen am Hinterleib werden nur zur Verteidigung genutzt und nicht zum Kneifen in den Ohren. Die Insekten sind nachtaktiv und unter Steinen und in Baumrinden zu finden; sie sind sogar äußerst nützlich, weil sie Blattläuse vertilgen.)

Wie sollte man seine Ohren auf keinen Fall reinigen?
(mit spitzen, gefährlich langen Gegenständen wie Haarklemmen, Büroklammern o. Ä.; selbst die normalen Wattestäbchen sind ungeeignet, da sie den Ohrenschmalz nach innen schieben. Bei Problemen mit dem Hören ist der Hausarzt bzw. HNO-Arzt der richtige Ansprechpartner zwecks Entfernung von Pfropfen aus dem Gehörgang durch fachgerechte Ohren-Spülung)

Was ist hier die richtige Antwort?
Manche unserer Zeitgenossen haben es angeblich faustdick hinter den ...
a) Ohren, b) Augen, c) Zähnen, d) Fingern
(richtig ist: Antwort a) Ohren)

Ist Ihnen der Kino- oder Fernsehfilm bekannt, bei dem es um einen Elefanten mit großen Segelohren geht?
(»Dumbo, der fliegende Elefant«, Trickfilm aus dem Jahr 1941, USA. Das Elefantenbaby Dumbo hat riesengroße Segelohren und wird deshalb im Zirkus ständig gehänselt. Das ändert sich schlagartig, als er fliegen kann.)

Was ist der auffälligste Unterschied zwischen dem asiatischen (indischen) und afrikanischen Elefanten?
(Es sind die Ohren – der asiatische Elefant hat kleine Ohren, aber der afrikanische Verwandte hat riesige Ohren. Um die hohen Temperaturen ertragen zu können, kühlt sich der »Riese« durch Fächeln seiner Ohren, denn Elefanten können nicht schwitzen.)

Welche Hunde mit »Schlappohren« sind Ihnen bekannt?
(afghanischer Windhund, Basset, Beagle, Bobtail, Cockerspaniel, Dackel, Labrador, Neufundländer, Pudel (Königs- und Zwergpudel))

Kennen Sie das alte Bilderbuch »Die Häschenschule« von Albert Sixtus?
(Das Buch erschien im Jahre 1924 und war schön illustriert von Fritz Koch-Gotha. Im Mittelteil der Bildergeschichte zieht der Hasenlehrer dem Hasenmax die eh schon langen Ohren noch länger, weil er sich unmöglich verhalten und den Unterricht gestört hat.)

Sagt Ihnen der Begriff »Knopf im Ohr« etwas Bestimmtes?
(Der meist metallene »Knopf im Ohr« wurde von Franz Steiff (Neffe von Margarete Steiff) 1904 erfunden und diente als Markenzeichen für die Kuschel- und Plüschtiere sowie Teddybären der Firma Steiff zum Schutz vor Nachahmungen.)

Weitere Möglichkeiten mit »Knopf im Ohr« lassen sich in den Bereichen Funktechnik, Spionage- und Geheimdienste, Reporter sowie in der Musikbranche bei Sängerinnen und Sängern finden.)

Hatten Sie früher auch so einen bequemen Ohrensessel?
(Die Hochlehnsessel waren große Lesesessel mit Armlehnen, evtl. auch mit einem Hocker. Bezogen waren sie mit Stoff bzw. auch mit Leder. Die Kinder waren ganz begeistert, wenn die Oma darin saß und Märchen vorlas.)

Kennen Sie noch das Kinderspiel »Stille Post«, auch »Flüsterpost« genannt?
(Beim Spiel ordnen sich die Teilnehmer in einer Reihe oder einem Kreis an. Ein Spieler gibt eine Nachricht vor. Diese wird nun flüsternd von Mund zu Ohr von einem Teilnehmer zum jeweiligen Nachbarn weitergegeben. Der letzte Teilnehmer der Runde spricht laut aus, was er als letzte Mitteilung ins Ohr geflüstert bekam. Die Verfälschung der Nachricht macht Spaß, und für Lacherfolge ist bestens gesorgt.)

Was stellen Sie sich unter »Schweinsohren« vor? (Es ist ein sogenanntes »Teekesselchen«, ein Begriff mit verschiedenen Bedeutungen)

Schweinsohr	Ohr des Haus- bzw. Wildschweins
Schweinsohr	Kleingebäck aus Blätterteig, mit in Schokolade getauchten Spitzen. Gibt es

in größerer Form beim Bäcker, ansonsten kleine Schweinsöhrchen fertig im Handel)
Schweinsohr   beliebtes Hundefutter)

Welche Mittel und Tricks kennen Sie, wenn Ihr Gegenüber zu laut geschnarcht hatte?
(kleine Stupser und Rempler, Bettdecke wegziehen,
ermahnen, sich vom Rücken- in die Seitenlage zu legen
Ohrstöpsel (Watte, Ohropax) in die Ohren (wirken lärmreduzierend)
wenn sonst nichts mehr hilft: getrennte Schlafzimmer
evtl. Operation in Erwägung ziehen)

Kennen Sie besonderen Ohrenschmuck anderer Länder?
(meist an den Ohrläppchen angebrachter Schmuck aus Holz, Stein, Metall, Elfenbein oder Bernstein)
Ohrringe (oft mit kostbaren Steinen) u. a. in Form von Ohrscheiben (Südamerika, Neuguinea, Indonesien, Afrika), Ohrpflöcken und Ohrgehängen (Afrika)

Kennen Sie Lebenssituationen bzw. Aufenthaltsorte, an denen es still bis mucksmäuschenstill ist?
(Vortrag, Vorlesung
Konzert, Theateraufführung, Generalprobe
Abschlussprüfungen und Tests, schriftliche Führerscheinprüfung
Klassenarbeit, Abitur, Studium, Examen
vor der Endausscheidung eines Wettbewerbes (Musik, Sport, Miss-Wahl)
vor der Urteilsverkündung (Gerichtsverhandlung)

still wie die Glocken am Karfreitag (Glocken läuten nicht)
in der Kirche (Gottesdienst)
am Friedhof, am Sarg, am Grab, Trauerfeier, Bestattung
Gedenkstätte, Kriegsdenkmal
Intensivstation, Sterbezimmer, Zimmer eines verstorbenen Kindes)

Haben Sie schon mal etwas von dem »Ohrmuseum« in Gelnhausen (Main-Kinzig-Kreis) gehört?
(Hier kann man verschiedene Hörexperimente ausprobieren, über den Telefon-Erfinder Philipp Reis Informationen einholen sowie in ein überdimensional großes Ohr hineinkriechen oder es begehen und so sehen, wie es im Menschenohr aussieht. Besonders viel Spaß dürfte das »Ohrmuseum« für die Kinder und Jugendlichen bei einem kleinen Ausflug bringen).

12 Gehirnjogging I: nach Art von »Stadt, Land, Fluss« mit dem Anfangsbuchstaben »O«

Wünschenswert sind drei bis fünf Antworten pro Sachthema!

Städte
Oberammergau, Oberhausen, Oberstdorf, Offenbach, Oldenburg, Olpe, Oppeln, Ortenberg, Osnabrück, Osterode (Harz)
Osaka (Japan), Oslo (Norwegen), Ottawa (Kanada)

Länder
Oberhessen, Österreich, Oberösterreich,
Ohio, Oklahoma und Oregon (alle drei Länder der USA), Oman (Asien)

Flüsse
Oder, Ohm, Oker, Orne, Oppa
Ob (Sibirien)

Männliche Vornamen
Olaf, Oliver, Omar, Oskar, Oswald, Oswin, Ottfried, Ottmar, Otto, Ottokar

Weibliche Vornamen
Odette, Olga, Ortrud. Otti, Ottilie

Tiere
Oldenburger (Pferd), Okapi, Opossum, Orang-Utan, Otter, Ozelot

Vögel
Ohreule

Schlangen
Otter

Amphibien
Ochsenfrosch, Olm

Insekten
Ohrwurm

97

Pflanzen
Osterblume, Osterglocke, Orchidee, Oxalis (Glücksklee)

Bäume
Oleander, Ölbaum, Olivenbaum, Orangenbaum

Berufe
Oberarzt/Oberschwester, Oberkellner, Oberleutnant, Oberst, Ordnungshüter, Ofenbauer, Ofensetzer, Offizier, Ohrenarzt, Operateur, Operetten-Komponist/-Sänger, Opern-Komponist/-Sänger, Optiker, Organist, Orgelbauer, Orthopäde, Ornithologe (Vogelkundler), Ortsdiener

Lebensmittel und Speisen
Obst, Obstsalat, Obstsuppe (von frischem oder getrocknetem Obst), Ochsenschwanzsuppe, Ochsenbrust, Ofenkartoffeln (mit Lauch und Zwiebeln), Oliven grün, Olmützer Quargeln (äußerlich wie Harzer Käse), Omelett (Kartoffel- oder Eierkuchen), Obatzter (Camembert angemacht mit Gewürzen), Orangen, Orangeat, Ostereier

Kuchen und Gebäck
Oblaten (Karlsbader Oblaten), Obstboden belegt mit Erdbeeren, Birnen, Kirschen, Pfirsichen, Rhabarber usw., Obsttörtchen, Omas Nusskuchen, Orangen-Marzipan-Zöpfchen, Orangenmuffins, Orangenplätzchen, Ostereier im Hefezopf

Getränke mit und ohne Alkohol
Obstbranntwein, Obstler, Obstwasser, Orangeade, Orangensaft, Ouzo (Anisschnaps)

13 Gehirnjogging II: Brainstorming (Gedankensturm) zum Thema: »Bekannte und beliebte Operetten«

Können Sie sich auch an ein bestimmtes Lieblingslied erinnern?

Abraham, Paul (1892–1960)
Operette: Die Blume von Hawaii (1931)
Lied: Blume von Hawaii

Operette: Viktoria und ihr Husar (1930)

Lied: Meine Mama war aus Yokohama
Lied: Mausi, süß warst du heute Nacht
Lied: Reich mir zum Abschied noch einmal die Hände
Lied: Good Night

Benatzky, Ralph (1884–1957)
Operette: Im weißen Rössl (1930)
Lied: Im weißen Rössel am Wolfgangsee, da steht das Glück vor der Tür!
Lied: Im Salzkammergut, da kann man gut lustig sein
Lied: Was kann der Sigismund dafür, dass er so schön ist?
Lied: Aber meine Herrschaften
Lied: Einmal nur … Es muss was Wunderbares sein
Lied: Mein Liebeslied muss ein Walzer sein

Fall, Leo (1873–1925)
Operette: Der fidele Bauer (1907)
Lied: Heinerle, Heinerle, hab kein Geld
Lied: Jeder tragt sei Pinkerl
Lied: Morgen muss ich fort von hier

Kalman, Emmerich (1882–1953)
Operette: Die Csardasfürstin (1915)
Lied: Ganz ohne Weiber geht die Chose nicht
Lied: Machen wir's den Schwalben nach
Lied: Tanzen möcht ich, jauchzen möcht ich

Operette: Die Zirkusprinzessin (1926)
Lied: Zwei Märchenaugen

Operette: Gräfin Mariza (1924)
Lied: Grüß mir mein Wien
Lied: Komm mit nach Varasdin
Lied: Komm Zigan, komm Zigan, spiel mir was vor

Künneke, Eduard (1885–1953)
Operette: Der Vetter aus Dingsda (1921)
Lied: Ganz unverhofft kommt oft das Glück
Lied: Ich bin nur ein armer Wandergesell

Lehar, Franz (1870–1948)
Operette: Das Land des Lächelns (1929)
Lied: Dein ist mein ganzes Herz
Lied: Immer nur lächeln
Lied: Meine Liebe, deine Liebe
Lied: Von Apfelblüten einen Kranz

Operette: Der Zarewitsch (1927)
Lied: Einer wird kommen, der wird mich begehren
Lied: Warum hat jeder Frühling, ach, nur einen Mai?
Lied: Wolgalied: Allein, wieder allein
Lied: Es steht ein Soldat am Wolgastrand

Operette: Die lustige Witwe (1905)
Lied: Da geh ich zu Maxim
Lied: Vilja-Lied

Operette: Giuditta (1934)
Lied: Freunde, das Leben ist lebenswert

Operette: Paganini (1925)
Lied: Gern hab ich die Frau'n geküsst
Lied: So ein Mann ist eine Sünde wert

Lincke, Paul (1866–1946)
Operette: Frau Luna
Lied: Das macht die Berliner Luft, Luft, Luft
Lied: Lass den Kopf nicht hängen
Lied: Schenk mir doch ein kleines bisschen Liebe

Millöcker, Karl (1842–1899)
Operette: Der Bettelstudent (1882)
Lied: Ach ich hab sie ja nur auf die Schulter geküsst
Lied: Ich knüpfte manche zarte Bande
Lied: Und da soll man noch galant sein

Operette: Gasparone (1884)
Lied: Dunkelrote Rosen

Raymond, Fred (1900–1954)
    Operette: Maske in Blau (1937)
    Lied: Die Juliska, die Juliska aus Budapest
    Lied: Frühling in San Remo
    Lied: Ja, das Temp'rament
    Lied: Schau einer schönen Frau nicht zu tief in die Augen

Strauss, Johann (1825–1899)
    Operette: Der Zigeunerbaron (1885)
    Lied: Ja, das Schreiben und das Lesen
    Lied: Wer uns getraut

    Operette: Die Fledermaus (1874)

    Operette: Eine Nacht in Venedig (1883)
    Lied: Ach, wie so herrlich zu schau'n, sind all die reizenden Frau'n
    Lied: Komm in die Gondel, mein Liebchen, o steige nur ein
    Lied: Lagunen-Walzer
    Lied: Sei mir gegrüßt, du holdes Venetia
    Lied: Treu sein, das liegt mir nicht

    Operette: Wiener Blut (1899)
    Lied: Eigner Saft voller Kraft, voller Glut
    Lied: Stoß an, stoß an, du Liebchen mein
    Lied: Wiener Blut, Wiener Blut

Zeller, Carl (1842–1898)
    Operette: Der Vogelhändler (1891)
    Lied: Ich bin die Christel von der Post
    Lied: Schenkt man sich Rosen in Tirol
    Lied: Wie mein Ahn'l zwanzig Jahr

14 Gehirnjogging III: Brainstorming (Gedankensturm) zum Thema: Welche Schlager bzw. Filmmelodien würden Sie als »Ohrwürmer« bezeichnen?

Capri-Fischer	Rudi Schuricke
Ein bisschen Frieden	Nicole
Ein Freund, ein guter Freund	Heinz Rühmann, Willi Fritsch, Oskar Kalkweis
Eine Frau wird erst schön durch die Liebe	Zarah Leander
Es geht alles vorüber, es geht alles vorbei	Lale Andersen
Ich hab mein Herz in Heidelberg verloren	Fred Raymond
Ich weiß, es wird einmal ein Wunder gescheh'n	Zarah Leander
In der Nacht ist der Mensch nicht gern alleine	Marika Rökk
Junge, komm bald wieder	Freddy Quinn
Kufsteiner Lied	Maria und Margot Hellwig
Lilli Marleen	Lale Andersen
Man müsste Klavier spielen können	Johannes Heesters
Man müsste noch mal 20 sein	Willi Schneider
O mein Papa	Lys Assia
Ob blond, ob braun, ich liebe alle Frau'n	Jan Kiepura, Johannes Heesters
Rote Rosen, rote Lippen, roter Wein	René Carol
Sag beim Abschied leise Servus	Peter Alexander
Schneewalzer	
Schütt die Sorgen in ein Gläschen Wein	Willi Schneider
Schwalbenlied (Mutter unterm Dach ist ein Nesterl gebaut)	Fred Bertelmann, Heintje
Veronika, der Lenz ist da	Comedian Harmonists, Max Raabe
Vor meinem Vaterhaus	Fred Bertelmann, Peter Alexander
Warum ist es am Rhein so schön?	Willi Schneider, Peter Alexander
Was machst du mit dem Knie, lieber Hans	Brigitte Mira
Wenn die Elisabeth nicht so schöne Beine hätt	Siegfried Arno
Wenn ein junger Mann kommt	Willi Fritsch
Weiße Rosen aus Athen	Nana Mouskouri
Wir wollen niemals auseinander gehn	Heidi Brühl
Wochenend und Sonnenschein	Comedian Harmonists

15 Gehirnjogging IV zum Thema: Beliebte Lieder müssen nur durch »Ansummen« erkannt und benannt werden.

Danach wird das richtig erkannte Lied gemeinsam angesungen, bzw. bei Lust und Laune die erste Strophe komplett gesungen.

Alle Tage ist kein Sonntag
Alle Vögel sind schon da
Am Brunnen vor dem Tore

Das Wandern ist des Müllers Lust
Der Mai ist gekommen
Die Männer sind alle Verbrecher
Du, du liegst mir im Herzen

Ein Männlein steht im Walde
Es geht alles vorüber, es geht alles vorbei
Es klappert die Mühle am rauschenden Bach

Fuchs, du hast die Gans gestohlen

Geh'n wir mal rüber, geh'n wir mal rüber, geh'n wir mal rüber zum Schmied
Glück auf, Glück auf – der Steiger kommt
Großer Gott, wir loben dich
Guten Abend, gut 'Nacht

Hab mein Wagen vollgeladen
Hänschen klein ging allein in die weite Welt hinein
Horch, was kommt von draußen rein

Ich hab mein Herz in Heidelberg verloren
Ich weiß nicht, was soll es bedeuten? (Loreley-Lied)
Im Frühtau zu Berge
Im Grunewald, im Grunewald ist Holzauktion
Im schönsten Wiesengrunde
Im weißen Rössl am Wolfgangsee
In einem Polenstädtchen

Kein schöner Land in dieser Zeit
Kommt ein Vogel geflogen, setzt sich nieder auf mein Fuß

Lustig ist das Zigeunerleben

Nimm die Stunden, wie sie kommen

O du lieber Augustin
O mein Papa
O sole mio
O Tannenbaum, o Tannenbaum
O wie wohl ist mir am Abend

Sah ein Knab' ein Röslein steh'n

Was machst du mit dem Knie, lieber Hans?
Weißt du, wie viel Sternlein stehen?
Wenn alle Brünnlein fließen
Wenn die Elisabeth nicht so schöne Beine hätt
Wenn ich ein Vöglein wär

16 Gehirnjogging V: Brainstorming (Gedankensturm)
Bitte nennen Sie bekannte Prominente aus Politik, Sport, Forschung oder Kunst mit dem Vornamen »Otto«!

Otto von Bismarck (1815–1898)
deutscher Reichskanzler, auch als »eiserner Kanzler« bekannt
Sozialgesetzgebung: schuf als erster eine allgemeine Kranken- und Sozialversicherung

Otto von Habsburg (Österreich)
Chef des Hauses Habsburg-Lothringen

Otto Rehhagel
Fußballspieler, später Fußballtrainer
sein Lebenswerk beim SV Werder Bremen 1981–1995
nach 1995 nach Bayern

mit der griechischen Mannschaft 2004 die Europameisterschaft gewonnen, Titel »König Otto«

Otto Becker (Deutschland)
erfolgreicher Springreiter bei Olympischen Spielen, Welt-, Europa- und deutschen Meisterschaften
seit 2009 Bundestrainer der deutschen Springreiter
erlernter Beruf: Winzer

Otto Lilienthal (Deutschland) 1848–1896
Flugpionier, vollführte die ersten Gleitflüge

Otto Hahn (Deutschland)
Entdecker der Kernspaltung des Urans, Nobelpreis 1944

Otto-Motor
Erfinder des Verbrennungsmotors war der Ingenieur Nikolaus August Otto (1864)

Otto-Versand, Hamburg
Versandhandelsunternehmen, gegründet 1949 von Werner Otto in Hamburg
Der erste Otto-Katalog kam 1950 auf den Markt. Was mit Schuhen im Kleinen begann, entwickelte sich zum Universalversender mit breit angelegtem Warensortiment. Die Hauptkataloge erschienen zweimal jährlich im Frühjahr/Sommer und Herbst/Winter. Heute erfolgen die Bestellungen über moderne Medien wie Internet.

Otto Dix (1891–1969)
Maler
Aus eigenem Erleben des Krieges schuf er viele Werke, die das Grauen und die Sinnlosigkeit aller menschlichen Gewalt anprangert. Seine Bilder sind grausam und genauestens im Detail dargestellt. Ein bekanntes Werk ist das Triptychon »Die Großstadt«, das in drei Bildern soziale Gegensätze wie Luxus und Elend aufzeigen soll.
Die Bilder galten als »entartete Kunst« und durften nicht mehr gezeigt werden.

»Der schräge Otto« (1912–1990)
Dahinter verbarg sich Fritz Schulz-Reichel, Komponist und deutscher Jazz-Pianist.
Populär seit 1952 als »schräger Otto« durch seinen »schrägen Sound« – auch durch Reißzwecken; ab 1955 trat er als »Crazy Otto« auf.

Otto Höpfner (1924–2005)
Hörfunk- und Fernsehmoderator
trat in der Mainzer Fastnacht auf
Ab 1952 präsentierte er im Radio den »Frankfurter Wecker«.
1957 Moderator zur Fernsehshow »Zum Blauen Bock«
bis Ende der 50er-Jahre sehr populär als erster Wirt dieser beliebten Sendung;
ab 1966 übernahm Heinz Schenk diesen Part.

Otto Waalkes, genannt »Otto«
Alleinunterhalter mit seinen Sketchen, Liedern und Gitarre
Auftritte im Fernsehen als schräger Ostfriese
begann 1973 mit seiner »Otto-Show«
Schauspieler in komischen Kinofilmen
hat die Zeichenfigur »Ottifant« erfunden
schuf Grafiken, Kunstwerke und seine Zeichnungen des» Ottifanten« (Ottos Elefant)

Onkel Otto
Werbefigur für das Pausenzeichen im Ersten Deutschen Fernsehen

Otto
Das Wort Otto kann man vorwärts und rückwärts lesen.
Solche Wörter nennt man »Palindrome.
Dies trifft auch zu bei folgenden Wörtern: Anna, Bob, Ebbe, Ehe, Elle, Esse, Rentner, Retter und Uhu.

Ottokar
Männlicher Vorname

Städtenamen mit »Otto« am Wortanfang
Ottobeuren (Allgäu)
Ottobrunn (Oberbayern)
Ottosau (Kreisstadt Neumarkt in der Oberpfalz)

17 Wortsammlungen mit »Ohr/Ohren« am Anfang bzw. am Ende des Wortes

Ohr-
-feige
-läppchen
-muschel
-schmuck
-stöpsel
-speicheldrüse
-waschel
-wurm

ohrenbetäubender Knall

Ohren
-arzt
-beichte (kath. Kirche)
-krabbler
-kneifer
-petzer
-rauschen/-sausen
-schmaus
-sessel
-schmalz
-schmerzen
-schützer
-tropfen
-zwicker

Schlapp	**-Ohr/Ohren**
Lang	**-Ohr**
Mittel	**-Ohr**
Schweins	**-Ohr** (Blätterteiggebäck)
Steiff – Knopf im	**-Ohr**
Schlitz	**-Ohr** (besonders durchtriebener und hinterlistiger Mensch)
Judas	**-Ohr** (Pilz)
Segelflieger	**-Ohren**

18 Was reimt sich alles auf »Ohr«?

Ohr: Chlor, Chor, Flor, Humor, Lohr (Stadt am Main/Spessart), Mohr, Moor, Rohr, Tor, vor, Autor, Äquator, Doktor, Gladiator, Lektor, Major, Matador, Motor, Rektor, Senator, Senior, Tenor

19 Rätseln Sie mit!

Was ist der Unterschied zwischen einem Hasen und einem Menschen?
(Dem Hasen kann man das Fell nur einmal über die Ohren ziehen!)

Was sind Früchte des Zorns?
(Ohrfeigen)

Welche Feige kann man nicht essen?
(Ohrfeige)

20 Lachen ist gesund

Fragt der Arzt den Patienten: »Wie sind sie mit dem neuen Hörgerät zufrieden?« – »Ausgezeichnet! Ich habe schon fünfmal mein Testament geändert.«

Sohn: »Mami, warum stehen meine Ohren so ab?« Mami: »Das hat der liebe Gott so gemacht.« Sohn: »Bei dem lassen wir aber jetzt nichts mehr machen, oder?«

Voller Mitgefühl fragt Robert seinen Onkel: »Onkel, tut dir dein Ohr noch weh?« – »Mein Ohr? Warum?« – »Papi hat gesagt, er hätte dich gestern tüchtig übers Ohr gehauen!«

Treffen sich zwei Nachbarinnen: »Ein Wunder, dass Ihr Mann noch arbeitet. Er hört doch so gut wie nichts mehr!« – »Ach, das ist kein Problem. Man hat ihn einfach in die Beschwerdeabteilung der Firma versetzt.«

Diener Gustav öffnet dem uralten, ziemlich schwerhörigen Grafen die Tür und murmelt gehässig: »Na Alter, wieder in der Kneipe gewesen und Bier gesoffen?« – »Nein, Gustav, in der Stadt gewesen und ein Hörgerät gekauft!«

Opa Wilhelm hört nicht mehr so gut, und deshalb hat er sich ein fast schon antikes Hörrohr angeschafft. Als er eines Abends ins Theater geht, mahnt der Türsteher: »Ich lasse Sie mit dem Ding da rein, aber wenn Sie auch nur einen einzigen Ton darauf blasen, dann fliegen Sie raus!«

Wer kann mir ein Beispiel dafür geben, dass Eheleute im Alter immer harmonischer zusammenleben?«, fragt der Lehrer. Meldet sich Karli: »Meine Großeltern. Opa schnarcht und Oma hört es nicht!«

»Herr Ober – in meiner Suppe schwimmt ein Hörgerät.« – »Wie meinen?«

Kommt ein Mann, der nur ein Ohr hat, zum Friseur. »Ah!«, ruft der Figaro. »Sie waren schon mal hier …«

»Au!«, schreit der Kunde beim Friseur. »Sie haben mir ein Stück vom Ohr abgeschnitten!« – »Verzeihung!«, murmelt der Friseur. »Soll ich vielleicht die Ecken etwas abrunden?«

»Hab ich Sie nicht schon mal rasiert?«, fragt der Friseur, um mit dem Fremden ein Gespräch anzufangen. »Nein, das Ohr hab ich im Krieg verloren.«

»Ihr Hund scheint Spaß daran zu finden zuzuschauen, wie Sie Ihren Kunden die Haare schneiden.« – »Das stimmt. Manchmal fällt dabei auch ein Ohr für ihn ab …!«

Der Parkwächter sagt zum schwerhörigen Opa Meier: »Die Bank, auf der Sie sitzen, ist frisch gestrichen!« – »Wie bitte?« – »Grün.«

Ein Beamter wird mit zwei verbrannten Ohren ins Krankenhaus eingeliefert. Fragt der Arzt: »Wie ist das denn passiert?« Der Beamte: »Na, beim Bügeln klingelte das Telefon, und da habe ich das Bügeleisen mit dem Telefon verwechselt.« »Aber wie kam es denn zu dem zweiten verbrannten Ohr?« – »Na, ich musste doch danach noch den Notarzt rufen …«

Der Lehrer zu seinem Fahrschüler: »Sind Sie wahnsinnig? Sie haben gerade ein Stoppschild überfahren!« Der ist empört: »Quatsch, das hätte ich doch hören müssen.«

Der zerstreute Professor wird von einem Radfahrer angefahren. »Haben Sie mich denn nicht klingeln hören?« – »Doch«, sagt der Professor, »aber ich dachte, es wäre das Telefon.«

21 Schlusslied und Verabschiedung

Volkslied gemeinsam singen: »Horch, was kommt von draußen rein«, oder alternativ
CD »Hörst du die Glocken von Stella Maria« von Bianca

Die »grüne Stunde« (Farben)

1 Vorbereitung

a) Dekoration

basale Stimulation über den Geschmackssinn
feine Schoko-Pfefferminzblättchen (After Eight o. Ä.), grüne Frösche von Haribo, Eukalyptusbonbons, Granny Smith in Stücken vorbereitet,
Apfel-Cidre 0,75 l mit 2 % Alkohol (Frankreich) in grüner Flasche
kleiner Sekt (Piccolo) in grüner Flasche

Päckchen »Grüner Tee«, Puddingpulver Waldmeister-Geschmack
Tischdecke bzw. Servietten in grüner Farbe
Zimmerpflanze »Grünlilie« im Übertopf
Handcreme in der Dose (wie z. B. Atrix)

Abbildungen, Fotos, Postkarten bzw. Zeitungsausschnitte
Gemüse: Grünkohl, Paprika (grün), Salatgurken, saure Gurken, Spargel (grün), Wassermelonen, Weintrauben hell, Zucchini

Tiere: Grünspecht, Laubfrosch (Wetterfrosch auf der Leiter), Chamäleon, grüne Mamba (gefährliche Giftschlange)

Pflanzen: Farn, Moos, moosüberzogene Baumstämme, Klee, Seerosenblatt, grüne Zimmerpflanzen wie z. B. »Grünlilie«, Laub- und Nadelwald, Kakteen (Schwiegermuttersitz), Irrgärten (Labyrinthe) aus grüner Hecke wie z. B. Buchsbaum

Grüne Schmucksteine wie z.B. Jade-Anhänger

b) Liedgut

Grün, grün, grün sind alle meine Kleider
Volkslied mit fünf Strophen, Farben auf diverse Berufe bezogen

Ein Jäger aus Kurpfalz (der reitet durch den grünen Wald)
Der Jäger in dem grünen Wald

Im Krug zum grünen Kranze
Mädel ruck, ruck, ruck an meine grüne Seite
Im Wald und auf der Heide
Grün ist die Heide (die Heide ist grün …)   Fred Bertelmann
Nach grüner Farb' mein Herz verlangt
Im grünen Wald, dort wo die Drossel singt
Unter grünen Linden

Weihnachtslieder
Grünet Felder, grünet Wiesen
O Tannenbaum, du trägst ein' grünen Zweig
O Tannenbaum, o Tannenbaum (wie grün sind deine Blätter)

Mein kleiner grüner Kaktus   Max Raabe

Es grünt so grün, wenn Spaniens Blüten blühen   aus dem Musical »My Fair Lady«

2   Einleitung

Kinder bzw. Volkslied »Grün, grün, grün sind alle meine Kleider« gemeinsam mit der Gruppe durchsingen

3   Einführung ins Thema

Die Farbe grün steht für ein breites Spektrum an positiven Eigenschaften: Grün bedeutet Hoffnung, Beständigkeit, Leben, Willenskraft, Wohlbefinden, Gleichgewicht, auch gilt grün als Farbe des Neubeginns.

4   Biografisches Arbeiten

Haben Sie auch Laubfrösche gefangen und in einem Glas beobachtet?

Haben Sie als Kind grüne, unreife Äpfel gegessen? Hatten Sie danach arge Bauchschmerzen?

Sollten Sie auch als Kind immer Spinat essen, weil er so gesund ist und ordentlich Kraft bringt, wegen dem »Eisen« drin?

Durften Sie als Kind auch mal von der leckeren Maibowle (Waldmeister) probieren?

Wurden Sie von ihrer Mutter gerügt, als ihre Hosen große Grasflecken aufwiesen vom Raufen bzw. Fußballspielen?

Haben Sie sich auch gefreut, wenn der Lehrer mit der Schulklasse eine Wanderung ins Grüne gemacht hat?

Sind Sie schon mal als »Grünschnabel« bezeichnet worden? Was bedeutet der Ausspruch eigentlich?

Haben Sie schon mal eine Kleeblüte gepflückt und an ihrem Stiel gesaugt? Was haben Sie dabei geschmeckt?

Sind Sie schon mal auf der Suche nach einem vierblättrigen Kleeblatt gewesen? Wurde es auch sorgsam aufbewahrt oder gar gepresst in ein Buch gelegt?

Zu welchen Anlässen hat man Moos gesammelt und nach Hause getragen?
(für die Osternester im eigenen Garten; der Osterhase sollte darin die schön gefärbten Eier ablegen)

Liebten Sie auch den Wackelpudding Waldmeister mit Vanillesoße?

Haben Sie sich schon in einem großen Irrgarten verlaufen und fanden nicht mehr heraus?

Haben Sie früher die »Grünkernsuppe« gerne gegessen?

Welche Küchenkräuter aus dem eigenen Garten sind Ihnen noch in Erinnerung geblieben?
(Borretsch, Dill, Kresse, Petersilie, Schnittlauch, Zitronenmelisse, Zwiebelschlotte)

Konnten Sie schon einmal die berühmte »grüne Soße« probieren? Was ist das Besondere daran, und was wissen Sie darüber?

Haben Sie irgendwann einmal »Berliner Weiße« mit Waldmeistergeschmack getrunken?

Lutschen Sie auch bei Husten und Heiserkeit die starken Eukalyptusbonbons?

Kennen Sie Menschen mit dem berühmten »grünen Daumen«? Was bedeutet dieser Ausdruck eigentlich?
(besonderer Erfolg bei der Pflanzenaufzucht durch liebevolle Pflege)

Haben Sie in Ihrer Schulzeit das Gedicht »Das Waldkonzert« von Christian Dieffenbach mit insgesamt elf Versen auswendig gelernt?
Die erste Strophe lautet:
Konzert ist heute angesagt
im frischen grünen Wald,
die Musikanten stimmen schon –
hör', wie es lustig schallt.

Können Sie den Psalm 23: »Der Herr ist mein Hirte« auswendig aufsagen?
Der Herr ist mein Hirte,
mir wird nichts mangeln.
Er weidet mich auf einer grünen Aue
und führet mich zum frischen Wasser …

5 Erklärung zum Ablauf der Trainingsrunde

Jeder Teilnehmer bekommt eine grüne Karte mit einem Begriff zum Thema. Die Karte wird verdeckt auf den Tisch gelegt. Erst wenn der Teilnehmer an der Reihe ist, wird die Karte aufgedeckt und laut von ihm vorgelesen. Der Teilnehmer versucht als Erster, die Frage, so gut er kann, zu beantworten; im Anschluss besteht die Möglichkeit, aus der Gesamtgruppe Ergänzungen zum Wortbegriff einzubringen.
Wenn das Thema ausgeschöpft ist, kommt der nächste Mitspieler mit dem neuen Themenbegriff an die Reihe (im Uhrzeigersinn). (grüne Karten im Format 14,5 cm breit und 10,5 cm hoch)

Bei schlecht sehenden bzw. gehörgeschädigten Gruppenteilnehmern kann die Teamleitung das betreffende Wort laut und deutlich vorlesen und zusätzlich die Karte hochzeigen.

6 Wortbeispiele können wie folgt sein

Die Antworten können nach Lust und Laune beliebig ergänzt werden!

a) diverse Grüntöne

blaugrün
flaschengrün
froschgrün
grasgrün
graugrün
grünlich
lindgrün
mintgrün
moosgrün
natogrün
olivgrün
samtgrün
smaragdgrün
tannengrün

b) **grüner Aal, grüner Hering**

erste Ausbeute (erster Fang) von den Fischerbooten, saisonbedingt

c) **grüne Apotheke (auch »Apotheke Gottes« genannt)**

Kräuter, Heilpflanzen aus Wald, Feld und Flur

Arnika, Baldrian, Bärlapp, Bärlauch, Beinwurz (Beinwell), Brennnessel, Ehrenpreis, Engelwurz, Frauenmantel, Gänseblümchen, Goldrute, Hirtentäschel (Herzelkraut), großer Huflattich (Pestwurz), Holunder, Johanniskraut, Kamille, Königskerze, Kümmel, Labkraut, Löwenzahn, Lindenblüte (Tee), Melisse, Odermennig, Ringelblume, Salbei, Sauerklee, Schafgarbe, Schlüsselblume, Schöllkraut, Spitzwegerich, gelbe Taubnessel, Veilchen, Zinnkraut (Ackerschachtelhalm), Mariendistel, Süßholzwurzel

d) **grüne Berufskleidung**

Förster, Jäger, Soldaten (natogrün)
Polizei (wird jetzt auf blau umgestellt, Europa-Norm), Gärtner

e) grüner Daumen

ein gutes Händchen für Pflanzen haben (auch Problemfälle werden wieder aufgepäppelt)
Man kann nichts leichtfertig wegwerfen – macht immerzu Ableger, und nach dem Wurzelziehen der Jungpflanzen werden sie neu eingetopft; angeblich gedeihen Pflanzen besser, wenn man liebevoll mit ihnen »spricht«.

f) Gründüngung

gebräuchlich im Ackerbau: wird durch Unterpflügen bestehender Grünpflanzen (z. B. Lupinen) erreicht

g) Gründonnerstag

Gedenken an das letzte Abendmahl Jesu mit den zwölf Aposteln am Vorabend seiner Kreuzigung
Fußwaschung
Gang Jesu zum Ölberg, Beten in Todesangst
Jesus zu Petrus: »Ehe der Hahn zweimal kräht, wirst du mich dreimal verleugnen.«
Verrat von Judas für 30 Silbermünzen
Judaskuss, danach Verhaftung von Jesus

h) grünes Gemüse/Obst

Bohnen, Brokkoli, Erbsen, Frühlingszwiebeln, Kohlrabi, Küchenkräuter, Lauch, grüne Oliven, grüner Paprika, Romanesco, Rosenkohl, grüner Spargel, Spinat, Weißkohl, Wirsing, grüne Apfelsorten (Granny Smith), grüne Weintrauben

i) saure Gurken (Einlege- oder Gewürzgurke)

früher im »Tante-Emma-Laden« lose erhältliche Gurken aus einem offenen Metall- oder Holzfässchen; die Gurken wurden mit einer Holzzange entnommen und direkt an die Kundschaft bzw. auch die Kinder zum sofortigen Verzehr weitergereicht.
Vorreiter der Gewürzgurken war die Firma »Kühne«, die seit 1832 das Schnell-Essig-Fabrikationsverfahren eingeführt hatte.

Hauptanbaugebiete für Gurken sind heute u. a. Niederbayern, Bodensee-Region sowie der Spreewald.

Es gibt viele Gurkenvariationen, je nach Vorliebe und Geschmack.
Hier sind einige der bekanntesten zu nennen:
Große Gurken, Dillgurken, Knoblauchgurken, Senfgurken, Frühstücksgurken (in feine Scheiben geschnittene Gurken zum Belegen von Platten, Salaten bzw. Brot und Brötchen), Cornichons (besonders kleine Gurken), Gurkensticks, Gurkenhappen, Schnitzelgurken

Schwangeren Frauen wird ein großer Appetit (Heißhunger) auf saure Gurken nachgesagt.
Im Rollmops kann man ein Stück saure Gurke mit oder ohne Holzstäbchen finden.
In der Rinderroulade darf neben Speck, Zwiebel und Senf auch die Gewürzgurke nicht fehlen.

In alten Kartoffelsalat-Rezepten finden auch klein geschnittene saure Gurken ihre Verwendung.
Ferner ebenfalls in diversen Salaten wie: Nudel-, Eier-, Fleisch- und Heringssalat. In Schaschlik und Labskaus kann man auch nicht auf die Gewürzgurken verzichten.

Sprichwort zur Gewürzgurke:
bei jemandem ist »Saure-Gurken-Zeit« (seine Geschäfte gehen z. Zt. schlecht)

j) Salatgurke

Besonders beliebt als Gurkensalat mit Dressing und Dill, leider ist dieser Salat für manche Genießer schwer verdaulich (Sodbrennen); angeblich soll die Beigabe von Senf die Probleme mildern.

Teekessel zum Thema Gurke:
a) die (meist männliche, große) Nase
b) ein unfähiger Mensch
c) ein altes, reparaturbedürftiges (Kraft-)Fahrzeug

k) auf dem »grünen Hügel«

Die Anhöhe in der Stadt Bayreuth, wo der Komponist Richard Wagner ein Opernhaus zur Aufführung seiner Werke errichten ließ, nennt man »grüner Hügel«.
Die gut besuchten Bayreuther Festspiele dauern in der Regel vom 25. Juli bis 28. August.

Auf dem Spielplan steht eine wechselnde Auswahl seiner Hauptwerke wie:
Der fliegende Holländer
Tannhäuser
Lohengrin

Der Ring der Nibelungen (vierteilig)
Tristan und Isolde
Die Meistersinger von Nürnberg
Parsifal

l) Grünkern

ist das Korn des Dinkels (Weizenart)
Grünkern wird in Form von Graupen, Grieß, Flocken oder Mehl als Suppeneinlage, für Bratlinge und Klöße genutzt.
Der Rest (Schrot) findet als Viehfutter seine Verwendung.

m) Grünkohl

Gesundes Wintergemüse (enthält viel Kalzium, hoher Gehalt an Vitamin C)
sehr üppig, fett und schwer verdaulich
als »Grünkohl mit Pinkel« ein sehr bekanntes Gericht aus dem Norden
Klassiker mit »Pinkel« (Pinkelwurst ist eine geräucherte, grobkörnige Grützwurst)
beliebte Beigaben sind auch Kasseler und Mettwurst, sogar Lachs passt hervorragend dazu
Ernte nach dem ersten Frost (besserer Geschmack)

7 Zur Entspannung CD »Mädel ruck, ruck, ruck an meine grüne Seite« anhören bzw. selbst mit der Gruppe singen

8 Denkpause mit kleinem Imbiss

Die Teamleitung bietet als Stärkung einen kleinen Imbiss an.
Es können gereicht werden: Granny Smith mit grüner Schale, aber in Stücke zerteilt; zum Trinken Apfel-Cidre

9 Sprichwörter und Redewendungen

das ist dasselbe in grün (fast genau dasselbe)
grünes Licht (für eine Sache, eine Person) geben (es steht dem nichts mehr im Wege, »Freie Fahrt«)
eine Sache, die vom grünen Tisch aus behandelt wird (in der Praxis meist nicht durchführbar)
auf keinen grünen Zweig kommen
etwas über den grünen Klee loben
noch grün hinter den Ohren sein
jemandem nicht grün sein (ihm nicht gewogen sein)
bei Mutter Grün schlafen (übernachten im Freien)
Komm an meine grüne Seite.
sich grün und gelb ärgern
Es wird einem grün und gelb vor Augen.
vor Neid grün und gelb werden
jemanden grün und blau schlagen
Ach, du grüne Neune!

10 Wortbegriffe der zweiten Runde

a) Grünlilie (Fliegender Holländer)

wegen der häufigen Verwendung in Büros auch »Beamtengras« oder »Beamtenpalme« genannt
südafrikanisches Liliengewächs, seit 1850 als Zimmerpflanze in Europa und dem Rest der Welt äußerst beliebt
pflegeleichte und anspruchslose Zimmerpflanze mit grünen Blättern, in der Mitte weiße oder gelbe Streifen, auch gut als Ampelpflanze zu benutzen

weiße Blüten, aus denen die vielen »kleinen Kinder«, auch »Kindel« genannt, entstehen

Durch sie ist eine schnelle und problemlose Vermehrung durch »Ableger« möglich – die Ableger brauchen nur von der Mutterpflanze abgenommen zu werden, ziehen ein paar Tage lang Wurzeln und können kurz darauf in Erde eingepflanzt werden.

Die Grünlilie besitzt die besonders gute Fähigkeit »Formaldehyd-Konzentrationen« in Innenräumen zu senken, d. h. Luftschadstoffe zu filtern, die aus Teppichböden und -klebern, Farben und Lacken, Wohntextilien, Reinigungsmitteln, schlechter Belüftung bzw. Klimaanlagen, Schimmelsporen und vor allem vom Zigarettenrauch entstanden sind.

b) Laubfrosch

wurde früher gerne von den Jungs gefangen und in ein Glas zur Beobachtung gesetzt angeblich kann er das Wetter voraussagen; wenn er am Glasboden sitzt, wird das Wetter schlecht, wenn er die kleine Leiter hochklettert, soll das Wetter gut werden (Wetterprophet) Meteorologen (Wetterkundler) nennt man scherzhaft auch »Wetterfrösche«.

Es gibt diverse Entwicklungsstadien, bis der Frosch voll entwickelt ist – am meisten macht den Jungen die schwarze »Kaulquappe« Spaß, die mit Vorliebe aus Teichen eingefangen in Glasbehältnissen gehalten wurden.

Der Frosch kann wegen seiner starken Hinterbeine sehr hoch springen.

In Teichen und kleinen Gartenanlagen gibt der Frosch seine nächtlichen Froschkonzerte, die sich aber durchaus sehr störend auf die Nachtruhe der Menschen auswirken kann.

Der Weißstorch liebt Frösche, sie dienen als Nahrungsquelle und helfen bei der Aufzucht seiner Jungen.

»Der Froschkönig« ist ein bekanntes Märchen, bei dem durch den Kuss der Prinzessin aus dem verzauberten Frosch ein edler Prinz wird.

Aus der Muppet-Show kennen wir den Frosch »Kermit«, der u. a mit Miss Piggy als weitere bekannte Figur sehr populär im Fernsehen wurde.

c) Sprichwörter zum Thema Frosch

Sei kein Frosch. (sei nicht feige, Zuruf an einen ängstlichen Menschen)
sich aufblasen wie ein Frosch (eingebildet und hochmütig sein)
einen Frosch im Halse haben (heiser sein)
etwas aus der Froschperspektive betrachten (etwas von unten besehen)

11 Fabel: »Die beiden Frösche«

Die Sonne hatte den kleinen Teich fast ausgetrocknet. Da machten sich zwei Frösche auf die Wanderschaft, um Futter zu suchen. Am Abend kamen sie in die Kammer eines Bauernhofes und fanden dort einen großen Topf voll fetter Milch. Gleich sprangen sie hinein und ließen es sich gut schmecken.

Als sie sich satt getrunken hatten, wollten sie wieder herausklettern. Sie paddelten bis zum Rand des Topfes, um sich hochzuziehen. Aber wie sehr sie sich auch mühten, die Wände waren viel zu glatt und zu steil. Sie rutschten immer wieder in die Milch zurück.

Als die Kräfte nachließen und ihre Beine vom Strampeln schmerzten, klagte der eine Frosch: »Für uns gibt es keine Hoffnung mehr. Was sollen wir uns plagen, es ist doch alles umsonst!« Er ließ sich in der Milch treiben, sank auf den Boden des Topfes und ertrank.

Sein Freund aber gab die Hoffnung nicht auf. Er strampelte und strampelte, er strampelte die ganze Nacht hindurch. Und als am Morgen die Sonne zum Fenster hereinschien, saß er auf einem festen Butterbrocken. Nun sprang er mit einem gewaltigen Satz über den Rand des Topfes und hüpfte fröhlich davon.

(Fabel von Äsop; gekürzte Fassung)

d) grüne Minna

alte Bezeichnung für den Streifenwagen der Polizei, auch Gefangenentransporter

e) »Grüne Soße«

Frankfurter Leibspeise, die sogenannte »Grie Soß«
die Original-Soße besteht nur aus folgenden sieben Kräutern:
Borretsch, Kresse, Kerbel, Schnittlauch, Sauerampfer, Pimpernelle und Petersilie
dazu gereicht werden Salzkartoffeln/Bratkartoffeln und hart gekochte Eier
die benötigten frischen Kräuter kommen aus dem Ortsteil Oberrad

f) grüner Spargel

neben dem weißen gibt es auch den grünen Spargel
Der Vorteil ist bei ihm, dass er überhaupt nicht bzw. nur das untere Drittel geschält werden muss.
Er besteht zu mehr als 90 % aus Wasser, regt Darm und die Verdauung an, fördert die Entwässerung und ist ein perfekter Fett- und Kalorienkiller.

g) Internationale »grüne Woche«

einwöchige, große Ausstellung von landwirtschaftlichen Produkten aller Art in Berlin
die einzelnen Bundesländer stellen ihre Spezialitäten zur Schau, auch Probehäppchen zum Testen für die anwesenden Besucher
gleichzeitig Werbung für die Touristik-Branche, Urlaub auf dem Bauernhof, diverse Sportarten wie Wandern, Radfahren usw.

h) Eukalyptus

immergrüne Bäume und Sträucher
heimisch in Australien und Indonesien

alleinige Futterpflanze für die Koalabären, für die meisten anderen Tierarten aber giftig

Nutzung: Gewinnung der stark riechenden ätherischen Öle

Wirkung: entzündungshemmend und schleimlösend

Verwendung und Gebrauch: Hustenbonbon, Inhalieren und Einreiben, Saunaaufguss bei Erkältung, verstopfter Nase und Atemwegsproblemen

i) Farn

älteste Pflanze der Erde, in Urzeiten (vor ca. 350 Millionen Jahren) wurde der Farn so groß wie heute die Bäume
Man findet die Farne in Waldlichtungen, Parks und schattigen Ecken.
Er liebt schattige bis halbschattige Standorte.

Farne bilden keine Blüten oder Samen aus, die Vermehrung erfolgt hier durch Sporen.
Die Sporen sitzen an der Blattunterseite.
Im Frühjahr schlagen die Farne wieder aus, es ist schön anzusehen, wenn die Farnwedel vor dem Ausrollen sind.

Die diversen Sorten als Zimmerpflanze lieben es ebenso schattig und feucht; sie mögen keine trockene Luft, Zugluft bzw. gekippte Fenster, aber auch keine stehende Nässe.
Für das Besprühen mit feinem Nebel aus kalkarmen Wasser sind sie jedoch sehr dankbar.

j) Kaktus – vielseitige Kakteen

(sub-)tropische amerikanische Wüsten- und Steppenpflanze (Argentinien, Bolivien, Chile, Kanada, Mexiko)

viele diverse Gattungen: säulenförmig, kugelförmig, abgeflachte Höcker, gegliederte Arten, zum Teil Nutzpflanzen

herrliche Blütenpracht in weiß, gelb, rosa und rot

Verwendung als Nahrungsmittel: Marmelade, Obst und Gemüse

Bedeutung für die Pharmazie: Wirtspflanze für die Laus, aus der roter Farbstoff für die Lippenstifte gewonnen wird
Schon lange als Zimmerpflanze kultiviert und sehr beliebt wegen der einfachen Pflege.
Die Pflanze braucht viel Sonne und einen nicht zu nassen Boden.

Zu den bekanntesten Arten zählen wie folgt:
Oster- bzw. Weihnachtskaktus
Feigenkaktus
Schwiegermuttersitz (Schwiegermuttersessel) mit starken Dornen

hohe und dünne Säulen in den bekannten Wildwestfilmen

k) Spinat

einjährige Pflanze, wird als Blattgemüse verwendet
Da die Zubereitung von frischem Spinat sehr aufwendig ist, greift man heute lieber zur Tiefkühlkost, die sehr schnell zubereitet werden kann.

Früher wurde sogar aus neu ausgeschlagenen Brennnesseln Spinat gekocht – oder auch Gemüsespinat mit jungen Brennnesseln gemischt; das ergab ein sehr gesundes Essen für die ganze Familie.

Zu Spinat werden gerne Kartoffeln und Eiergerichte gereicht wie Rühr- bzw. Spiegeleier.

Kinder sollten früher zum Verzehr von Spinat überredet werden, wegen des hohen Gehalts an »Eisen« (es stimmt aber nicht, was früher behauptet wurde; es gab einen fatalen Berechnungsfehler, Spinat enthält weniger Eisen als bisher gedacht).

Trotzdem ist Spinat ein gesundes Gemüse: Es enthält Mineralien (Kalium, Kalzium, Magnesium und Natrium), Provitamin A, Vitamine B und C.

Entgegen früherer Ansicht darf man Spinat heute unbedenklich aufwärmen.

Berühmtheit erlangte Spinat mit dem Comichelden »Popeye«, der Seemann, der durch den Verzehr von Dosenspinat übermenschliche Kräfte erwirbt.

Auftrieb bekam der Tiefkühlspinatverkauf, als Verona Feldbusch (jetzt Pooth) Werbung für den Spinat »mit dem Blubb« (einem Schuss Sahne) machte. Ihre Werbung im Bademantel und mit Lockenwicklern im Haar war für die Produktionsfirma im Jahre 1999 ein Riesenerfolg.

Der Farbstoff des Spinats kann als Farbe für die Ostereierbemalung sowie für Nudeln genutzt werden.

l) Waldmeister

ist eine Pflanze, die hauptsächlich unter Buchen gedeiht
Die Hauptblütezeit ist von Anfang Mai bis Ende Juni.

Das Maikraut, wie der Waldmeister auch benannt ist, wird aus dem Wald geholt und ein paar Stunden in der Maibowle ziehen gelassen. Nicht zu lange in der Flüssigkeit lassen, denn sonst bekommt man arge Kopfschmerzen. Ferner darf das Maikraut noch nicht blühen. Heute bekommt man »Maibowle« in Flaschen zu kaufen und kann sie gut gekühlt ebenfalls genießen.

In der Kinderzeit liebten alle Wackelpudding mit leckerer Vanillesoße.
Verwendung für Füllung bzw. Decke bei Kuchen und Torten

»Berliner Weiße« mit Waldmeister-Geschmack
Eis und Desserts
Sirup für die Kinderbowle
Sirup mit Sekt auffüllen oder mit Mineralwasser mixen

12 Weitere ergänzende Wortbegriffe als Alternative könnten sein

Grünalgen
Chlorophyll

Die Grünen (Partei)
»grüne Insel«
grüne Männchen sehen
grüne Mamba
Moos
grüner Punkt
grüner Plan
Grünspecht
Grünspan
Schmucksteine im Grünton
grüner Star
grüner Tee
grüne Witwe
grüne Welle
grüne Lunge
Grüngürtel, Grünstreifen, Grünanlage, Grünfläche (Rasen)
grüne Grenze
Grünzeug
Grünschnabel
grüne Hochzeit
grüner Klee
grünes Glas
grüner Pfeffer
Immergrün

13 Wissen Sie es?

Wie kann man besonders gut Grasflecken aus Oberbekleidung und Hosen entfernen?
(mit Gallseife)

Können Sie sich noch erinnern, was zu erledigen war, um herrliche Erbsen zu ernten?
(Buchenreisig stecken, damit die Erbsen gut ranken können
süßlichen Geschmack genießen, wenn sie frisch aus der Schote entfernt wurden
frisch gekochte Erbsensuppe/-gemüse)

Was ist das Besondere beim Anbau von Bohnen im Garten?
(Lange Bohnenstangen müssen zuerst gesteckt, danach die Bohnen gelegt werden.

Es gibt sehr viele Bohnensorten:
Stangen- und Buschbohnen
grüne, gelbe und weiße Bohnen
Brechbohnen
dicke Bohnen
Trockenbohnen: rosa-violett gefärbte Bohnen mit schwarzen Flecken oder Punkten – waren früher beliebtes Spielzeug zum Zählen und Legen

beliebte Gerichte: Bohnensuppe, Bohnen mit Speck, Bohnensalat)

Haben Sie schon einmal Schmuck aus »Jade« besessen?
(Beliebt als Halskettenanhänger)

Wissen Sie, wer »Tabaluga« ist?
(Märchengestalt (Fantasiefigur) für Kinder in Form eines kleinen grünen Drachens miterdacht und gesungen von Peter Maffay ab 1983)

Zum Thema: »grüne Apotheke«

Wissen Sie, für welchen Zweck die Ringelblume verwendet wurde?
(Wundsalbe)

Für welche Beschwerden wurde die Arnikapflanze eingesetzt?
(meist in Form von Tinkturen gegen Schwellungen, Verstauchungen sowie Prellungen)

Haben Sie früher auch Odermennig und Löwenzahn am Wegesrand gesammelt?

(Odermennig: hat heute keine große Bedeutung mehr; war für Verdauungsstörungen und bei Blasen- und Nierenleiden hilfreich
heute noch als Tee für Sänger und Redner gebräuchlich)

(Löwenzahn ist ein Heilkraut bei Leber- und Galleerkrankungen, er wirkt blutreinigend und hilft auch gegen die Frühjahrsmüdigkeit.
Die jungen Blätter der Pflanze ergeben fein geschnitten einen leckeren, aber herben Salat.)

14 Lachen ist gesund

Treffen sich zwei Froschdamen. Die eine ist über und über mit Pflastern und Bandagen bedeckt. Fragt die andere: »Was ist denn mit dir passiert?« Antwort: »Ich habe aus Versehen einen Knallfrosch geküsst!«

Ein Frosch fragt seinen Freund: »Du bist schon so lange verheiratet, warum habt ihr denn noch keine Kinder?« Entgegnet der traurig: »Das ist bei uns gar nicht so einfach. Meine Frau hat Angst vor dem Klapperstorch.«

Herr Knäusel sieht, wie sein Nachbar einen grünen Kleinwagen mit dem Gartenschlauch abspritzt. »Es nützt doch wirklich nichts, wenn Sie das Ding abspritzen und gießen. Er wächst doch sowieso nicht mehr!«

Sagt Fritzchen zu seinem Wackelpudding: »Du brauchst gar nicht so zu zittern, ich esse dich trotzdem!«

»Nun fahren Sie doch endlich«, brüllt der Hintermann, »grüner wird die Ampel nicht! Was fehlt Ihnen denn noch?« – »Benzin!«

Fragt die kleine Mia: »Papa, was ist eigentlich eine Ampel?« – »Eine Ampel ist ein kleines grünes Licht, das beim Näherkommen immer rot wird.«

»Johann, bitte sprengen Sie den Rasen!« – »Bedaure, Herr Graf, das Dynamit ist alle!«

»Mutti! Der Blumentopf vom Fensterbrett ist einem Mann auf den Kopf gefallen!« – »Ooooch, der schöne Kaktus!«

»Mäxchen, deine schöne weiße Hose ist ja ganz braun. Wie ist das denn passiert?« – »Ich bin beim Wandern gestern ins Gras gefallen.« – »Aber Junge, Gras ist doch grün!« – »Ja schon, aber diesmal hatte eine Kuh es vorher gefressen!«

In einem Lokal mit flinken Kellnern. Herr Müller fragt: »Haben Sie Froschschenkel?« Der Kellner schaut etwas verdutzt, dann meint er: »Nein, ich gehe immer so!«

15 Schlusslied und Verabschiedung

CD »Mein kleiner grüner Kaktus« von Max Raabe
bzw. von den Comedian Harmonists,
anhören und gemeinsam mitsingen

An »fünf« Fingern abzählen (Zahlen)

1 Vorbereitung

a) Dekoration

Zahlen aus Papier, Pappe, Kunststoff, Moosgummi
diverse Hausnummern aus Metall
Geldscheine 5 und 50 Euro,
alte DM Scheine, 5-DM-Geldstück,

die Umrisse von fünf Fingern auf einem weißen Blatt nachzeichnen; den Kitzeleffekt genießen, evtl. farbig anmalen

Atlas ansehen wegen der fünf Erdteile
Bilder von der Fünften Jahreszeit (Fasching)

Buch von »Max und Moritz« (Wilhelm Busch)
Märchen: »Der kleine Däumling« von Charles Perrault (menschenfressender Riese)
»Daumesdick« von den Gebrüdern Grimm
»Däumelinchen« von Hans Christian Andersen

b) Liedgut

altes Kinderlied:
»In meinem kleinen Apfel, da sieht es lustig aus«
1. Strophe:
In meinem kleinen Apfel,
da sieht es lustig aus:
es sind darin fünf Stübchen,
grad wie in einem Haus.

Zogen einst fünf wilde Schwäne

»Ich brech die Herzen der stolzesten Frau'n« von Heinz Rühmann aus: Fünf Millionen suchen einen Erben (1938)

»Man müsste Klavier spielen können« (1940–44) von Johannes Heesters

»Liebe kleine Schaffnerin« (1940–44) von Rudolf Carl

2 Einleitung

Lied gemeinsam singen »Zogen einst fünf wilde Schwäne«

3 Einführung ins Thema

Die Zahl 5 gilt als vollkommene Zahl und ist sehr aussagekräftig bei den fünf Sinnen der Menschen; ferner haben wir jeweils fünf Finger an jeder Hand sowie jeweils fünf Zehen an jedem Fuß. Auch die Musik ist auf fünf Tönen aufgebaut.

4 Biografisches Arbeiten

Können Sie sich an Fingerspiele, Abzählreime oder Zungenbrecher erinnern?

a) Fingerspiele

Das ist der Daumender schüttelt die Pflaumen,
der liest sie auf,
der trägt sie nach Haus,
und der ganz kleine,
der isst sie all' alleine.

Geht e Männche de Berg enuff,
bleibt e bissi hocke,
geht e Stückelsche weiter ruff:
schelle oder kloppe?
(Fingerreim: Zwei Finger laufen den Arm des Kindes nach oben; am Kopf angekommen, klopfen sie oder ziehen an den Ohren.)

b) Abzählreime

Eins, zwei, drei, vier, fünf,
strick mir ein Paar Strümpf,
nicht zu groß und nicht zu klein,
sonst musst du der Haschmann sein.

Jesus sprach zu seinen Jüngern:
Wer keinen Löffel hat, isst mit den Fingern.
Und der Herr, der sprach zu seinen Jüngern:
Wer kein Brot hat, der muss verhüngern. AMEN.

Fünf Englein haben gesungen,
fünf Englein kommen gesprungen:
Der erste bläst das Feuer an,
der andre stellt das Pfännlein dran,
der dritte schütt' das Süppchen 'nein,
der vierte tut brav Zucker drein;
der fünfte sagt: 's ist angericht,
iss, mein Kind, und brenn dich nicht.

c) Zungenbrecher

Fünf Ferkel fressen frisches Futter.
Fünf flinke Fische fraßen fünf flinken Fischen fünf flinke Fliegen fort.

5 Wie heißen die fünf Sinne des Menschen?

Sehen, Hören, Riechen, Schmecken und Tasten.

Oftmals unterstützt ein Sinnesorgan den ausgefallenen oder verloren gegangenen Sinn. Für das fehlende Augenlicht kann das ausgeprägte Gehör und der sensible Tastsinn eine gute Ergänzung darstellen.

6   Gedicht: Max und Moritz, fünfter Streich

»Onkel Fritz und die Maikäfer« von Wilhelm Busch vorlesen und die Zeichnungen dazu ansehen

7   Finger und Fußzehen, jeweils in fünffacher Ausführung:

Gesunde Menschen haben jeweils fünf Finger an der Hand und jeweils fünf Zehen an jedem Fuß. Dieses ermöglicht eine gute Beweglichkeit beim Essen, beim Trinken, im Alltag und Beruf, ferner bei der Fortbewegung.

8   Gedicht: »Die Geschichte vom Daumenlutscher«

»Konrad!« sprach die Frau Mama,
»ich geh' aus und du bleibst da.
Sei hübsch ordentlich und fromm,
bis nach Haus ich wieder komm'.
Und vor allem, Konrad hör'!
lutsche nicht am Daumen mehr;

denn der Schneider mit der Scher'
kommt sonst ganz geschwind daher,
und die Daumen schneidet er
ab, als ob Papier es wär'.«
Fort geht nun die Mutter und
wupp! Den Daumen in den Mund.

Bauz! Da geht die Türe auf,
und herein in schnellem Lauf
springt der Schneider in die Stub'
zu dem Daumen-Lutscher-Bub.
Weh! Jetzt geht es klipp und klapp
mit der Scher' die Daumen ab,
mit der großen scharfen Scher'!
hei! Da schreit der Konrad sehr.

Als die Mutter kommt nach Haus,
sieht der Konrad traurig aus.
Ohne Daumen steht er dort,
die sind alle beide fort.

(Dr. Heinrich Hoffmann/Der Struwwelpeter)

9   Nennen Sie bitte das 5. Gebot!

Du sollst nicht töten!

10   Welche grausamen Tötungsrituale waren in früheren Zeiten üblich?

Menschenopfer	so alt wie die Menschheit, um Gott, Götter, Dämonen, Satan oder böse Geister zu besänftigen
vergiften	z. B. Schierlingsbecher
zu Tode steinigen	bereits im Altertum, heute noch üblich in diversen Ländern wegen Ehebruch von Frauen
erhängen	am Galgen (mit Seil)
ertränken	
kreuzigen	Jesus Christus, Christentum
enthaupten	durch den Henker (Scharfrichter) mit Beil oder Schwert

Strafen im Mittelalter

Streckbank	(Folterkammer)
verbrennen	Tod auf dem Scheiterhaufen; Jeanne d'Arc – **Johanna von Orleans** (Jungfrau von Orleans), französische Nationalheldin wurde 1431 verbrannt

Hexenverbrennung in ganz Deutschland und Europa; letzte Hexe Europas wurde 1782 hingerichtet; 80 % der Verurteilten waren weiblichen Geschlechts

Französische Revolution

Tod durch das **Fallbeil** (Guillotine)

Erschießen

Vergasen durch »Zyklon B« (Wirkstoff Blausäure); wurde zwischen 1942 und 1944 in den Vernichtungslagern zum Massenmord an den Juden benutzt

Moderne Gerichtsbarkeit

Todesstrafe auf dem »Elektrischen Stuhl«, zuerst durch Strom, später mit Giftspritze, wird nur noch in wenigen Ländern ausgeübt

11 Sprichwörter und Redewendungen

etwas an fünf Fingern abzählen
nicht bis fünf zählen können (sehr dumm sein)
seine fünf Sinne nicht mehr ganz beisammen haben (nicht normal sein)
kurze 15 machen (keine großen Umstände machen, kurzen Prozess)
das fünfte Rad am Wagen
Das Fünftagerennen geht wieder los. (Die Arbeitswoche beginnt wieder.)
alle Fünfe ablecken
ein falscher Fünfziger sein (ein unaufrichtiger und unzuverlässiger Mensch sein)
Wenn man jemandem den kleinen Finger gibt, so nimmt er die ganze Hand.
Fünf Minuten vor der Zeit ist des Mannes Pünktlichkeit.

das ist nicht einen »Fünfer« wert (das taugt nichts).
»Fünfer« war ursprünglich eine Münze mit der Zahl 5 und dem Wert von fünf kleineren Münzen (Hellern, Kreuzern, Pfennigen).

12 Geldscheine mit »50«

Die guten alten 50-Mark-Scheine sind Geschichte, ebenso das silberfarbige Fünfmarkstück. Zurzeit bleiben uns die 5-Cent-Münzen und 5-Euro-Papiergeld sowie 50-Euro-Scheine erhalten.

13 Geschichte: »Fünfzig Mark«

Natürlich war ich stolz, mit so einem Haufen Geld unterwegs zu sein. In der schwarzen Aktentasche befanden sich sage und schreibe dreitausend Mark. Eine ungeheure Summe in einer Zeit, wo ich als Lehrling in der Eisenwaren-Handlung fünfzehn Mark im Monat verdiente und ein Brot fünfzig Pfennige kostete. Noch nie in meinem Leben hatte ich mehr Geld in den Händen gehabt, als mir meine Mutter zum Einkaufen mitgab. Am liebsten wäre ich mit diesem Vermögen heimgelaufen, um es meiner Mutter zu zeigen. Schade, auch meinen ehemaligen Schulfreunden konnte ich es nicht zeigen. In unserer kleinen Stadt gab es eigentlich wenig für die Polizei zu tun, nie hatte sich ein Bankraub oder ein Überfall ereignet. Mein Chef hatte mir die Summe vorgezählt, ich musste dann nachzählen. Was konnte man mit dreitausend Mark alles machen? Ich stellte unterwegs Betrachtungen an. Dann stand ich in der Bank und zählte auf einem Tablett auf. Mich durchzuckte ein eisiger Schreck, mir war es, als würde ich umfallen, es fehlten fünfzig Mark. Ich schwitzte und fror zugleich, ich zählte, stapelte und immer fehlten fünfzig Mark. Der Bankbeamte sah mich an, zuckte die Schultern, was wollte er schon machen. Wie ich mit dem Geld zum Geschäft zurückgelaufen bin, kann ich eigentlich überhaupt nicht sagen, es war entsetzlich, ich hatte fünfzig Mark Minus.

  Mein Chef zählte und zählte, die Kassiererin musste es auch. Ich war verzweifelt, der schreckliche Verdacht vernichtete mich, obwohl ihn niemand aussprach. Gott, lieber Gott, hilf mir. Mein Chef stülpte die ganze Tasche um, auch den Geldbeutel, zog dann freudestrahlend aus einem Stoffriss den Fünfzigmarkschein heraus, klopfte mir auf die Schulter, freute sich genauso wie ich und sagte: »Gott sei Dank, nicht wegen dem Geld, sondern wegen …« Er sprach nicht weiter, aber ich wusste, was er meinte.

(Herbert und Martha Berger)

14 Wissen Sie es?

Können Sie die fünf Erdteile benennen?
(Eurasien (Europa, Sowjetunion und Asien), Afrika, Amerika, Australien und Antarktika)

Wie nennt man den Hochzeitstag, wenn man fünf Jahre verheiratet ist?
(Hölzerne Hochzeit)

Blinde Menschen ertasten mit den Fingerspitzen »ihre Buchstaben« (kleine erhabene Punkte in spezieller Anordnung). Wie nennt man diese Art des Lesens und wer hat sie erfunden?
(Die Blindenschrift (Brailleschrift) wurde von dem Franzosen Louis Braille 1825 erfunden.)

Welche Form hat das Bürogebäude, in dem das Verteidigungsministerium der USA untergebracht ist (Pentagon)? (quadratisch/fünfeckig/achteckig/dreieckig)
(Lösung: fünfeckig)

Wie viele Grundpositionen gibt es beim Ballett: drei/vier/fünf/sechs?
(Lösung: fünf)

Warum haben viele Frauen, aber auch Männer Angst vor dem Alter »ab 50 Jahren«, der sogenannten »Midlife-Crisis«?
(Das ist die Mitte des Lebens: die Kinder sind aus dem Haus, die Eltern leben jetzt alleine. Mit 50 zieht man Bilanz: Im Beruf ist vieles erreicht, man hat sich eingerichtet. Man kann Angst vor den ersten grauen Haaren, Falten, vor Krankheit und Alleinsein bekommen. Viele fürchten sich vor Krebs, Herz-Erkrankungen und Schlaganfall oder gar ein Pflegefall zu werden. Speziell für Männer ist das Alter beängstigend und belastend. Für Frauen und Männer kommen gleichermaßen die Fragen auf: »Kann ich mir meine Träume noch erfüllen? Wie viel Zeit habe ich noch?«)

Wer spielte die Hauptrolle in der Komödie »Witwer mit fünf Töchtern« aus dem Jahre 1957?
(Heinz Erhard)

Können Sie die fünf Weltreligionen benennen?
(Christentum,
Judentum
Buddhismus
Hinduismus
Islam)

Wie heißen die 5 Säulen des Kneipp-Bundes?

1. Wasser (Waschungen, Güsse, Bäder, Dämpfe, Wickel, Packungen)
2. Heilkräuter
3. naturgerechte Vollwertkost
4. Bewegung aktiv und passiv
5. Lebensordnung (optimale Gesundheit, Leistungsfähigkeit, Lebensfreude durch Entspannung, Besinnung, Gespräche usw.)

Wie heißen die fünf Elemente, die die Chinesen kennen?
(Erde, Wasser, Feuer, Holz und Erz)

Wo findet die bekannte Kunst-Ausstellung alle fünf Jahre in Nordhessen statt?
(Documenta in Kassel)

In welchen Ländern werden die Finger und Hände kunstvoll bei Hochzeitsritualen mit Henna bemalt?
(Indien, Sudan, Oman, Türkei usw.)

Welche kurze, aber schmerzhafte Racheakte können besonders gut von Kindern ausgeführt werden?
(petzen und zwicken)

Bei welchen Musikinstrumenten sind die gelenkigen Finger sehr gefragt?
(Akkordeon, Balalaika, Banjo, Dudelsack, Flöte, Flügel, Gitarre, Geige, Harfe, Klarinette, Klavier, Mandoline, Orgel, Piano, Posaune, Saxofon, Spinett, Trompete, Tuba, Waldhorn, Zither)

Was bezeichnet man als »Finger Gottes«?
(Gran Canaria   eine abgebrochene Felsformation
Teneriffa   Felsformation unterhalb des Vulkans
Finger Gottes von Michelangelo
        Gemälde von Michelangelo in der Sixtinischen Kapelle, »Die Erschaffung Adams« genannt (Gottvater erweckt Adam mit ausgestrecktem Zeigefinger zum Leben))

Wie nennt man das Schwören auf die Bibel/auf die Verfassung?
(Eid vor Gericht, Vereidigung als Kanzler, Präsident, Minister, Beamter, Soldat usw. Ein Eid ist die persönliche Bekräftigung einer Aussage (die Wahrheit auszusagen).
Die Eidesformel: »Ich schwöre, dass ich …«

Schlussformel: »Ich schwöre es«
(wenn gewünscht auch: »Ich gelobe«)
religiöse Beteuerung: »So wahr mir Gott helfe«
Meineid (falscher Eid vor Gericht oder anderen Stellen)
hippokratischer Eid: Schwurformel für alle Ärzte, ihr Leben in den Dienst der Menschlichkeit zu stellen)

Wie nennt man auch das bekannte Siegeszeichen noch?
(Als Zeichen des Triumphs werden der Zeige- und Mittelfinger hochgestreckt und bilden ein »V«, genannt wird es auch »Viktoria-Zeichen«.)

15   Kleines Gedächtnistraining

Fünf Antworten sind auf jede Frage erwünscht!

Nennen Sie fünf Hunderassen!
Schäferhund, Spitz, Dackel, Pudel und Boxer

Nennen Sie fünf Zimmerpflanzen!
Zimmerlinde, Grünlilie, Fleißiges Lieschen, Flammendes Käthchen und Usambara-Veilchen

Nennen Sie fünf Großkatzen!
Luchs, Gepard, Panther, Leopard und Tiger

Nennen Sie fünf Berge (weltweit)!
Zugspitze, Watzmann, Kilimandscharo, Matterhorn und Mt. Everest

Nennen Sie fünf bekannte Suppen bzw. Eintöpfe!
Brotsuppe, Wurstsuppe, »Quer durch den Garten« (Gemüsesuppe), Linseneintopf, Kartoffelsuppe

16 Großes Gedächtnistraining

Zweimal fünf Antworten sind möglich und erwünscht!

Nennen Sie die bekanntesten Laubbäume:
Ahorn, Birke, Buche, Buchsbaum, Eberesche, Eiche, Erle, Esche, Ginkgo, Kastanie, Linde, Nussbaum, Pappel, Ulme, Weide

Nennen Sie Nadelbäume!
Eibe, Fichte, Kiefer, Lärche, Lebensbaum (Thuja), Pinie, Tanne, Wacholder, Zeder, Zypresse

Nennen Sie Ihnen bekannte Speisepilze!
Birkenpilz, Butterpilz, Champignon, Hallimasch, Herbsttrompete, Judasohr, Maronenröhrling (Braunkappe), Pfifferling, Steinpilz, Speisemorchel, Stockschwämmchen, Trüffel

Giftige bzw. ungenießbare Pilze sind:
Bauchwehkoralle, Fliegenpilz, gelber und grüner Knollenblätterpilz, Nebelkappe, Pantherpilz, Satanspilz

Nennen Sie die bekanntesten Speisefische!
Aal, Barsch, Flunder, Forelle, Hecht, Heilbutt, Hering, Kabeljau, Karpfen, Lachs, Schellfisch, Scholle, Saibling, Sardelle, Seeaal, Sprotte, Thunfisch, Wels, Zander

Nennen Sie lästige und eklige Lebewesen in Haus, Wohnung und Garten!
Ameise, Assel, Blattläuse, Bremse, Erdkröte, Fliegen, Flöhe, Hausspinne, Hornisse, Kakerlaken, Kopfläuse, Kröte, Küchenschaben, Maden, Mäuse, Milben, Mücken, Ohrwurm (Ohr-Kneifer, Ohr-Zwicker), Ratte, Silberfischchen, Schlangen (Blindschleiche), Spinnen, Vogelspinne, Wanzen, Weberknecht, Wespen, Zecken (Holzbock)

Welche »blähenden Speisen« sind Ihnen bekannt?
Hülsenfrüchte:
Bohnen, Erbsen, Linsen
»Jedes Böhnchen gibt ein Tönchen.«

Kohlgerichte:
Weißkohl, Rotkohl (Blaukraut)
Blumenkohl, Chinakohl, Rosenkohl, Wirsing, Sauerkraut

Rettich, Lauch, Oliven, Zwiebeln, Knoblauch

»zu frisches« Brot, Hefekuchen, Vollkornbrot
unreifes Obst, Rohkost

bei Getränken: besonders Weizenbier

Durch Gewürze wie Kümmel, Fenchel und Thymian können Blähungen reduziert werden: Fencheltee, Kräutertee mit Anis und Kümmel.

17 Wortsammlung mit »fünf« am Anfang des Wortes

Fünfjahresplan	In der Sowjetunion ein durch ein Gesetz verankerter staatlicher Wirtschaftsplan. Der erste war von 1928 und diente der Steigerung der industriellen Produktion.
Fünfkampf	besteht aus den Übungen Laufen, Weitsprung, Speerwerfen, Diskuswerfen und Ringen
Fünf-Prozent-Klausel	Eine Partei muss mindestens 5 % der abgegebenen Stimmen erringen, um Vertreter in den Bundestag zu entsenden. Wenn man darunter liegt, wird man nicht aufgestellt.
Fünferzug	ist eine Form der Anspannung im Reit- und Fahrsport; zwei Pferde sind an der Deichsel und drei vor ihnen angespannt, mit Lenkung vom Bock
Fünftagewoche	von den Gewerkschaften aufgestellte Forderung, nur an fünf Werktagen in der Woche zu arbeiten. Gleichzeitig wurde die 40-Stunden-Woche angestrebt.
Fünfte Jahreszeit	Zeit der Narren, Fasching, Fastnacht und Karneval
Fünf-Minuten-Ei	
Fünf-Minuten-Reis	
Fünfsternehotel	Luxushotel für Unterbringung, Speisen, Getränke und Service
Fünfeck	

Fünflinge

Fünf Weise   Sachverständigenrat zur Begutachtung der gesamtwirtschaftlichen Entwicklung, erstmals 1964

18 Wortsammlung mit »Finger« am Anfang oder Ende des Wortes

Finger
-nagel
-spitze
-kuppe
-handschuhe
-hut
-spiele
-puppen
-gymnastik
-zeig
-hakeln (Bayern)
-farben
-abdrücke (bei der Polizei)

Langfinger   (Dieb)
Stinkefinger   zeigen

19 Rätsel

Fünf Finger und doch keine Hand,
ein Schuh doch ohne Sohle;
bald weiß wie eine Wand,
bald schwarz wie eine Kohle.

(Gedicht von Friedrich Güll)
Lösung: der Handschuh

20 Lachen ist gesund

Der Lehrer schreibt »5:5« an die Tafel und fragt: »Wer kann mir sagen, was das ist?« Max meldet sich: »Unentschieden, Herr Lehrer!«

Am Bankschalter: »Bitte geben Sie mir einen neuen Fünfzigmarkschein. Ich möchte ihn nämlich verschenken!« – »Schön! Soll ich den Preis gleich abmachen?«

Auf der Party holt sich Heinz schon zum fünften Mal einen vollen Teller vom Büfett. Zischt seine Freundin: »Jetzt hör aber mal auf, was sollen denn die Leute denken?« Antwortet Heinz: »Keine Sorge, ich sage doch allen, es sei für dich!«

21 Schlusslied und Verabschiedung

CD »Ich brech' die Herzen der stolzesten Frau'n« von Heinz Rühmann

Der »Friedrich« hat's in sich

1 Vorbereitung

a) Dekoration

Struwwelpeter-Buch
Max-und-Moritz-Buch
Bilderbuch »Die Häschenschule«
Hausbuch deutscher Dichtung »Der ewige Brunnen«
einige Speisekartoffeln

Bildmaterial, Zeitungsausschnitte
Friedrich der Große/Der Alte Fritz
Turnvater Jahn
Fritz Walter
Schloss Sanssouci bei Potsdam
Friedrichstadt (holländische Giebelhäuser in Nordfriesland)

b) Liedgut

Mein Hut der hat drei Ecken
Loreley-Lied (Ich weiß nicht, was soll es bedeuten)
Ännchen von Tharau
In einem kühlen Grunde
Muss i denn, muss i denn zum Städtele hinaus

2 Einleitung

Mit der Seniorengruppe gemeinsam das Lied »Mein Hut der hat drei Ecken« singen und die Bewegungen passend zum Liedtext ausführen.

3 Einführung ins Thema

Der Name »Friedrich« war früher sehr beliebt und kam demzufolge sehr oft zum Einsatz. Viele Kaiser, Könige, Dichter und Musiker trugen den Namen in die Welt.

4 Biografisches Arbeiten

Aus der Kinderzeit ist Ihnen bestimmt »Die Geschichte vom bösen Friederich« bekannt. In Erinnerung geblieben sind die Gewalttätigkeiten am Menschen (seinem Gretchen) und die Quälereien von diversen Haustieren. Beim Vorlesen der Verse kann man zusätzlich die Bilder aus dem »Struwwelpeter-Buch« betrachten.

Gedicht: »Die Geschichte vom bösen Friederich«
Der Friederich, der Friederich,
das war ein arger Wüterich!
Er fing die Fliegen in dem Haus
und riss ihnen die Flügel aus.

Er schlug die Stühl' und Vögel tot,
die Katzen litten große Not.
Und höre nur, wie bös er war:
Er peitschte, ach, sein Gretchen gar!

Am Brunnen stand ein großer Hund,
trank Wasser dort mit seinem Mund.
Da mit der Peitsch' herzu sich schlich
der bitterböse Friederich;
und schlug den Hund, der heulte sehr,
und trat und schlug ihn immer mehr.

Da biss der Hund ihn in das Bein,
recht tief bis in das Blut hinein.
Der bitterböse Friederich,
der schrie und weinte bitterlich. –
Jedoch nach Hause lief der Hund
und trug die Peitsche in dem Mund.

Ins Bett muss Friedrich nun hinein,
litt vielen Schmerz an seinem Bein;
und der Herr Doktor sitzt dabei
und gibt ihm bitt're Arzenei.

Der Hund an Friedrichs Tischchen saß,
wo er den großen Kuchen aß;
aß auch die gute Leberwurst
und trank den Wein für seinen Durst.
Die Peitsche hat er mitgebracht
und nimmt sie sorglich sehr in Acht.

(Dr. Heinrich Hoffmann)

5   Bekannte Männer mit dem Vornamen Friedrich

a)   Bodenstedt, Friedrich von (1819–1892)

deutscher Schriftsteller, Professor für Slawistik und Altenglisch, Reiseerlebnisse aus Kaukasien und Armenien
»Tausend und ein Tag im Orient«

b)   Brockhaus, Friedrich Arnold (1772–1823)

deutscher Verleger und Gründer des Verlagshauses »F. A. Brockhaus« und Herausgeber von Lexika, der späteren Brockhaus Enzyklopädie

c)   Dürrenmatt, Friedrich (1921–1990)

Schweizer Schriftsteller, Dramatiker und Maler
Dramen und Hörspiele

d)   Ebert, Friedrich (1871–1925)

deutscher Sozialdemokrat und Politiker
ab 1919 bis zum Tode erster Reichspräsident der Weimarer Republik

kurz nach seinem Tode 1925 wurde die SPD-nahe und nach ihm benannte »Friedrich-Ebert-Stiftung« gegründet

e) Engels, Friedrich (1820–1895)

deutscher Sozialist und Kaufmann, Freund von Karl Marx, Mitverfasser des »Kommunistischen Manifests«
»Proletarier (Arbeiter) aller Länder, vereinigt euch!«

f) Flick, Friedrich (1883–1972)

deutscher Industrieller der Schwerindustrie
erwirtschaftete durch den Zweiten Weltkrieg ein riesiges Vermögen mit der Produktion für den Rüstungsbereich (Flugzeugbau, Herstellung von Bomben, Granaten und Munition)
Anfang der 1960er-Jahre übernahm sein jüngster Sohn Friedrich Karl die Nachfolge.

g) Friedrich I, Kaiser Barbarossa (1155–1190)

auch »Rotbart« genannt

h) Friedrich II, Friedrich der Große, »Der Alte Fritz« (1712–1786)

König von Preußen, größter Feldherr seiner Zeit; erhob Preußen zur europäischen Großmacht
schaffte die Folter ab, schützte die Bauern
baute das Schloss Sanssouci bei Potsdam
Er sammelte geistvolle Männer um sich; er selbst war Schriftsteller (in französischer Sprache) und Musiker (Flötenkonzerte).
Mit dem »Kartoffelbefehl« linderte Friedrich II eine schlimme Hungersnot und trieb so den Anbau der unscheinbaren Feldfrucht voran. Das Gesetz zum Kartoffelanbau wurde 1745 erlassen.

i) Güll, Friedrich Wilhelm (1812–1879)

deutscher Dichter
Seine bekanntesten Gedichte sind: »Das Büblein auf dem Eise«, »Osterhäslein« und »Der erste Schnee«.
Viele Dichtungen wurden vertont; vor allem seine Kinderlieder sind bekannt geworden.

j) Hebbel, Friedrich (1813–1863)

deutscher Dramatiker und Lyriker
Gedicht: »Aus der Kindheit« (Rettung der Katze)
Drama: »Die Nibelungen«(1861), »Maria Magdalena« (1844)

k) Hölderlin, Friedrich (1770–1843)

deutscher Lyriker
Er hatte ein schwieriges Leben und kam sehr oft in persönliche und finanzielle Schwierigkeiten. Wenn er Geld brauchte, hielt er sich als Hauslehrer für Kinder wohlhabender Familien über Wasser.
Nach »Zwangsbehandlungen« in der Klinik bewohnte er ab 1807 eine Turmstube (Hölderlinturm) in Tübingen. Er galt als »unheilbar« und wohnte dort als Mitglied des Haushalts und mit familiärer Unterstützung der Familie Zimmer. Es bestand Vormundschaft. Hier nahm er sein dichterisches Schaffen und künstlerische Aktivitäten (Klavierspielen) wieder mehr oder weniger auf.

l) Jahn, Friedrich (1923–1998)

Gründer der Wienerwald-Kette, Hendl-König aus Österreich
gründete 1955 sein erstes Restaurant in München
bekannter Werbe-Slogan: »Heute bleibt die Küche kalt, wir gehen in den Wienerwald«
danach Einstieg in die Reise-Branche mit »Jahn Reisen«
1982 Zusammenbruch der Firma und Insolvenz

m) Jahn, Friedrich Ludwig (1778–1852)

deutscher Pädagoge und Politiker
Unter dem Begriff »Turnvater Jahn« ging er in die Geschichte ein. Mit dem Motto »frisch, fromm, fröhlich, frei« setzte er Leibesübungen zur körperlichen Ertüchtigung ein, mit Vermittlung von Ordnung und Disziplin.

n) Klopstock, Friedrich Gottlieb (1724–1803)

deutscher Dichter
schrieb »Messias-Gesänge« und Dramen (Hermanns Schlacht)

o)   Krupp, Friedrich (1787–1826)

deutscher Gründer der Gussstahlfabrik in Essen, Eisen- und Stahlhandel, Maschinen-, Flugzeug- und Schiffbau

p)   Nowottny, Friedrich (geb. 1929)

deutscher Journalist und ehemaliger Fernsehintendant des WDR
bis 1985 leitete er die Sendung »Bericht aus Bonn« in der ARD
im Ruhestand seit 1995
arbeitet noch als freier Journalist und hält Vorträge
Er erhielt viele Auszeichnungen für seine Arbeit, u. a. Goldene Kamera, Bambi sowie das »Große Bundesverdienstkreuz« 1986

q)   Raiffeisen, Friedrich Wilhelm (1818–1888)

Mitbegründer des deutschen Genossenschaftswesens (Raiffeisenvereine)
»Bauernbank«
Weltspartag am 30. Oktober jedes Jahres mit der Anregung zum Sparen bereits bei den Kindern: Leerung der Spardosen, Zählen der Münzen, Eintrag in das Sparbuch sowie der Empfang eines kleinen Geschenks inkl. Luftballons.

r)   Rückert, Friedrich (1788–1866)

deutscher Dichter, Übersetzer
Professor für orientalische Sprachen
bekanntes Rückert Zitat lautete: »Mein lieber Freund und Kupferstecher«
Es beruht auf einer wahren Gegebenheit; sein Freund Carl Barth war Zeichner und Kupferstecher.
bekannte Gedichte: »Ich liebe dich, weil ich dich lieben muss«, »Aus der Jugendzeit«, »Barbarossa«, »Vom Bäumlein, das andere Blätter hat gewollt«
erschütternd sind seine »Kindertotenlieder« (privat sind ihm zwei seiner Lieblingskinder verstorben)

s)   Schiller, Friedrich (1759–1805)

Friedrich von Schiller (geadelt 1802)
deutscher Dichter, Philosoph und Historiker, Dramatiker und Lyriker
Theaterstücke und Balladen

zuerst Militärakademie, danach Studium der Medizin, anschl. Regimentsarzt

1782	Aufführung des Dramas »Die Räuber«
1784	»Kabale und Liebe«
1787/88	»Don Carlos«
1797	Ballade »Der Taucher«
1798	Ballade »Die Bürgschaft«
1798	Ballade »Der Kampf mit dem Drachen«
1799	Ballade »Wallenstein«
1799	Ballade »Das Lied von der Glocke«
1800	Drama »Maria Stuart«
1801	Drama »Die Jungfrau von Orleans«
1803	»Die Braut von Messina«
1803/04	»Wilhelm Tell«

Schiller und Goethe haben sich persönlich gekannt – das Goethe-und-Schiller-Denkmal ist in Weimar.

Gedicht: »Das Lied von der Glocke«
1. Strophe:
Fest gemauert in der Erden
steht die Form aus Lehm gebrannt,
heute muss die Glocke werden!
Frisch, Gesellen, seid zur Hand!
Von der Stirne heiß
rinnen muss der Schweiß,
soll das Werk den Meister loben,
doch der Segen kommt von oben.

bekannte Zitate:
Das Auge sieht den Himmel offen
es schwelgt das Herz in Seligkeit-
o dass sie ewig grünen bliebe,
die schöne Zeit der jungen Liebe!

Denn wo das Strenge mit dem Zarten,
wo Starkes sich und Mildes paarten,
da gibt es einen guten Klang.
Drum prüfe, wer sich ewig bindet,
ob sich das Herz zum Herzen findet!

Der Wahn ist kurz, die Reu' ist lang.

Leergebrannt ist die Stätte,
wilder Stürme raues Bette …

Freiheit und Gleichheit!
hört man schallen,
der ruh'ge Bürger greift zur Wehr,
die Straßen füllen sich, die Hallen,
und Würgerbanden ziehn umher.
Da werden Weiber zu Hyänen
und treiben mit Entsetzen Scherz;
noch zuckend, mit des Panthers Zähnen,
zerreißen sie des Feindes Herz.

Gedicht: »Die Bürgschaft«
1. Strophe:
Zu Dionys, dem Tyrannen, schlich
Damon, den Dolch im Gewande;
ihn schlugen die Häscher in Bande,
»Was wolltest du mit dem Dolche, sprich!«
entgegnet ihm finster der Wüterich. –
»Die Stadt vom Tyrannen befreien!«
»Das sollst du am Kreuze bereuen.«

Schluss:
Und die Treue, sie ist doch kein leerer Wahn –
so nehmet auch mich zum Genossen an.
**Ich sei, gewährt mir die Bitte,
in eurem Bunde der dritte.**

t) Silcher, Friedrich (1789–1860)

deutscher Komponist und Musikpädagoge
Lieder, Motetten, Kammermusik und Ouvertüren
zu den bekanntesten Liedern gehören wie folgt:

Alle Jahre wieder
Ännchen von Tharau

Das Leben bringt groß Freud
Der Mai ist gekommen
Ich ging einmal spazieren
Ich hat einen Kameraden
Ich weiß nicht, was soll es bedeuten (Die Loreley), Text: Heinrich Heine
In einem kühlen Grunde
Muss i denn, muss i denn zum Städtele hinaus
Schifferlied (Es löscht das Meer die Sonne aus)
So nimm denn meine Hände

u) Bekannte Persönlichkeit mit dem Zunamen Friedrich:

Caspar David Friedrich (1774-1840)
deutscher Maler der Romantik
bedeutendster Landschaftsmaler seiner Zeit
schuf Bilder von Greifswald und Rügen
die bekanntesten Werke sind: »Abtei im Eichwald«, »Der Mönch am Meer« und »Kreidefelsen auf Rügen«

6 Nennen Sie bekannte Doppelnamen mit »Friedrich« am Anfang!

Friedrich-Adolf
Friedrich-August
Friedrich-Georg
Friedrich-Hermann
Friedrich-Johann
Friedrich-Karl
Friedrich-Ludwig
Friedrich-Otto
Friedrich-Richard
Friedrich-Rudolf
Friedrich-Wilhelm

7 Nennen Sie Städte, die am Anfang des Wortes »Friedrich« enthalten!

Friedrichsbrunn	Harz
Friedrichsdorf	Taunus
Friedrichsfelde	Ostberliner Bezirk
Friedrichshafen	Bodenseekreis
Friedrichshall	Landkreis Heilbronn
Friedrichroda	Kreis Gotha
Friedrichruh	bei Hamburg
Friedrichstadt	Städtchen mit holländischen Giebeln und Grachten in Nordfriesland (Schleswig-Holstein)
Friedrichsthal	bei Saarbrücken

8 Wichtige und interessante Daten zur Kurzform des Namens Friedrich, nämlich »Fritz«

Hierzu gibt es seit langer Zeit die lustige **Geschichte aus »Max und Moritz«, fünfter Streich**. Beim Zuhören des Textes ist es sehr praktisch, die Zeichnungen aus dem Bilderbuch mitzuverfolgen. So macht es doppelt Spaß!

Wer im Dorfe oder Stadt
einen Onkel wohnen hat,
der sei höflich und bescheiden,
denn das mag der Onkel leiden. –
Morgens sagt man: »Guten Morgen!
Haben Sie was zu besorgen?«
Bringt ihm, was er haben muss:
Zeitung, Pfeife, Fidibus. –
Oder sollt es wo im Rücken
drücken, beißen oder zwicken,
gleich ist man mit Freudigkeit
dienstbeflissen und bereit.
Oder sei's nach einer Prise,
dass der Onkel heftig niese,
ruft man: »Prosit!« all sogleich,

»Danke, wohl bekomm es Euch!«
Oder kommt er spät nach Haus,
zieht man ihm die Stiefel aus,
holt Pantoffel, Schlafrock, Mütze,
dass er nicht im Kalten sitze.
Kurz, man ist darauf bedacht,
was dem Onkel Freude macht.
Max und Moritz ihrerseits
fanden darin keinen Reiz.
Denkt euch nur, welch schlechten Witz
machten sie mit **Onkel Fritz!**

Jeder weiß, was so ein Maikäfer für ein Vogel sei.
In den Bäumen hin und her
fliegt und kriecht und krabbelt er.

Max und Moritz immer munter,
schütteln sie vom Baum herunter.
In die Tüte von Papiere
sperren sie die Krabbeltiere.

Fort damit und in die Ecke
unter Onkel Fritzens Decke!
Bald zu Bett geht Onkel Fritze
in der spitzen Zipfelmütze;
seine Augen macht er zu,
hüllt sich ein und schläft in Ruh.

Doch die Käfer, kritze, kratze!
Kommen schnell aus der Matratze.
Schon fasst einer, der voran,
Onkel Fritzens Nase an.

»Bau!« schreit er – »Was ist das hier?«
und erfasst das Ungetier.
Und den Onkel voller Grausen
sieht man aus dem Bette sausen.

»Autsch!« – schon wieder hat er einen
im Genicke, an den Beinen;
hin und her und rund herum
kriecht es, fliegt es mit Gebrumm.

Onkel Fritz, in dieser Not,
haut und trampelt alles tot.
Guckste wohl! Jetzt ist's vorbei
mit der Käferkrabbelei!

Onkel Fritz hat wieder Ruh'
und macht seine Augen zu.
Dieses war der fünfte Streich,
doch der sechste folgt sogleich.

(Wilhelm Busch)

9   Welche Prominente mit dem Vornamen »Fritz« sind Ihnen bekannt?

Fritz Lang	österr. Regisseur und Schauspieler z. B. »Der Tiger von Eschnapur«
Fritz Wepper	dt. Schauspieler, Krimi-Serie »Derrick« Rollen mit Bruder Elmar Wepper
Fritz Eckhardt	österr. Schauspieler, Autor, Sänger und Regisseur »Hallo – Hotel Sacher … Portier!« und Oberinspektor Marek im »Tatort«
Fritz Muliar	österr. Schauspieler und Regisseur »Der brave Soldat Schwejk« (1960)
Fritz Wunderlich	Opern- und Operettensänger »Die Zauberflöte« und »Der Vogelhändler«
Fritz Reuter	Dichter und Schriftsteller

Fritz Koch-Gotha	Autor von zahlreichen Kinderbüchern z. B. »Die Häschenschule« und das Dackelbuch »Waldi«
Fritz Walter	Fußball-Legende, Sieg mit der dt. Nationalmannschaft Weltmeister 1954, ging als »Wunder von Bern« in die Fußballgeschichte ein
Fritz Thiedemann	dt. Springreiter, sehr erfolgreich, bekannt mit seinem Springpferd »Meteor«
Fritz Teufel	Autor, aktiver Teilnehmer in der Studentenbewegung und Mitglied der terroristischen Bewegung 2. Juni

10 Wissen Sie es?

Wer wird auch »der Alte Fritz« genannt?
(König Friedrich II (Preußen), Friedrich der Große)

Kennen Sie den bekannten Zungenbrecher mit »Fritz«?
(Fischers Fritz fischt frische Fische)

Welchen Namen trägt die bekannte Witzfigur?
(Klein-Fritzchen)

Welche Witze waren vor längerer Zeit sehr beliebt?
(Die Witze von Klein-Fritzchen und Onkel Fritz; »Kennst du den Witz von Onkel Fritz?«)

Was ist gemeint mit dem Ausspruch »seinen Friedrich Wilhelm druntersetzen«?
(Unterzeichnung bzw. Unterschrift eines Schriftstückes)

Was fällt Ihnen zu dem Begriff »Friedrichstadt-Palast« ein?
(Der Friedrichstadt-Palast war das bekannte Revuetheater im Berliner Ostteil; wegen Baumängeln wurde das Bauwerk geschlossen, Abriss 1985. Es entstand ein neues Gebäude, das 1984 eröffnet werden konnte, zuerst die regelmäßigen Fernsehshows des DDR-Fernsehens, nach der Wiedervereinigung u. a. Preisverleihungen wie die »Goldene Henne« und die »Lola« beim Deutschen Filmpreis)

Kennen Sie Städte oder Orte, in denen »Fritz« versteckt ist?
(Fritzlar, Hirzenhain-Merkenfritz (Wetterau-Kreis))

11 Gehirnjogging I: nach Art von »Stadt, Land, Fluss« mit dem Anfangsbuchstaben »F«

Wünschenswert sind drei bis fünf Antworten pro Sachthema

Städte
Flensburg, Frankenberg, Frankfurt/Main, Frankfurt/Oder, Franzensbad (Tschechien), Freiburg, Friedberg, Friedrichsdorf/Taunus, Friedrichshafen/Bodensee, Fritzlar, Fulda, Fürth, Fürstenfeldbruck, Füssen

Länder
Finnland, Florida (Amerika), Formosa (Asien), Frankreich

Flüsse
Fulda

Männliche Vornamen
Fabian, Felix, Ferdinand, Florian, Frank, Franz, Fred, Freddy, Frederic, Friedel, Fridolin, Friedrich, Fritz, Frithjof, Fürchtegott

Weibliche Vornamen
Fanni, Felizitas, Fiona, Flora, Franziska, Frauke, Frederike, Frieda, Friedel, Friederike

Säugetiere
Faultier, Fischotter, Fledermaus, Flughund, Flusspferd, Fohlen, Frettchen, Fuchs

Vögel
Falke, Fasan, Fink, Fischadler, Fischreiher, Flamingo, Fregattvogel

Fische
Flunder, Forelle

Amphibien
Feuerkröte, Feuersalamander, Flugfrosch, Frosch

Insekten
Fiebermücke, Filzlaus, Fliege, Floh, Florfliege, Fuchs (Schmetterling)

Pflanzen
Farn, Feigenkaktus, Fenchel, Feuerbohne, Feuerlilie, Fingerhut, Fleißiges Lieschen, Fliegenpilz, Frauenschuh, Freesie, Fuchsie

Bäume und Sträucher
Fächerpalme, Feigenbaum, Feuerdorn, Fichte, Flieder, Forsythie

Berufe
Fahrlehrer, Fallensteller, Fallschirmspringer, Falkner, Färber, Fassbinder, Faulenzer, Faulpelz, Fechter, Feinmechaniker, Fernsehansager, Feuerwehrmann, Filmvorführer, Fischer, Fleischer, Fleischbeschauer, Fleischhauer, Fliesenleger, Flieger, Floristin, Former, Förster, Fotograf, Friseur, Friseuse, Fünfkämpfer, Fußballer, Fußpfleger

Lebensmittel und Speisen
Frankfurter Rippchen, Frankfurter Würstchen, Fleischwurst, Fleischkäse, Fleischsalat, Falscher Hase, Frikadellen (Buletten), Frikassee (Fisch, Geflügel, Fasan), Fischsuppe, Flunder, Forelle Müllerin, Fischstäbchen, Fischbrötchen, Fetakäse (Schafskäse), Fladenbrot, Früchtemüsli, Frühlingssuppe, Feldsalat, Fenchel, Feigen

Kuchen und Gebäck
Fanta-Kuchen, Fettgebackenes (wie Berliner (Kreppel), Spritzkuchen, Donuts), Flockentorte, Frankfurter Kranz, friesische Streuseltorte, Florentiner Plätzchen,, Früchtebrot, Früchtekuchen

Getränke mit und ohne Alkohol
Faber Sekt, Fanta (Orangen-Limonade), Fassbier, Federweißer, Feigenschnaps, Fencheltee, Fenchel-Anis-Kümmel-Tee, Fliedertee, Flip, Fernet-Branca (Bitter), Freibier, Feuerwasser (Indianer), Feuerzangen-Bowle, Früchtetee, Fruchtsaft, Fusel (schwarz gebrannter Alkohol, wenn die Spirituosen mit Methanol gestreckt sind, kann der Genuss zum Tode führen)

12 Gehirnjogging II: Brainstorming (Gedankensturm) zum Thema: »Der Fuchs«

Bitte erinnern Sie sich, was Sie über den Fuchs schon gehört und gelesen haben!

Schon in der Kinderzeit wurde das bekannte Lied vom »Fuchs« gelernt und gesungen, ohne dass man einen Fuchs schon einmal gesehen hätte.

Lied-Text von »Fuchs, du hast die Gans gestohlen«

1. Strophe
Fuchs, du hast die Gans gestohlen,
gib sie wieder her!
Gib sie wieder her!
Sonst wird dich der Jäger holen
mit dem Schießgewehr,
sonst wird dich der Jäger holen
mit dem Schießgewehr.

2. Strophe
Seine große, lange Flinte
schießt auf dich den Schrot,
schießt auf dich den Schrot,
dass dich färbt die rote Tinte,
und dann bist du tot,
dass dich färbt die rote Tinte,
und dann bist du tot.

3. Strophe
Liebes Füchslein, lass dir raten,
sei doch nur kein Dieb,
sei doch nur kein Dieb;
nimm, du brauchst nicht Gänsebraten,
mit der Maus vorlieb,
nimm, du brauchst nicht Gänsebraten,
mit der Maus vorlieb.

(Text und Melodie: Ernst Anschütz 1824)

Der Fuchs gilt als **schlaues, sogar listiges Tier.** In der Fabel wird er **»Reineke Fuchs«** genannt. Er versucht in allen Fabeln, andere Tiere zu betrügen, letztlich aber steht er trotz aller Raffinesse selbst als Verlierer da.

13 Fabel Nr. 1: »Der Fuchs und die Katze«

Es trug sich zu, dass die Katze in einem Wald dem Herrn Fuchs begegnete, und weil sie dachte: »Er ist so gescheit und wohlerfahren und gilt viel in der Welt«, so sprach sie ihm freundlich zu. »Guten Tag, lieber Herr Fuchs, wie geht's, wie steht's? Wie schlagt Ihr Euch durch in dieser teuren Zeit?«

Der Fuchs betrachtete voller Hochmut die Katze von Kopf bis zu den Füßen und wusste lange nicht, ob er eine Antwort geben sollte. Endlich sprach er: »Oh, du armseliger Bartputzer, du buntscheckiger Narr, du Hungerleider und Mäusejäger, was kommt dir in den Sinn? Du unterstehst dich zu fragen, wie es mir geht? Was hast du gelernt? Wie viele Künste beherrschst du?«

Ich beherrsche nur eine einzige«, antwortete die Katze bescheiden.

»Was ist das für eine Kunst?«, fragte der Fuchs.

»Wenn die Hunde hinter mir her sind, so kann ich auf einen Baum springen und mich retten.«

»Ist das alles?«, sagte der Fuchs, »ich bin Herr über hundert Künste und habe überdies noch einen Sack voll List und raffinierter Einfälle. Du jammerst mich, komm mit mir, ich will dich lehren, wie man den Hunden entgeht.«

Indem kam ein Jäger mit vier Hunden daher. Die Katze sprang behänd auf einen Baum und setzte sich in den Gipfel, wo Äste und Laubwerk sie völlig verbargen. »Bindet den Sack auf, Herr Fuchs, bindet den Sack auf«, rief ihm die Katze zu, aber die Hunde hatten ihn schon gepackt und hielten ihn fest. »Ei, Herr Fuchs«, rief die Katze. »Ihr bleibt mit Euern hundert Künsten stecken. Hättet Ihr heraufkriechen können wie ich, so wär's nicht um Euer Leben geschehen.«

(Brüder Grimm)

14 Fabel Nr. 2: »Der Fuchs und die Gänse«

Der Fuchs kam einmal auf eine Wiese, wo eine Herde schöner, fetter Gänse saß, da lachte er und sprach: »Ich komme ja wie gerufen, ihr sitzt hübsch beisammen, so kann ich eine nach der anderen auffressen.« Die Gänse gackerten vor Schrecken, sprangen auf, fingen an zu jammern und kläglich um ihr Leben zu bitten. Der Fuchs aber wollte auf nichts hören und sprach: »Da ist keine Gnade, ihr müsst sterben.«

Endlich nahm sich eine das Herz und sagte: »Sollen wir armen Gänse doch einmal unser jung frisch Leben lassen, so erlaub uns noch ein Gebet, damit wir nicht in unseren Sünden sterben, hernach wollen wir uns auch in eine Reihe stellen, damit du dir immer die fetteste aussuchen kannst.«

»Ja«, sagte der Fuchs, »das ist billig und ist eine fromme Bitte. Betet, ich will so lange warten!« Also fing die erste ein recht langes Gebet an, immer: »Ga! Ga!«, und weil sie gar nicht aufhören wollte, wartete die zweite nicht, bis die Reihe an sie kam, sondern fing auch an: »Ga! Ga!« Die dritte und vierte folgten ihr, und bald gackerten sie alle zusammen. – Und wenn sie ausgebetet haben, soll das Märchen weitererzählt werden, sie beten aber alleweil noch immerfort.

(Brüder Grimm)

Wie würden Sie den »Rotfuchs« beschreiben?
Er ist ein hundeartiges Raubtier mit einem spitzen Gesichtsschädel, großen Ohren, rostrotem Fell und einem buschigen Schwanz.

Zu den Füchsen gehören auch:
Steppenfuchs, Graufuchs, Großohrfuchs, Polarfuchs (weiße Farbe), Silberfuchs (wird wegen seines wertvollen Pelzes gezüchtet), Blaufuchs (wertvoller Pelz)

Was wissen Sie von den Lebensgewohnheiten des Fuchses?
Der Fuchs ist ein vorsichtiger, schlauer und räuberischer Einzelgänger, nur in der Paarungszeit tut er sich mit einer Partnerin zusammen. Das Weibchen wirft drei bis sechs Junge; der Fuchs bewohnt im Wald seinen Fuchsbau (Erdbau) mit mehreren Ausgängen. Er ist ein Allesfresser: Er vertilgt Mäuse, Wühlmäuse, Ratten, kleine bis mittelgroße Wirbeltiere, Vögel, junge Hasen und Kaninchen, Schlangen, Frösche, Schnecken, Regenwürmer, Insekten, im Herbst auch reifes Obst, Früchte und Pilze. Wenn sich die Gelegenheit bietet, natürlich auch Hühner und Gänse. Seine Aufgabe als »Gesundheitspolizei« in Wald und Flur ist ungeheuer wichtig, da er kranke und als Aasfresser auch tote Tiere beseitigt.
Früher wurde der Fuchs wegen seines wertvollen Fells gejagt, heute ist er wegen Maßnahmen zur Tollwutbekämpfung bedroht.

Tollwut: die gefährliche Virusinfektion
Wenn dem Menschen Wildtiere begegnen, die am Tage keine Scheu zeigen und sich ungewöhnlich verhalten, ist äußerste Vorsicht geboten! Es besteht Tollwutgefahr!

Ohne rechtzeitige Impfung nach einem Tierbiss verläuft die Krankheit immer tödlich.
Die Tollwut kann Menschen und alle Säugetiere befallen. Dies sind vor allem: Hunde, Katzen, Rinder, Pferde und Schweine; auch Wildtiere wie Füchse, Dachse, Waschbären und Fledermäuse.

Der Hauptüberträger in Europa ist der Fuchs.

Die Krankheit beginnt mit Wesensveränderungen. Haushunde können aggressiv und bissig werden, übererregt reagieren.; später: Lähmungen, heiseres Bellen, starkes Speicheln, Schaum vor dem Maul.
Durch Lähmungen der Hinterbeine kommt es zum Festliegen.

Sprichwörter zum Thema »Fuchs«:
Haare wie ein Fuchs (Rothaarige)
Der stinkt wie ein nasser Fuchs.
Er ist schlau wie ein Fuchs. (hinterhältig, klug)
Wo Fuchs und Hase sich gute Nacht sagen.
Der Fuchs schleicht vom Taubenschlag. (nach bösem Tun sich heimlich aus dem Staub machen)
den Fuchsschwanz streichen (nach dem Munde reden, schmeicheln)
jemanden fuchsteufelswild machen (sehr zornig machen, jemanden aufregen)
Es fuchst mich. (sehr aufgebracht sein)
Er ist darauf aus wie der Fuchs auf die Henne. (wie der Teufel auf die arme Seele)
Ein schlafender Fuchs fängt kein Huhn.
Füchse mit Füchsen fangen (List gegen List stellen)
Der Fuchs kommt zum Loche heraus. (versteckte Gründe sind erkennbar)

15 Wissen Sie es?

Wie nennt man den Schwanz des Fuchses in der Jägersprache?
(die Lunte)

Was kann man mit einem Fuchsschwanz alles machen?
(ihn am Gürtel tragen, als Auto-Zierde befestigen (Antenne) und Kopfschmuck der Wildhüter, Jäger)

Welche richtige Tätigkeit kann man mit dem »Fuchsschwanz« ausführen?
(bohren – feilen – sägen – raspeln/die richtige Lösung ist sägen)

Warum sollte man heute keine niedrig wachsenden Früchte, Beeren und Pilze (Brombeeren, Himbeeren, Walderdbeeren, Blaubeeren) aus Bodennähe ungewaschen verzehren?
(*wegen des Fuchsbandwurms* – der Parasit ist vor allem bei Wildtieren verbreitet, und eine

Infektion kann für Menschen sehr gefährlich sein; Tiefgefrieren der Früchte reicht nicht aus; alle geernteten Früchte und Beeren sollten gekocht werden.)

Können Sie von der früheren »Fuchsjagd« berichten?
(Früher wurden in Adelskreisen große Treibjagden veranstaltet.
Die »klassische Form« der Fuchsjagd ist die, bei der die Füchse hoch zu Ross und mit großer Hundemeute bis zur Erschöpfung gehetzt wurden (England und Teile Nordamerikas). Aus Tierschutzaspekten ist sie in dieser Form abgeschafft. In den meisten Ländern (Deutschland, Österreich und die Schweiz) werden die Füchse in der Regel mit Kugeln, Schrot oder Fallen getötet. Heute werden die Füchse durch Gerüche angelockt und vom Hochsitz aus erschossen. Bei Treibjagden werden die Füchse durch den verursachten Lärm der Treiber bzw. durch stöbernde Hunde aus der Deckung vor die Flinten der wartenden Jäger getrieben. Die Baujagd ist eine Jagdart, bei der kleine aggressive Hunde in den Fuchsbau geschickt werden, um die erwachsenen Tiere aus dem Bau zu jagen, wo bereits die Jäger auf sie warten.)

Welche Person ist unter dem Namen »Wüstenfuchs« bekannt geworden?
(gemeint ist Erwin Rommel, Generalfeldmarschall, Führer des »Afrikakorps« in den Jahren 1941/42. Rommel war an der französischen Atlantikküste stationiert, wo sich die Wehrmacht auf die Invasion der Alliierten vorbereitete. Sein strategisches Fachwissen brachte ihm seinen Spitznamen »Wüstenfuchs« ein.)

Kann man »Fuchs« auch tragen? Einige Seniorinnen dürften hierzu noch etwas wissen!
(Das Fuchsfell wurde modisch am Mantel getragen; es umschlang den Kragen wie ein dicker Schal, der Kopf des Fuchses war die Zierde.)

Welche Bausparkasse wirbt mit dem schlauen Fuchs als Logo?
(Bausparkasse Schwäbisch Hall, Finanzverbund der Volks- und Raiffeisenbanken, Werbung: »Auf diese Steine können Sie bauen«)

Können Sie folgende Teekesselchen erraten?

Fuchs
Raubtier mit buschigem Schwanz
Schmetterling (Tagfalter)
Pferd mit rötlicher Farbe
der Mensch als schlauer Fuchs
deutsche Politikerin Anke Fuchs (SPD), Ministerin für Gesundheit
neues Mitglied einer Studentenverbindung (Probezeit)

Fuchsschwanz
Schwanz des Fuchses
eingriffige Holzsäge mit breitem Blatt
Zierpflanze.

Wortsammlung mit »Fu« am Wortanfang
Fuchsie
Zierpflanze (Topfpflanze) mit vielen Blüten

Fuchskaute
höchster Berg im Westerwald (657 m)

Fugger
Augsburger Kaufmannsfamilie aus dem 14. Jahrhundert. Sie wurde sehr reich durch ihre Handels- und Geldgeschäfte, insbesondere mit Seide, Wolle, Silber, Kupfer- und Bleibergwerken, Gewürzhandel

Furie
zornentbranntes Weibsbild, vor Eifersucht wütend, mit hochrotem Kopf

Fujiyama
höchster Berg in Japan (3776 m), heiliger Berg der Japaner

Futter
Nahrung für diverse Haus- und Nutztiere:
Futterrüben, Schnitzel von Futterrüben, Klee
Frischgras, Heu, Getreide, Schrot, Kleie, Wasser
Mais, gekochte Kartoffeln
zerhackte Brennnesseln
Löwenzahnblätter für die Stallhasen

16 Gehirnjogging III: Brainstorming (Gedankensturm) zum Thema: »Zwillingswörter« mit dem Anfangsbuchstaben »F«

Bitte ergänzen Sie das genannte erste Wort mit dem passenden Zwillingswort, z. B. »Hab und Gut«

Feld	und	Flur
Feuer	und	Flamme
Freud	und	Leid
Freund	und	Feind
für	und	wider
fix	und	fertig
frank	und	frei

17 Gehirnjogging IV: Brainstorming (Gedankensturm) zum Thema: »Wortsammlungen mit »ff« im Wort«

a) Tiere mit »ff«

Affe, Büffel, Giraffe
Mich laust der Affe.

b) Bitte nennen Sie Wörter, in denen der »Löffel« steckt.

Teelöffel, Esslöffel, Suppenlöffel,
eine Löffelspitze Salz, Backpulver
Löffel-Polka
Löffel als Bezeichnung für Hasenohren
mit goldenem Löffel im Mund geboren werden

c) Welche Begriffe mit »Koffer« sind Ihnen bekannt?

Koffer-
-farbe
-griff

-inhalt
-rollen
-schild
-schloss
Kosmetikkoffer, Musterkoffer (Vertreter), Reisekoffer
Lied: »Ich hab noch einen Koffer in Berlin« von Hildegard Knef

d) Welche Wörter mit »Pfeffer« fallen Ihnen spontan ein?

Pfefferpulver, Pfefferkörner
weißer und schwarzer Pfeffer, Pfeffermühle, Pfefferstreuer
Geh hin, wo der Pfeffer wächst!
Pfefferspray (Waffe oder Schutz)
Pfeffernüsse (Advents- und Weihnachtsgebäck)
Pfefferminzpflanze, Pfefferminztee, Pfefferminzkaugummi, Pfefferminzbonbons

e) Welche »Waffeln« sind Ihnen bekannt?

Eiswaffel
Haselnusswaffel (Süßigkeit)
gebackene Waffeln mit Vanillesoße oder mit Puderzucker
»Brüsseler Waffeln« mit heißen Kirschen und Schlagsahne
Waffeleisen (Einsatz am historischen Küchenherd nach Entfernung der Herdplatten-Ringe)
Waffeleisen modern und elektrisch

f) Nennen Sie bekannte Stoffarten!

Alcantara, Baumwolle, Brokat, Chiffon, Cord, Damast, Dralon (künstliche Faser), Filz, Flachs, Flanell, Halbleinen, Jersey, Kunstleder (künstliche Faser), Leder, Leinen, Loden, Manchester, Nylon und Nyltest (künstliche Fasern), Organza, Perlon und Polyester (künstliche Fasern), Plüsch, Popeline, Samt, Satin, Seide, Spitze, Schurwolle, Taft, Tüll, Tweed, Viskose, Wolle,

Zwilch (sehr dichtes, reißfestes, strapazierfähiges Gewebe für Möbelstoffe und Uniformen)

18 Gehirnjogging V: Brainstorming (Gedankensturm) zum Thema: Bitte reimen Sie weiter!

Affe	Waffe, Pfaffe, Karaffe, Giraffe
Schiff	Pfiff, Griff
Stoff	Zoff
Büffel	Rüffel, Griffel, Trüffel
raffen	schaffen, gaffen
schlaff	straff, baff

19 Wortsammlungen mit den Buchstaben »Fri…« zu Beginn des Wortes

Vornamen
Fridolin, Fritz, Friederich, Friedhelm, Frieda

Städte
Friedberg (Kreisstadt in der Wetterau)
Fritzlar (hessische Stadt im Schwalm-Eder-Kreis)

Allgemeines
Friede, Friedenspfeife (Indianer)
Friedhof (Kirchhof, Gottesacker)
Friesen (Volksstamm an der Nordseeküste)
frieren
Frikadelle (Bulette)
Frischlinge (Wildschweine im ersten Lebensjahr)
Fritsch (Willi und Thomas, Schauspieler)
fristlose Entlassung (Kündigung)

20 Lachen ist gesund

Frau Friedmann will sich Schillers »Wilhelm Tell« ansehen. Am anderen Tag fragt eine Freundin: »Wie hieß denn das Stück?« – »Den Namen habe ich leider vergessen«, erwidert Frau Friedmann. »Aber ein bärtiger Mann hat nach Obst geschossen!«

Erklärt der Lehrer seiner Klasse: »Das heißt nicht, die Glocke tut läuten, sondern, die Glocke läutet. Es heißt auch nicht, der Hahn tut krähen, sondern der Hahn kräht. Verstanden?« Die Klasse hat es sich gemerkt. Nach der Stunde meldet sich Fritzchen: »Herr Lehrer, mein Bauch weht!«

Was ist aus den vier »f« (frisch, fromm, fröhlich, frei) von Turnvater Jahn geworden? Feierabend, Flaschenbier, Fernsehen, Fußball.

»Stefan, weißt du, wann Friedrich der Große gestorben ist?« – »Ja, aber der ist nicht einfach gestorben, der ist ermordet worden!« – »Woher hast du denn das?« – »Hier in meinem Geschichtsbuch steht es doch unter dem Bild: Friedrich der Große auf dem Totenbett, nach einem Stich von Menzel.«

»Ich stamme aus einer alten traditionsreichen Familie«, sagt Elli stolz. »Mein Onkel hat sogar eine Uhr, die von Friedrich dem Großen ist.« Frieda: »So? Das ist doch gar nichts. Mein Vater hat einen Adamsapfel!«

In der Schule fragt der Lehrer, wo der Strom herkommt. Fritzchen sagt: »Aus dem Urwald.« Fragt der Lehrer: »Warum denn aus dem Urwald?« Fritzchen: »Mein Papa hat heute Morgen gesagt: Jetzt haben die Affen uns den Strom schon wieder abgestellt!«

Fritzchen steht aufgeregt vor der Rolltreppe. »Kann ich dir helfen?«, fragt eine freundliche Verkäuferin. Fritzchen: »Nein, ich warte nur, bis mein Kaugummi wiederkommt.«

Karli und sein Kumpel Fritz haben sich vom Wagen ausgesperrt. Nun versuchen sie verzweifelt, mit Drähten, Kreditkarten und Kleiderbügeln die Tür aufzubekommen. Schließlich sagt Karli zu Fritz: »Nun beeil dich doch mal! Gleich fängt es an zu regnen, und das Verdeck ist noch auf!«

Der Lehrer fragt Fritzchen: »Warum hast du denn zwei Tage gefehlt?« – »Gestern hat es bei uns gebrannt!« – »Und vorgestern?« – »Da haben wir die Möbel ausgeräumt!«

Als Fritzchen seinem Vater das Zeugnis zeigt, meint dieser: »Ich werde wohl mal mit dem Lehrer reden müssen.« – »Ja, das ist super, Papi«, sagt Fritzchen, »sonst macht der immer so weiter.«

Der Vater will seinem Sohn gute Manieren beibringen: »Was tust du, wenn du in einem überfüllten Bus sitzt und eine ältere Dame steigt ein?« – »Na, genau dasselbe wie du immer, Papi. Ich stelle mich schlafend.«

Fritzchen geht am Ufer entlang, passt nicht auf und fällt in den See. Er schreit voll Angst: »Ich habe keinen Grund!« Fragt Klaus vom Ufer aus: »Warum schreist du dann, wenn du keinen Grund dazu hast?«

»Du, Papa«, sagt Fritz »wir waren heute im Zoo. Da habe ich einen Affen gesehen, der genauso groß war wie du!« – »Blödsinn«, meint der Vater. »So einen großen Affen wie mich gibt es überhaupt nicht!«

Der Vater sagt zu seinem Sprössling: »Fritzchen, dein Lehrer macht sich große Sorgen wegen deiner schlechten Noten!« – »Ach, Papi, was gehen uns denn die Sorgen anderer Leute an?«

21 Schlusslied und Verabschiedung

CD »Muss i denn, muss i denn zum Städtele hinaus«

Dick und rund ist ungesund (Körper)

1   Vorbereitung

a)   Dekoration

zum Naschen: Schokoladenstücke/-portionen (Schogetten), kleine Schokoladeneier (einzeln verpackt), kleine Schokoküsse von der Firma »Dickmann«

dicke Gemüsesorten: Kartoffel, Melone, Kürbis
Keramik-Kürbis
Bücher: »Struwwelpeter«, »Die kleine Raupe Nimmersatt«
ein sehr dickes Buch (Lexikon, Duden o. ä.)

Abbildungen, Fotos oder Zeitungsausschnitte von beleibten Prominenten wie
Luciano Pavarotti
Ivan Rebroff in russischer Kleidung (Pelzmantel und Pelzmütze)
Trude Herr
Ottfried Fischer (Der Bulle von Tölz)
Rainer Calmund
Die »Wildecker Herzbuben«
Ludwig Erhard
Sumoringer aus Japan
Dick und Doof

b)   Liedgut

»Ich will keine Schokolade«	Trude Herr
»Zwei Kerle wie wir«	Wildecker Herzbuben
»Herzilein«	Wildecker Herzbuben
»Aber bitte mit Sahne«	Udo Jürgens
»Ich zieh den Bauch nicht mehr ein«	Dirk Busch
»Sag doch nicht immer wieder Dicker zu mir«	

2 Einleitung

CD »Zwei Kerle wie wir« Wildecker Herzbuben

3 Einführung ins Thema

Dick und sehr korpulent zu sein, galt vielleicht früher einmal als Zeichen von Wohlstand, Reichtum und besonderem Ansehen. In der heutigen Zeit ist »nur superschlank in«, und der ständig wachsenden Anzahl von Fitnessstudios ist dick zu sein verpönt und wirkt sogar abstoßend auf die Mitmenschen. Im schlimmsten Fall kann man ausgegrenzt oder sogar gemobbt werden.

4 Kennen Sie aus Ihrer Kinderzeit Reime, Verse, Gedichte oder Zungenbrecher?

Eine kleine Dickmadam
fuhr mit der Eisenbahn;
Eisenbahn, die krachte,
Dickmadam, die lachte.

Es regnet dicke Troppe
die Buwe muss mer roppe,
die Mädche' muss mer schone
wie die Zitrone.

Zungenbrecher
Der dicke Dachdecker deckt dir dein Dach, drum dank dem dicken Dachdecker, dass der dicke Dachdecker dir dein Dach deckte.

»**Die Geschichte vom Suppen-Kaspar**« aus dem Struwwelpeter von
Dr. Heinrich Hoffmann

Der Kaspar, der war kerngesund,
ein dicker Bub und kugelrund,

er hatte Backen rot und frisch;
die Suppe aß er hübsch bei Tisch.
Doch einmal fing er an zu schrei'n:
»Ich esse keine Suppe! Nein!
Ich esse meine Suppe nicht!
Nein, meine Suppe ess' ich nicht!«

Am nächsten Tag, –ja sieh nur her!
Da war er schon viel magerer.
Da fing er wieder an zu schrei'n:
»Ich esse keine Suppe! Nein!
Ich esse meine Suppe nicht!
Nein, meine Suppe ess' ich nicht!«

Am dritten Tag, o weh und ach!
Wie ist der Kaspar dünn und schwach!
Doch als die Suppe kam herein,
gleich fing er wieder an zu schrei'n:
Ich esse keine Suppe! Nein!
Ich esse meine Suppe nicht!
Nein, meine Suppe ess' ich nicht!«

Am vierten Tage endlich gar
der Kaspar wie ein Fädchen war.
Er wog vielleicht ein halbes Lot –
und war am fünften Tage tot.

5   Nennen Sie Alltagsgegenstände bzw. Teile des menschlichen Körpers, die dick sein können!

Lebensmittel und Küche
Kartoffeln, Bohnen, Melonen, Kürbisse, Dickwurz, Dickmilch, Soßen, dicke Suppen (Eintöpfe), Klöße
Zigarren (Havanna)

Haushalt
Stoffe (Samt, Jeans), Polster, Kissen
»Dick und durstig« (Küchenrolle)
Blumenstrauß

Beruf, Finanzen
Bücher, Bibel, Ordner, Lexikon, Geldbörse, Brieftasche, Sparkonto, Sparbuch, Aktienpakete
dick im Geschäft sein (erfolgreich sein)
dickes Auto (Nobelkarosse)
dicker Auftrag

Allgemein
Lob, Rechnung, Verband, dickes Fell
Freundschaften zwischen Kindern, Erwachsenen, Nachbarn, Arbeitskollegen, Kriegskameraden usw.

besondere Freundschaften auch bei Tieren:
Hund und Katze, Hundewelpe und weißes Kaninchen, Hundewelpe mit Gans, Schäferhund und Lamm, Bernhardiner und junger Fuchs, Mops und Hauskatze, Kälbchen und junges Hauskätzchen, Pferd und getigerte Hauskatze

Strohbär- (Strohmann- oder Strohbutz-)Figur in der Fastnacht, in der katholischen und protestantischen Konfession, Brauch der Strohvermummung in ca. 200 Orten des Bundesgebietes u. a. in Thüringen, Hessen (Vogelsberg-Region)

Nikolaus, Schneemann

Körper, Gesundheit
Kopf (Kopfweh und Kater), Beule am Kopf, Pausbacken, Backe (Zahnweh), Tränen, Lippe (Boxschlag, Schlägerei, Schwarze haben oft auffällig starke Lippen), Brillengläser (sehr schlechte Augen), Hals (Kropf), Busen, Bauch, Babybauch (Schwangerschaft), Po, Gesäß, Waden, Beine, Füße (langes Stehen oder Sitzen), Fußzeh (Gichtanfall des großen Zehs)

6 Geschichte: »Freundschaft«

Vor der Turnstunde in der Halle hat Jürgen immer Angst, weil er an die Ringe denkt. Er spürt es jetzt noch, wie es war, als der Turnlehrer nach draußen gegangen war und er an den Ringen hing. Sie hatten ihn immer wieder angestoßen, sodass er ziemlich hoch schaukelte, seine Hände wollten ihm nicht mehr gehorchen und die Angst, jetzt herunterzufallen, nahm zu. Als endlich der Turnlehrer wieder erschien, war er schweißgebadet weggelaufen, sie hatten ihn ausgelacht, der Lehrer wusste nicht, was sich vorher abgespielt hatte.

Wenn Walter dabei gewesen wäre, dann … Jürgen war überzeugt, sein Freund hätte ihm geholfen, aber damals war er eben nicht in der Turnstunde. Morgen haben sie wieder Turnen. Jürgen hat Angst vor den Ringen. Walter will ihm Mut machen, aber Jürgen sagt: »Ich werde abstürzen, ja, abstürzen.« Walter sagt: »Du schaffst es.« Am Nachmittag schleichen sich beide in die Turnhalle. Walter setzt sich auf ein Reck und sagt: »Na, geh mal an die Ringe, schwinge damit, so wie du willst.« Jürgen probiert es zaghaft, wird immer kühner und nach einer Weile schafft er spielend die Übungen.

»So, niemand wird dich hochschaukeln morgen, verlass dich auf mich«, meint Walter, »auch wenn der Turnlehrer wieder ans Telefon kommen muss.« Ja, dann ist es so weit.

Als Jürgen an den Ringen hängt, hat er keine Angst, er achtet auch nicht ängstlich darauf, ob der Lehrer sich entfernen könnte. Er sieht kurz zu Walter, der gibt ein Handzeichen. Das heißt: »Verlass dich auf mich, ich bin dein Freund, wenn einer dich anschubst, bin ich da.«

Sie wundern sich, weil Jürgen heute von selbst einige Male hin- und herschwingt und dabei keine Angst zeigt. Warum soll ich Angst haben, denkt Jürgen, wenn unten mein Freund steht.

(Herbert und Martha Berger)

7 CD »Ich will keine Schokolade, ich will lieber einen Mann«

gemeinsam anhören und sich erinnern

8   Können Sie sich an die Sängerin erinnern?

Wie war ihr Name, wie sah sie aus, wo haben Sie sie schon einmal gesehen?
Trude Herr

kleinere, etwas fülligere Person, lustige und temperamentvolle Sängerin und Schauspielerin mit dunklen Haaren
Tonträger ab 1957
Teilnahme an diversen lustigen Spielfilmen u. a. »Der letzte Fußgänger« mit Heinz Erhard, Komödie »Unsere tollen Tanten«
letzter großer Erfolg mit dem Lied »Niemals geht man so ganz« im Jahre 1987 mit dem Kölner Sänger Wolfgang Niedecken (BAP) und Tommy Engel (Bläck Fööss)
geboren 1927 in Köln
gestorben 1991 in Frankreich

9   Nennen Sie weitere korpulente Menschen aus dem öffentlichen Leben (Politik, Schauspiel, Gesang, Sport usw.)

Ludwig Erhard
Franz Josef Strauß
Helmut Kohl
Marlon Brando
Oskar Sima
Bud Spencer
Ottfried Fischer (Der »Bulle von Tölz« und »Pfarrer Braun«)
Günter Strack (Diese Drombuschs)
Heinrich George
Dieter Pfaff (Anwaltsserie »Der Dicke«)
Marianne Sägebrecht, Schauspielerin
Heinz Erhardt
Dick und Doof (Stan Laurel und Oliver Hardy)
Luciano Pavarotti
Montserrat Caballé – spanische Sopranistin
Ivan Rebroff (in russischem Pelzmantel und Pelzmütze)
Wildecker Herzbuben
Rainer Calmund (Fußballmanager)

10 Wie wird der »korpulente Mensch« gerne charakterlich eingeschätzt?

Gemütlich, gutmütig, ausgeglichen, freundlich, immer gut gelaunt

11 Wieso gibt es heute so viele übergewichtige Menschen? Warum war das früher anders? Nennen Sie die Gründe und ihre Erfahrungen.

Die Menschen nehmen heute zu viele Kalorien zu sich und haben zu wenig Bewegung im Alltag, in der Kinderzeit, in der Schule, in der Ausbildung und Beruf usw., um diese wieder abbauen zu können.
Oft wird auch durch Einsamkeit, Langeweile, Stress und Ärger gegessen und vor allem genascht.
Viele Menschen sitzen nach Feierabend gemütlich vor dem Fernseher und naschen gerne die beliebten und üppigen Leckereien. Dazu schmecken auch noch ein bis zwei Bierchen oder vielleicht ein Wein.
Gerade beim Fernsehen verfügt man über keine Esskontrolle und langt tüchtig zu. Nach dem Abendprogramm geht man gut genährt ins Bett. Manche Kinder oder Erwachsene stehen sogar in der Nacht auf, gehen zum Kühlschrank und befriedigen ihren Heißhunger.

Kinder und Jugendliche neigen heute schon zu Übergewicht, sogar Fettleibigkeit. Sie sitzen den Vormittag, teilweise bis nachmittags, in der Schule und verbringen dann zusätzlich zu den Schularbeiten die Zeit am Computer mit diversen Spielen, Musik oder auch mit den Handys. Wegen der fehlenden regelmäßigen sportlichen Aktivitäten von früher wie u. a. Fußball, Fangen- und Versteckspiele, Seilhüpfen, Gummitwist, Ballspiele und Hüpfhäuschen klagen die Ärzte schon jetzt über zunehmende Rückenprobleme und starkes Übergewicht bei Kindern und Jugendlichen.
Falsche Ernährung mit Schnellgerichten, mal zwischendurch Fast Food, Hamburger mit Weißbrot, fette Bratwurst mit Pommes frites und Mayonnaise, Cola und gesüßte Getränke bringen das Fass zum Überlaufen.

Früher war dies, wie Sie aus eigener Erfahrung wissen, alles ganz anders.

In oder nach den schweren Kriegstagen hatte man keine Probleme mit dem Dicksein; im Gegenteil. Die Menschen waren dünn und hager, haben mit dem Hunger gekämpft. Alles konzentrierte sich darauf, etwas Essbares zu organisieren, um die Familie durchzubringen und sattzubekommen.

Die Hamster- und Tauschgeschäfte florierten und halfen, schlecht und recht zu überleben. Vielleicht können einige Gruppenteilnehmer aus ihrem Leben berichten, wie diverse Haushaltsgegenstände, Wäsche oder Wertsachen wie Uhren und Schmuck zum Überleben beigetragen haben. Die Familien waren recht groß und eine Kinderzahl von sechs bis zehn war keine Seltenheit. Die Großeltern und evtl. weitere Verwandte (Gote oder Tante) wohnten ebenfalls mit unter einem Dach.

Früher wurde sehr üppig und fettreich gegessen (fetter Schweinebauch, Speck, fette selbst gemachte Wurstwaren, Schinken), aber durch die lange, schwere körperliche Arbeit in der Landwirtschaft, Fabrik oder im Handwerk hat der Körper die Kalorien allesamt verarbeitet und somit nichts an Fettpölsterchen angesetzt.

Die Arbeitszeit betrug damals noch in den Fabriken oder Betrieben mindestens 45 Stunden in der Woche (Samstag war noch Arbeitstag).

12 Welche Gefahren bergen Übergewicht und Fettleibigkeit für unsere Gesundheit?

Herz- und Kreislauferkrankungen
Bluthochdruck, Arterienerkrankungen, erhöhter Cholesterinspiegel, Herzinfarkt, Schlaganfall

Stoffwechselerkrankungen
Diabetes (Zuckerkrankheit), Gicht, Rheuma

Rücken- und Gelenkprobleme
Fettleber
Krebs (Darm)
Atemnot

13 Geschichte: »Der neidische Handwerksbursch«

Nach Möglichkeit die gezeichnete Geschichte aus dem Buch mitverfolgen und genießen

Das Hähnerl hier ist für den Dicken.
Der Handwerksbursch fühlt Magenzwicken.
Die Zeitung ist oft intressant.
Ein Hähnerl nimmt man gern zur Hand.
Die Politik ist sehr belehrend.
Der Wohlgeruch ist manchmal störend.
Der Dicke schmaust, es perlt der Wein;
Der Handwerksbursch schaut neidisch drein.
Der Handwerksbursche, unverwandt,
Vertieft sich in den Gegenstand.
Auch das noch! – Es ist unerträglich! –
Er flötet so leger wie möglich.
Der Dicke schlürft mit viel Gefühl; –
Dem Handwerksburschen wird es schwül.
Er zahlt drei Kreuzer sehr verlegen,
Stolz nimmt sie der Herr Wirt entgegen.
Drei Taler zahlt der gnäd'ge Herr,
Da ist der Wirt schön höflicher.–
Die Sonne brennt, der Staub, der weht;
Der Dicke fährt, der Dünne geht. –
Der Handwerksbursche, froh und frei,
Ruht sanft im duft'gen Wiesenheu.
Der Dicke aber – autsch! mein Bein!–
Hat wieder heut das Zipperlein.

(Wilhelm Busch aus »Und die Moral von der Geschicht«)

14 Geschichte: »Der zerstreute Rektor«

Hierzu viel Spaß bei der Ansicht der Zeichnungen!

»Glückliche Reise, lieber Mann!
Und vergiss nicht, alle Tage ein frisch gewaschenes Hemd anzulegen!«

»Das war ein tüchtiger Weg! Da lob' ich mir ein frisches Hemd!«
»Ah! – die Wohltat nach dem Regen!«
»Du kommst mir recht bei der Hitze!«
»Da schau her, Frau! Bewegung und frische Luft, die tun halt gut!«
»O du vergessliches Ungetüm! Ich glaub' gar, du hast alle vier Hemden übereinander gezogen.«
»Nun, nun! Man kann halt nicht zugleich an alles denken!«
– So brummt der Rektor und zieht richtig vier Hemden aus.

(Wilhelm Busch aus »Und die Moral von der Geschicht«)

15 Welche Nahrungsmittel sollten wir vermeiden?

Kurz zusammengefasst (alles mit zu viel Zucker, Salz, Fett und diversen Zusätzen wie z. B. Glutamat (wirken geschmacksverbessernd auf Lebensmittel und Konserven))

Fleisch und Wurst
Gepökelte Fleischwaren (Kasseler), Speck, Bauchfleisch, diverse Bratwürste, Streichwurst, Salami

Fisch
Aal, Scholle, Thunfisch

Geflügel
Ente und Gans, Brathähnchen (möglichst die schöne knusprige Haut entfernen)

Pommes frites (zu viel Fett und Salz, ganz besonders wenn mit viel Mayonnaise)
zu viele Eier in der Woche
Butter oder Margarine ist heute noch ein Streitthema!

Kuchen und Gebäck
besonders Sahnetorten, Füllungen mit Sahne

Süßigkeiten
Schokolade, Pralinen, Schokoladenriegel mit Nüssen und Cremes, Gummibärchen, Popcorn süß oder salzig, Waffeln oder Schokoküsse, gebrannte Nüsse oder Mandeln, Erdnüsse mit Salz, Walnüsse, Salzstangen, Käsestangen, Laugengebäck (Brezeln), Kartoffelchips

Getränke
alle Getränke mit viel Zucker meiden!
Coca Cola, Pepsi Cola, Limonaden, Eistee
Bier und Wein in Maßen
möglichst keine Schnäpse

16 Nennen Sie gesunde Alternativen

frisches Obst, je nach Jahreszeit, Rohkost nach Saison
fettarme Produkte auch bei Fleisch und Wurst, Käse und Milch,
fettarme Joghurts mit frischen Früchten

Mineralwasser, Kräuter- und Früchtetees
Säfte gemischt mit Wasser

17 Sprichwörter und Redensarten

bei jemandem ins Fettnäpfchen treten (sich es durch Ungeschicklichkeit mit jemanden verderben)
Das dicke Ende kommt noch.
Das ist ein dickes Ding.
dick drinsitzen (wohlhabend sein)
dicke Freunde sein
dicke Luft wahrnehmen
dicke Ohren haben (sich schwerhörig stellen)
dicke Töne reden
Die dümmsten Bauern haben die dicksten Kartoffeln.
durch dick und dünn gehen (jemandem ohne Bedenken folgen, ihn auch in Schwierigkeiten nicht verlassen, Versprechen bei der Eheschließung: in guten und schlechten Tagen)

ein dickes Fell anschaffen/haben
ein Dickschädel sein
eine Frau dick machen (sie schwängern)
eine dicke Lippe riskieren
einen dicken Schädel (Kopf) haben (eigensinnig, unnachgiebig)

es dicke haben (viel Geld besitzen)
es faustdick hinter den Ohren haben
etwas (jemanden) dick(e) haben (es satthaben, seiner überdrüssig sein)
jemand in seinem eigenen Fette braten (backen) (mit seinen eigenen Waffen schlagen)
Kurz und dick gibt auch ein Stück.
mit jemandem dick sein
sein Fett kriegen (weghaben) (Strafe oder Schelte erhalten)
sich dicke tun (sich aufspielen, prahlen)
sich mit etwas dick machen (angeben, sich mit etwas brüsten, sich aufblasen)
von einem Fettnäpfchen ins andere treten (es sich mit allen verderben)
von seinem eigenen Fett zehren (von seinen Ersparnissen leben)
zu dick auftragen (übertreiben)

er (sie) frisst mir noch die Haare vom Kopfe

fressen wie ein Scheunendrescher (Bär, Werwolf, Schmiedeknecht, Holzmacher, Bürstenbinder, Bernhardiner)

18 Wie kann man das Dicksein modisch geschickt kaschieren?

gerade geschnittene Pullis, Blusen, T-Shirts oder Hemden tragen
keine großen Blumenmuster, keine Karomuster, keine Querstreifen
weit fallende und längere Sachen bevorzugen

19 Was können wir tun, um das Gewicht im Einklang zu halten? Hier ein paar wichtige Tipps

a) richtig essen und trinken

langsam essen und gut und lange kauen, die Verdauung beginnt bereits im Mund
wenn möglich, einen Salat vor der Mahlzeit essen
wenn Schokolade, dann solche mit hohem Kakaoanteil bevorzugen (weniger Zusatzstoffe)
überwiegend pflanzliche und fettarme Nahrungsmittel verwenden

am günstigsten sind drei Mahlzeiten am Tag (früher wurden fünf kleine Mahlzeiten als richtig erachtet)
nach 18.00 Uhr nichts mehr essen

ein Glas Wasser vor dem Essen nimmt das erste Hungergefühl
viel Flüssigkeit trinken – mindestens zwei Liter am Tag (außer bei Herzerkrankungen und bei Dialysepatienten)
bevorzugen Sie Wasser, Früchte- oder Kräutertees

Essensreste ruhig auf dem Teller lassen

b) regelmäßige Bewegung
Fitness in den Alltag einbauen

Treppe steigen   statt den Fahrstuhl/Lift nehmen
Einkaufen zu Fuß   statt mit dem Auto
Radeln   statt Autofahren

joggen oder walken
Nordic Walking mit den Stöcken
Mit dem Hund zwei- bis dreimal Gassi gehen
radeln auf dem Ergometer
regelmäßige Gymnastik (auch in Gruppen)
schwimmen, tanzen,
Ballspiele u. a. Federball, Tischtennis

c) regelmäßige Gewichtskontrolle

einmal wöchentlich

20 Gedicht: »Trimm dich!«

Fettwanst, der du bist, benimm dich
mäßiger bei Tisch, und trimm dich,
weg mit Speck und Doppelkinn,

nur wer trimmt, ist heute »in«.

Jetzt, im wunderschönen Lenz,
trimmt sogar die Prominenz,
und das Volk trimmt hintendrein,
niemand will ein Moppel sein.

Nun ade, Kartoffelklöße,
Braten, Torte, Majonäse,
Vater Jahn wird, Knie beugt,
eisern Reverenz erzeigt.

Und so hopsen sie durch's Grüne
mit verklärter Duldermiene,
ich dagegen denke laut:
Eisbein, Bier und Sauerkraut!

(Elisabeth Finke)

21 Je nach Zeitressource bietet sich das Vorlesen aus dem »Märchen vom Schlaraffenland« (von Ludwig Bechstein) an.

Hier kann auch über die leckeren Schlemmereien und Lieblingsspeisen der Gruppenteilnehmer erzählt werden.

22 Welche Alternativen gibt es noch, um viele Pfunde möglichst schnell zu verlieren?

FdH machen (Friss die Hälfte)
diverse Diäten (Kohl-, Kartoffel-, Eier-, Ananasdiät usw.)
Trennkost (Eiweiß und Kohlehydrate werden getrennt gegessen)

Null-Diät
Fasten
einen Obst- oder Reistag pro Woche einlegen
Abnehmkurs bei Weight Watchers belegen
Essen nach Punkten

Diätpillen, Abnehmsäfte, Appetitzügler, Abführmittel (Zäpfchen), Akupunktur, Sauna

Operation – Fettabsaugung
Operation – Magenring (Verkleinerung des Magens)

23 Gedicht: »Die Hungerkur«

Luise steigt, wie alle Tage,
gespannt auf die Personenwaage,
sie prüft ihr Idealgewicht,
sie kennt es, doch sie hat es nicht.

Nach wissenschaftlichem Kalkül
wiegt sie genau zehn Pfund zu viel,
und das, obwohl sie, wie sie sagt,
nur noch am Hungertuche nagt.

Luise, die erfolglos litt,
versetzt der Waage einen Tritt,
sodass das alberne Gerät
zur Strafe fast in Trümmer geht.

Und dann, besorgt um die Figur,
macht sie die nächste Hungerkur,
sie frisst Pralinen und sie trimmt,
der nächste Fußtritt kommt bestimmt.

(Elisabeth Finke)

24 Gefährliche Essstörungen

Da der »moderne Schlankheitswahn« überhandgenommen hat, wundert es niemanden mehr, dass die Essstörungen hauptsächlich bei jungen Mädchen und Frauen dramatisch zugenommen haben.
Die Schönheit definiert sich fast ausschließlich über »Schlanksein bis zum Skelett«. Man kann die Essstörungen in drei Gruppen unterteilen:

a) **Magersucht (Anorexia nervosa)**

Nahrungsverweigerung trotz Untergewicht
Die Krankheit kann sehr gefährlich werden und sogar tödlich enden.

b) **Ess-Brech-Sucht (Bulimie)**

anfallartiges Bauchvollschlagen und danach Erbrechen, um nicht dick zu werden (mindestens zweimal in der Woche)

c) **Ess- bzw. Fresssucht (Binge Eating)**

pummelige Pfunde anessen und trotz Diäten immer übergewichtiger und fetter werden (Völlerei)

25 Wissen Sie es?

Sagt Ihnen der Name »Bohnenstange Twiggy« noch etwas?
(Sie war ein britisches Magermodell mit streichholzdünnen Beinen, flachen Brüsten und schmalen Hüften aus den 60er-Jahren. Die Mädchen wollten wie sie eine Modelfigur unter 50 kg, um so eine Karriere auf dem Laufsteg machen zu können. Der Schlankheitswahn ist bis heute ungebrochen.)

Können Sie andere Bezeichnungen (Synonyme) für »dünn« nennen?
(fadendünn, mager, hager, schmächtig, knochig, schmal, dürr, rappeldürr, knochendürr, spindeldürr, klapperdürr, wie eine Bohnenstange, dünn wie ein Hering, wie ein Strich (in der Landschaft), nur Haut und Knochen, ein Schatten seiner selbst, auf den Hund gekommen, vom Fleisch gefallen, ausgemergelt)

Was versteht man unter dem sogenannten »Jojo-Effekt«?
(erneute Zunahme nach einer Schlankheitskur bei normalen Ess-Gewohnheiten)

Was hilft gegen Heißhunger?
(ein Glas Mineralwasser vor dem Essen trinken, kleine Portionen Rohkost, Obst, Salat oder Gemüse)

Was bedeutet der Ausspruch »Wer einmal aus dem Blechnapf frisst?«
(Der Blechnapf ist die Essschüssel der Strafgefangenen oder auch das Kochgeschirr der Soldaten.)

Kennen Sie den Begriff »Moby Dick«?
(Ein Wal. Die Geschichte ist ein 1851 in London und New York erschienener Roman von Hermann Melville, der als Film 1956 uraufgeführt wurde. Der Kapitän der Walfangexpedition namens Ahab, gespielt von Gregory Peck, will mit allen Mitteln den weißen Wal erlegen.)

Was versteht man unter dem Begriff »Hüftgold«?
(viel Speck, auch Rettungsringe genannt, um die Hüften)

Warum sind oftmals Köchinnen und Köche etwas korpulenter?
(Sie essen gerne, müssen die Speisen ja auch abschmecken)

Welche Tiere müssen sich den sogenannten »Winterspeck« anfressen, um über den Winter zu kommen?
(Igel, Murmeltiere, Haselmäuse und Fledermäuse.
Die Braunbären, Eichhörnchen und Maulwürfe erwachen öfters, um Nahrung zu sich zu nehmen (Winterruhe))

Welche Tiere bezeichnet man als »Dickhäuter«?
(Elefanten (wegen ihrer dicken Speckschicht), Flusspferde (Nilpferde), Nashörner und diverse Schweine)

Was verstehen Sie unter dem Begriff »Dicke Berta«? Die Männer dürften das wissen!
(Die »Dicke Berta« war die scherzhafte Bezeichnung des von der Firma Krupp im Ersten Weltkrieg gebauten schweren 42-cm-Mörsers. Sie war damals das schwerste Geschütz im Landkampf)

Wie sehen die japanischen Sumoringer aus? Können Sie sie etwas näher beschreiben?
(Das Sumoringen ist ein sehr alter Kampfsport mit strengen Kampf- und Kleidungsregeln. Die

Kämpfer müssen ein sehr hohes Körpergewicht, durchschnittlich etwa 150 kg, auf die Waage bringen. Ferner verfügen sie über enorme Körpermaße im Bauch-, Hüft- und Beinbereich. Der Schurz (Gürtel) besteht aus meterlangen Leibbinden, die um die Hüften gewickelt und zwischen den Beinen durchgeführt werden. An der Hinterseite wird er mit einem großen Knoten befestigt. Die Kämpfer tragen einen Haarknoten. Die Sumoringer genießen im Land eine hohe Anerkennung.)

Sammeln Sie bitte andere Bezeichnungen (Synonyme) für den Begriff »dick«!
(dickleibig, dickbauchig, dickwanstig, korpulent, füllig, rundlich, mollig, beleibt, wohlbeleibt, gut ernährt, wohlgenährt, fett, fettleibig, vollleibig, drall, prall, unförmig, schmerbäuchig, stattlich, vollschlank, pummelig, gut im Futter, gut gepolstert, vollgefressen)

Woher kennen Sie den Begriff »Schweinchen Dick«?
(Es gab 1972/73 Zeichentrickfilme (Walt Disney) im Fernsehen (ZDF), die sich »Die drei kleinen Schweinchen« nannten, und sie machten den Zuschauern immer Freude, weil sie sich ständig vor dem bösen Wolf schützen mussten.)

Kennen Sie das Kinderbuch »Die kleine Raupe Nimmersatt«?
Haben Sie Ihren Enkeln daraus vorgelesen?
(Es ist ein sehr beliebtes Papp-Bilderbuch mit Lochstanzung für Kinder ab einem Jahr. Es stammt von dem US-Kinderbuchautor Eric Carle.)

Wie lautete früher die Meinung bezüglich der Essensdauer »Wie man schafft (arbeitet), so isst man.«
(Heute gilt dieser Spruch medizinisch als falsch; weil zu schnelles und hastiges Essen bzw. Hinunterschlingen der Nahrung ungesund ist und krank machen kann.)

Nennen Sie die Essens-Faustregel, die seit langer Zeit bekannt ist!
(Frühstücken wie ein Kaiser, Mittagessen wie ein König und Abendessen wie ein Bettler)

Sollte man heute den Kindern oder Enkeln auch raten, den Teller restlos leer zu essen?
(Nein, wenn man sich satt fühlt, dann sollte man aufhören dürfen – auch wenn der Rest des Essens evtl. entsorgt werden muss.)

Wie stellte der bekannte Maler Peter Paul Rubens die Frauen auf seinen Gemälden dar?
(Er stellte die Frauen vollschlank, füllig und gut beleibt dar, siehe das Gemälde »Der Raub der Töchter des Leukippos«.)

**Die Künstlerin Niki de Saint Phalle (1930–2002) stellt die Frauenkörper wuchtig, voluminös

und drall dar. Wie nennt man die frechen, poppig (bunt und schrill) bemalten Skulpturen der Künstlerin, die öffentliche Plätze und Gebäude zieren?
(Nana-Frauen)

Können Sie den Begriff »Dicker Pitter« zuordnen?
(Es handelt sich hier um die St. Petersglocke, im Volksmund »Dicker Pitter« genannt, sie ist die Glocke 1 des Kölner Domgeläutes und eine der größten freischwingend geläuteten Glocken der Welt.)

Wie nennt man eine dicke und runde Anschlagssäule für die Außenwerbung, auf die Plakate geklebt werden können?
(Die ersten 100 Litfaßsäulen wurden 1855 in Berlin aufgestellt und nach ihrem Erfinder benannt.)

26 Gehirnjogging I: Brainstorming (Gedankensturm) zum Thema: »Sprichwörtersalat«

In jedem einzelnen Satz sind zwei Sprichwörter falsch kombiniert.
Wie müssen die beiden Sprichwörter richtig heißen?

Ein voller Bauch tut selten gut.
Ein voller Bauch studiert nicht gern.
Übermut tut selten gut.

Eigenlob ist gesund.
Eigenlob stinkt.
Lachen ist gesund.

Gebranntes Kind ist geduldig.
Gebranntes Kind scheut das Feuer.
Papier ist geduldig.

Wer den Schaden hat, wird Sturm ernten.
Wer den Schaden hat, braucht für den Spott nicht zu sorgen.
Wer Wind sät, wird Sturm ernten.

Eine Krähe macht noch keinen Sommer.
Eine Krähe hackt der anderen kein Auge aus.
Eine Schwalbe macht noch keinen Sommer.

Die Katze krümmt sich beizeiten.
Die Katze lässt das Mausen nicht.
Was ein Häkchen werden will, krümmt sich beizeiten.

Guter Rat ist ein sanftes Ruhekissen.
Guter Rat ist teuer.
Ein gutes Gewissen ist ein sanftes Ruhekissen.

Kinder und Narren haben kurze Beine.
Kinder und Narren sagen die Wahrheit.
Lügen haben kurze Beine.

Wer A sagt, hat Gold im Mund.
Wer A sagt, muss auch B sagen.
Morgenstund hat Gold im Mund.

Sich regen geht durch den Magen.
Sich regen bringt Segen.
Liebe geht durch den Magen.

27 Gehirnjogging II zum Thema: Bekannte Sprichwörter mit dem Anfangsbuchstaben »D«

Der erste Teil des Sprichwortes wird vorgegeben, der Rest wird von der Gruppe ergänzt!

Das dicke Ende	kommt noch.
Das passt wie die Faust	aufs Auge.
Das Tüpfelchen auf	dem I.
Das kann doch ein Blinder	mit Krückstock sehen.
Dagegen ist kein	Kraut gewachsen.
Der Krug geht so lange zum Brunnen	bis er bricht.
Der Mensch lebt nicht	vom Brot allein.

Der Apfel fällt nicht	weit vom Stamm.
Der Zweck heiligt	die Mittel.
Der backt auch nur	kleine Brötchen.
Der Horcher an der Wand	hört seine eigene Schand.
Der Mohr hat seine Schuldigkeit getan,	der Mohr kann gehen.
Die Katze lässt	das Mausen nicht.
Die Spatzen pfeifen es	vom Dach.
Die dümmsten Bauern haben	die dicksten Kartoffeln.
Die Axt im Haus	erspart den Zimmermann.
Doppelt genäht	hält besser.
Drum prüfe, wer sich ewig bindet,	ob sich nicht noch was Bessres findet.
Dumm geboren und	nichts dazugelernt.

28 Gehirnjogging III: Brainstorming (Gedankensturm) zum Thema: Arbeitsbereiche des Doktors (praktischer Arzt)

Überlegen Sie: Was wurde bei Ihnen schon alles untersucht?

Blutentnahme aus dem Finger bzw. aus der Armvene
Großes bzw. kleines Blutbild/Blutsenkung
Kontrolle von Urin/Stuhl

Kontrolle von Puls, Blutdruck
Lunge und Herztöne abhören
Abtasten des Bauchraumes
Kontrolle bei Erkältung oder Halsentzündung, Zunge raus mit Spatel
Ohrenspülung (Ohrenschmalz)

Wunden versorgen, Verbandswechsel, Fäden ziehen
Ängstliche und weinende Kleinkinder trösten bzw. ablenken
Impfungen bzw. Impfauffrischungen bei Wundstarrkrampf, Keuchhusten, Polio, Diphtherie, Hepatitis sowie bei jungen Mädchen Röteln oder auch bei geplanten Fernreisen

Gründliche Komplett-Untersuchung (einmal jährlich)
EKG
Vorsorge-Untersuchungen für die Haut, Prostata, Venen

Überweisungen an diverse Fachärzte wie Augenarzt, HNO, Hautarzt, Frauenarzt, Herzspezialist, Facharzt für Innere Medizin (Bauch, Darm)

Krankmeldung (bekannter gelber Zettel für den Arbeitgeber und die Krankenkasse)
Einweisungsschein für einen Krankenhaus-Aufenthalt (OP)
In dringenden Notfällen auch den Rettungswagen bestellen

Mitteilung bzw. Erklärung von Befunden (Untersuchung Fachärzte)

29 Gehirnjogging IV: Brainstorming (Gedankensturm) zum Thema: Großeinkauf im Kaufhaus, aber nur Artikel mit einem »D« am Anfang!

Lebensmittel
Dreieckskäse, Deli Reform (Margarine), Dörrfleisch, Dörrobst, Dosenmilch, Dosensuppen (Eintöpfe), Dosenfutter (Hunde und Katzen), dicke Bohnen, dicke Rippe aus der Metzgerei, Dill-Gewürz, Datteln, dunkles Mehl und dunkler Soßenbinder, dänisches Buttergebäck, Dinkelmehl, Dinkelbrot bzw. -brötchen

Getränke
Dickmilch, Dosenbier, Dornfelder Weine, Danziger Goldwasser, Doornkaat

Kuchen und Gebäck
Donuts (Kleingebäck), Donauwellen-Kuchen

Verschiedenes
Druckknöpfe, Decke, Dash-Waschmittel, Dudelsack, Diamanten, Diadem

Damen Ober- und Unterbekleidung
Damen-
-blusen, -pullis, -röcke, -kleider, -jacken, -kostüme, -hüte, -mützen, -kopftücher, -schals, -gürtel, -handschuhe, -strümpfe, -strumpfhosen, -kniestrümpfe, -söckchen, -hausschuhe, -schuhe, -handtasche, -geldbörse, -unterwäsche, -nachthemden

Damen-Schmuck
Damen-
-Ohrringe, -Halskette, -Armband, -Ringe, -Uhr

Damen-Utensilien
Damen-Lesebrille, -Sonnenbrille, -Seife, -Duschgel, -Badetuch, -Duschtuch

Damen Lederwaren
Handtasche, Aktentasche, Geldbörse, Dokumentenmappe

Dunkle Trauerkleidung

30 Gehirnjogging V: Brainstorming (Gedankensturm) zum Thema: »Zwillingswörter« mit »D«

Bitte ergänzen Sie das genannte erste Wort mit dem passenden Zwillingswort! Z. B. »auf Heller und Pfennig«

durch Mark	und	Bein
durch Nacht	und	Nebel
durch Stadt	und	Land
dann	und	wann
dick	und	dünn
dick	und	doof
drauf	und	dran
drehen	und	wenden
drunter	und	drüber

31 Gehirnjogging VI: Brainstorming (Gedankensturm) zum Thema: »Einer muss raus!«

In die nachfolgenden Begriffe hat sich jeweils einer eingeschlichen, der nicht hineinpasst? Welcher ist es?

Handtasche – Aktentasche – Reisetasche – **Maultasche**
(Maultasche = Nudelteigpastete)

Daunenfeder – Gänsefeder – **Rotfeder** – Pfauenfeder
(Rotfeder ist ein Fisch)

Schmerzpille – Schlankheitspille – **Pupille** – Antibabypille
(Pupille = Sehöffnung des Auges)

Thunfisch – Igelfisch – Lippfisch – **Backfisch**
(Backfisch =junges Mädchen)

Ente – Trabbi – **Dicke Berta** – Käfer
(Dicke Berta = Geschütz)

Bratwurst – Bockwurst – Fleischwurst – **Hanswurst**
(Hanswurst = alberner Mensch)

Welches dieser Lebewesen gehört nicht zu den Fischen?
Hai – Hering – Hecht – **Wal**
(der Wal ist kein Fisch = größtes Säugetier)

An welchem Tag der Woche essen fromme Christen kein Fleisch?
Sonntag – Dienstag – Mittwoch – **Freitag**
(Freitag, Todestag von Jesu am Karfreitag)

Ein festliches Mahl ist ein …?
Bankrott – Barett – **Bankett** – Bigott
(Ein Bankett)

Von wem stammt folgendes Zitat?
»Lasst wohlbeleibte Männer um mich sein mit glatten Köpfen und die nachts gut schlafen«

(Shakespeare »Julius Cäsar«)

Von wem stammt dieses Zitat?
Doch jeder Jüngling hat wohl mal 'n Hang fürs Küchenpersonal.
(Wilhelm Busch »Die fromme Helene«)

Woher kommt dieses Zitat?
»Friss, Vogel, oder stirb«
(Titel einer Schmähschrift auf Martin Luther)

32 Gehirnjogging VII: Brainstorming (Gedankensturm) zum Thema: Prominente mit dem Vornamen »Dieter«

Dieter Augustin (1934–1989)
Schauspieler, Komiker
besonders bekannt als Komiker in der Comedy-Reihe »Klimbim«(1973-1974)
Teilnahme in verschiedenen Fernsehserien wie »Der Kommissar« und »Die schnelle Gerdi«

Dieter Bohlen (geb. 1954)
Schlagersänger und Musiker, Komponist und Produzent
in den 80er-Jahren Mitglied des Pop-Duos »Modern Talking« mit Thomas Anders mit sehr vielen Hits
ständiges Jurymitglied in »Deutschland sucht den Superstar« (2002) und »Das Supertalent« (2007)
Produktionen für viele deutsche und internationale Künstler wie z. B. Semino Rossi und Andrea Berg
Die 2002 erschienene Autobiografie »Nichts als die Wahrheit« wurde zu einem Bestseller.
Dieter Bohlen hat diverse Werbeverträge mit bekannten Firmen abgeschlossen, z. B. früher mit »Müller Milch«.

Dieter Borsche (1909–1982)
deutscher Theater- und Filmschauspieler, spielte mit Ruth Leuwerik und Maria Schell
Spielfilme: »Nachtwache« (1949), »Königliche Hoheit« (1953), »Dr. Holl« (1951), »Fanfaren der Liebe« (1951), Edgar-Wallace-Filme (1961) und der Durbridge-Sechsteiler »Das Halstuch« (1962), Fernsehserie »Paul Temple« (1970)
Ab 1970 keine Film- und Fernsehrollen mehr, Tätigkeiten als Sprecher für Hörspiele und Lesungen im Radio.

Dieter (Didi) Hallervorden (geb. 1935)
Komiker, Kabarettist, Schauspieler, Sänger, Synchronsprecher, Moderator und Theaterleiter
gründete 1960 die Kabarettbühne »Die Wühlmäuse«
1975 Sketch-Reihe »Nonstop Nonsens« (Sketch: »Palim-Palim«)
1978 Lied »Du, die Wanne ist voll« im Duett mit Helga Feddersen
2013 Kinofilm »Sein letztes Rennen«

Dieter Thomas Heck (geb. 1937)
Moderator, Schlagersänger, Showmaster, Entertainer
Anfänge bei Radio Luxemburg, Europawelle Saar »Die deutsche Schlagerparade«,
1969–1984 die ZDF Hitparade (Schnellsprecher im Abspann)
1985–2007 die beliebte Sendung »Melodien für Millionen«, die Gala für die Deutsche Krebshilfe

Dieter Hildebrandt (1927–2013)
deutscher Kabarettist, Schauspieler und Buchautor
1956 Mitbegründer der »Münchner Lach- und Schießgesellschaft«
1973 »Notizen aus der Provinz«
1980 bis 2008 TV »Scheibenwischer«

Diether Krebs (1947–2000)
Schauspieler, Sänger, Komiker und Kabarettist
ab 1973 Fernsehserie »Ein Herz und eine Seele«, als Schwiegersohn von Alfred Tetzlaff (Ekel Alfred)
80er-Jahre: Sketche mit Rudi Carrell
1981 Komiker und Kabarettist in »Rudis Tagesschau«
1984 bis 1987 »Sketchup« zuerst mit Beatrice Richter, später mit Iris Berben
1991 als Sänger »Ich bin der Martin, ne«, Auftritte als Ökofreak im Rentierpullover und Zottelhaar

Dieter Kürten (geb. 1935)
Sportmoderator im Fernsehen, das »Aktuelle Sportstudio« im ZDF von 1967–2000, auch Reporter und Moderator bei Fußballspielen, Weltmeisterschaften und Olympischen Spielen
Litt seit 1994 an Herzproblemen und bekam 2011 einen Herzinfarkt.
Er ist Schirmherr der Kampagne gegen Lungenkrebs und Botschafter für die Kindernothilfe.

Dieter Nuhr (geb. 1960)
Kabarettist, Comedian, Autor und Moderator
Seit 1994 ist er solo unterwegs »Nuhr weiter so«.

Auftritte in diversen Kleinkunst-Szenen, zahlreiche Fernsehauftritte z. B. »Scheibenwischer«, »Die Harald Schmidt-Show« usw.
2009 Comedy Reihe »Nuhr so«
Deutscher Comedypreis 2009 und 2010 als bester Komiker
arbeitet als begeisterter Fotograf, stellt seine Bilder in Museen und Galerien aus

Dieter Pfaff (1947–2013)
Schauspieler
besonders in Erinnerung geblieben durch die Fernsehreihe »Der Fahnder« (Krimi 1984), als Psychotherapeut »Bloch« (2002) und Rechtsanwalt »Der Dicke«
Der Schauspieler erlag einem Krebsleiden.

Dieter Thoma (geb. 1969)
erfolgreicher deutscher Skispringer aus Hinterzarten
In den 1990er-Jahren gehörte er zu den weltweit besten Skispringern.
Rücktritt nach vielen Verletzungen und Operationen Ende 1999
Zurzeit Experte bei Skispring-Fernsehübertragungen, hält als Referent Vorträge über Motivation und Sport.

Dieter Wedel (geb. 1942)
deutscher Regisseur und Drehbuchautor
1972 erster Erfolg mit dem Dreiteiler »Einmal im Leben«, Geschichten eines Eigenheims; Familie Semmeling mit ihren Problemen beim Hausbau
1992 »Der große Bellheim«
1995 »Der Schattenmann«
1998 »Der König von St. Pauli«
2002 »Nibelungenfestspiele« in Worms als Regisseur und Intendant
2015 Intendant der Bad Hersfelder Festspiele
Der Regisseur wurde mit vielen Preisen und Ehrungen ausgezeichnet.

33 Gehirnjogging VIII: Brainstorming (Gedankensturm) zum Thema: Sehenswürdigkeiten der Stadt »Darmstadt«

Die Mathildenhöhe ist das Zentrum des Darmstädter Jugendstils.
Das Gesamtkunstwerk besteht aus:
Hochzeitsturm mit fünfzinniger Krone mit Turm und Sonnenuhr
1907–1908 errichtet, seit 1993 kann man im Hochzeitsturm heiraten
Ausstellungsgebäude und Museum, Künstlerkolonie, Künstlerhäusern sowie Platanenhain mit Hoetger Relief
Russische Kapelle mit Goldkuppeln
(Auftraggeber war der russische Zar Nikolaus II, der sie 1897–1899 erbauen ließ, um bei seinen Besuchen in Darmstadt den orthodoxen Gottesdienst feiern zu können.)

Glockenhof Schloss
Altes Rathaus
Liebighaus und Stadtmauer
Langer Ludwig
Hessisches Staatsarchiv und Hessisches Landesmuseum
»Waldspirale«(Hundertwasserhaus, Wohnkomplex des Wiener Künstlers)
Staatstheater
Kunsthalle am Steubenplatz
Centralstation (Kulturprogramme, Theater, Lesungen, Ausstellungen und Konzerte)
Parkanlagen: (Rosarium (Glaskuppel), Rosenhöhe, Prinz-Emil-Garten)
Eisenbahnmuseum
»Heinerfest« im Juli eines jeden Jahres

34 Wortsammlung mit »Dick« am Anfang des Wortes.

Bitte überlegen Sie!

Dick-
-blatt: Pflanzen (Fetthenne und Hauswurz)
-darm: hier wird der Speisebrei durch Wasserentzug eingedickt
-häuter: Tiergruppe (Elefanten, Nashörner, Flusspferde)
-kopf
-schädel

-macher
-mamsell
-milch: aus roher, geronnener Milch
-wurz (auch Kiel oder Rangen genannt)

Dick und Doof
im Dickicht leben

Dicke Bohne (Pferdebohne)
dicke Rippe (Fleischstück)
dicke Suppe (Eintopf)
dicke Tinte
Dickens, Charles (englischer Erzähler, »Oliver Twist«)
»**Mann, sind die Dickmann!**« (Werbung für Schokoküsse)

35 Wortsammlung mit »Fett« am Anfang oder Ende des Wortes

Fett-
-auge
-fleck, -farbe
-geschwulst, -gewebe
-henne
-kloß, -klops
-leibigkeit (-sucht), -leber
-napf (-näpfchen)
-rand
-sack
-säuren
-wanst

Backfett, Gänsefett, Wurstfett, Griebenfett, Pflanzenfett, Butterfett (Milch), **Kokosfett,**
Staufferfett
(salbenartiges, dunkelgelbes Schmiermittel für langsam laufende Maschinenteile, Schmelzpunkt etwa 85 Grad Celsius)

Melkfett
(Pflegecreme zum Schutz der Zitzen von Kühen, Stuten und anderen Milchtieren nach dem Melken)

Walfett
(zur Weiterverarbeitung für Margarine, Schuhcreme, Maschinenöl, Salben, Kosmetika, Seife und Parfüm)

Gleitfett
(für Waffen, Schießsport und Schützenbedarf)

50 % Fett in Trockenmasse
(Käse) wird auf der Packung abgekürzt als 50 % »Fett i. Tr.«.

36 Wortsammlung mit »Hunger« am Wortbeginn

Versuchen Sie einige bekannte Begriffe zu finden!

Hunger-
-blume (ist im Frühjahr zu finden, Gattung der Kreuzblütler)
-gefühl
-grube (bei schlecht ernährten Pferden und Rindern)
-haken

Hungers-
-not

Hunger
-ödem   (bei chronischer Unterernährung haben die hungernden Menschen einen dicken Bauch)
-steine   (sichtbar werdende Steine im Flussbett, bei Austrocknung des Flusses)
-tuch   (Fastentuch in der katholischen Kirche, bis heute in der Fastenzeit verwendet, um den Altar zu verhängen)
-wespen

37 Sprichwörter über Hunger

Hunger ist der beste Koch.
Der Hunger treibt's rein.
an den Hungerpfoten saugen (Hunger erleiden)
am Hungertuch nagen (darben, ärmlich leben)
Kohldampf schieben (Hunger haben)
Da (dort) ist Schmalhans Küchenmeister. (Hier gibt es wenig zu essen bzw. schlechte, knapp bemessene Kost.)
Hunger haben wie ein Bär (wie ein Löwe, wie ein Wolf)

38 Teekessel mit »dicken« Wortbegriffen

Viel Spaß beim Ergänzen!

Hier gilt es Wörter, die zwar gleich geschrieben werden, aber eine andere Bedeutung haben, zu erklären.

Auge	Sehkörper	schwimmt auf der Suppe (Fettauge)
Ball	Spielball	Festlichkeit/Opernball
Bauer	Landwirt	Schachfigur
Blase	Druckblase auf der Haut	Körperorgan
Brocken	Teilstück eines Brotes, Fleisch, Wurst	höchster Berg im Harz
Fliege	Insekt	Herren-Kleidungsstück
Kater	männliche Katze	Zustand nach übermäßigem Alkoholgenuss
Kohle	Begriff für Geld	Erz
Lippe	Mundöffnung	Fluss in Deutschland
Mandeln	Drüsen im Rachenraum	Nüsse zum Backen
Pension	Ruhestandsbezüge von Beamten	Gebäude mit Fremdenzimmern
Pickel	Hautveränderung	Spitzhacke
Po	Hinterteil	Fluss in Italien
Strauß	Blumengebinde	Vogel
Zeche	Rechnung in der Gastwirtschaft	Bergwerk

39 Lachen ist gesund

Steht eine sehr, sehr dicke Frau vorm Spiegel und fragt: »Spieglein, Spieglein an der Wand, wer ist die Schönste im ganzen Land?« Sagt der Spiegel: »Geh mal einen Schritt zur Seite, ich kann nichts sehen!«

»Jörg«, fragt der Deutschlehrer, »was meint man mit der inneren Stimme des Menschen?« – »Das Magenknurren.«

»Lotti, du bist aber schlank geworden!« – »Ja, das verdanke ich meiner chinesischen Diät!« – »Verrätst du sie mir?« – »Du musst nur drei Wochen lang täglich Hühnerbrühe essen.« – »Mit Reis?« – »Nein, mit Stäbchen!«

»Ab sofort vermeiden Sie bitte Zigaretten, Alkohol, fettes Essen, Süßigkeiten und Frauen«, rät der Arzt dem Patienten. »Und denken Sie immer daran: Sie brauchen dringend mehr Lebensfreude!«

Regine ist mit Mutti beim Arzt. Da sehen sie ein Skelett. »Was ist denn das?«, fragt Regine beklommen. »Das bleibt von einem verstorbenen Menschen übrig«, erklärt die Mama. »Ach nee«, sagt Regine, »dann kommt also nur der Speck in den Himmel …«

»Was glaubst du wohl, was kleinen Mädchen passiert, die ihr Essen nicht aufessen wollen?« – »Die bleiben schlank, werden später Fotomodell und verdienen einen Haufen Geld!«

Der Arzt untersucht einen wohlbeleibten Patienten. Er horcht hier, klopft da und greift dann zum Telefon: »Herbert, du interessierst dich doch für eine Wohnung, die demnächst frei wird. Ich weiß eine!«

»Stimmt es, dass Ihr Mann jetzt Gewichtheben trainiert?« – »Ja, er steht mehrmals am Tag aus seinem Sessel auf!«

»Junge, Junge! Du hast aber ziemliches Übergewicht bekommen!« – »Stimmt! Für mein Gewicht müsste ich zwei Meter groß sein. Aber ich kann essen und essen, was ich will – ich werde einfach nicht größer!«

Ein Mann studiert im Restaurant die Speisekarte. Schockiert über die hohen Preise fragt er seine Frau: »Na, was möchtest du essen, mein Dickerchen?«

Tina fragt Max: »Meinst du es wirklich ernst mit deiner Schlankheitskur?« – »Na, und wie! Ich lese in der Zeitung nicht einmal mehr das Fettgedruckte!«

Heini zu seinem Freund: »Sag mal, seit wann drehst du dir die Zigaretten selbst?« Freund: »Seitdem mir der Arzt sagte, ich solle mich mehr bewegen!«

»Sind wohl ein paar Pfunde zu viel?«, grinst der Ehemann, als seine Frau auf die Waage steigt. Schlagfertig erwidert sie daraufhin: »Nicht im Geringsten. Nur laut Tabelle müsste ich 30 Zentimeter größer sein!«

Der kleine Markus fragt seinen Vater: »Wozu brauchte man eigentlich Erdnüsse, als es noch keinen Fernseher gab?«

Der Arzt untersucht die übergewichtige Patientin und sagt: »Ich schreibe Ihnen hier ein Rezept auf.« – »Danke, Herr Doktor. Ich wusste gar nicht, dass Sie auch so gerne kochen wie ich.«

»Laura, iss doch deine Suppe auf«, ermahnt die Mutter. »Viele Kinder wären froh, wenn sie die Hälfte davon hätten.« – »Ich auch, Mami!«

Die Lehrerin fragt die kleine Lissi: »Was möchtest du mal werden?« – »Wenn ich so einen schönen Busen kriege wie Pamela Anderson, dann geh ich zum Film.« – »Und wenn nicht?« – »Dann werde ich halt Lehrerin!«

Warum wiegen verheiratete Frauen mehr als alleinstehende? Alleinstehende Frauen kommen nach Hause, sehen nach, was im Kühlschrank ist, und gehen ins Bett. Verheiratete Frauen kommen nach Hause, sehen nach, was im Bett ist, und gehen an den Kühlschrank.

40 Schlusslied und Verabschiedung

CD »Aber bitte mit Sahne« von Udo Jürgens

»Ei gude wie« – in Frankfurt am Maa

1 Vorbereitung

a) Dekoration

zum Naschen: kleine Frankfurter Würstchen, Apfelsaft und kleine Salzbrezeln

diverse Bücher (Buchmesse), ganz wichtig ist das Struwwelpeter-Buch

Ansichtskarten von der Stadt »Mainhattan« mit seiner Skyline
Wolkenkratzer der Banken und Versicherungen

Matchbox-Autos, Flugzeuge aus Holz, Blech oder Legosteinen,
Eisenbahn aus Holz, Frachtschiffe oder Segelboote
diverse Saurier aus Kunststoff (Senckenbergmuseum)
eine Flasche Apfelwein
einen Apfelweinkrug »Bembel«
original Apfelwein-Gläser (geripptes Glas)
die Zahl »Sieben« aus Holz oder Moosgummi (Anzahl der Kräuter)
Ansichtskarten vom »Ebbelwei-Express«

Bilder oder Zeitungsausschnitte von prominenten Frankfurtern
Prof. Bernhard Grzimek mit Stofftieren wie Giraffe, Affe, Löwe und Gepard
Heinz Schenk
Lia Wöhr
Johann Wolfgang von Goethe

b) Liedgut

Hessenlied: Da ist mein Heimatland, wo meine Wiege stand, im schönen, herrlichen Hessenland
Die Frau Rauscher aus der Klappergass
Es ist alles nur geliehen   Heinz Schenk
Im Blauen Bock   Heinz Schenk
Ja, wir Hessen …   Heinz Schenk und Günter Strack

2 Einleitung

Mit der Gruppe gemeinsam singen oder die CD »Hessenlied« hören

3 Einführung ins Thema

Jedem Menschen, egal ob Kind oder Erwachsenem, ist die Stadt Frankfurt am Main bekannt. Hierfür gibt es die verschiedensten Gründe, je nach Interessengebiet, Alter und Geschlecht dürfte das Spektrum sehr weit gefächert sein.
Die Kinder lernen die Stadt bei einem Schulausflug zum Zoo oder zum »Senckenbergmuseum« kennen. Liebhaber der Frankfurter Küche fühlen sich in Sachsenhausen oder Höchst gut aufgehoben. Freunde von Fachwerkhäusern und Altstadt treffen sich am Römerberg und genießen den Dom und die Paulskirche. Und so ist für jeden etwas Interessantes dabei und vieles, vieles mehr.

4 Biografisches Arbeiten

Beispiele der Lebenserinnerungen aus Kinder- und Jugendzeit

Sind Sie als Kind mit dem Frankfurter Dialekt konfrontiert worden? Haben Sie alles verstanden?

Haben Sie erlebt, dass »Städter« aufs Land kamen und Wertsachen (Uhren, Schmuck), Wäsche, Zigaretten gegen Naturalien getauscht haben (Kartoffeln, Butter, Speck, Zwiebeln)?

Hatten Sie früher auch ein »Struwwelpeter-Buch«?
Können Sie noch die einzelnen Geschichten daraus aufzählen?
Welche Geschichte war für Sie am schlimmsten?

Bei welchen Anlässen gab es bei Ihnen früher heiße Würstchen?
(Weihnachten, Silvester, Geburtstagsfeier o. Ä.)

Hatten Ihre Eltern/Großeltern auch eine Apfelwein-Korbflasche im Keller?
Können Sie sich noch an das blubbernde Glasröhrchen erinnern, aus dem durch den Gärvorgang die Gase entweichen konnten?

Haben Sie im Sommer auch Apfelwein (evtl. gemischt mit Wasser oder Limonade) getrunken?

Kennen Sie noch den beliebten, eiskalt getrunkenen Apfelkorn?

Was wissen Sie noch über Prof. Bernhard Grizmek?
Wofür hat er sich damals schon sehr eingesetzt?

5   Was ist Ihnen aus der Geschichte von Frankfurt/Main bekannt?

Nennen Sie Beispiele!

Furt der Franken 794
alte Kaiserpfalz
1245 wurde Frankfurt unmittelbare Reichsstadt
Eschenheimer Turm (Rest einer Befestigungsanlage von 1333)
Karl der Große

Mitte des 14. Jahrhunderts Zentrum des Tuchhandels, 300 Mitglieder der Weberzunft lagerten ihre Waren um den Römer (in den Gewölben)

seit 1562 Krönungsstadt der römischen-deutschen Kaiser; bis 1792 wurden im Dom zehn Kaiser gekrönt.
Im Krönungssaal (Römer) kann man die zehn gekrönten Häupter ansehen.

1848/49 tagte die deutsche Nationalversammlung in der Paulskirche und gilt seit dieser Zeit als »Wiege der Demokratie«.

alte Handels- und Messestadt

Im Zweiten Weltkrieg wurde Frankfurt durch Luftangriffe stark zerstört.
Am 22. März 1944 wurde die gesamte gotische Altstadt, mit ihren mittelalterlichen Bauten und Kunstdenkmälern fast völlig vernichtet. Auch der Römer, die Paulskirche, die Alte Oper usw. wurden nicht verschont. Nur der Dom blieb wie durch ein Wunder erhalten.

Mühsam wurden die Gebäude wieder hergestellt oder neu aufgebaut. Dieses kostete viel Zeit, Energie, Durchsetzungsvermögen und natürlich auch viel Geld.

6 Wichtige Informationen zur Stadt Frankfurt am Main

Frankfurt ist die größte Stadt in Hessen mit rund 700.000 Einwohnern und 43 Stadtteilen.

Folgende Stadtteile sind besonders hervorzuheben:

Altstadt	Römerberg, Dom, Paulskirche, Galerien, diverse Museen
Bergen-Enkheim	Seit 1974 wird der deutsche Literaturpreis vergeben; der »Stadtschreiber« von Bergen-Enkheim darf ein Jahr kostenlos im Stadtschreiberhaus wohnen und erhält ein Preisgeld von 20.000 Euro.
Dornbusch	Dichterviertel, Wohngegend für Frankfurter Prominente, Funkhaus des Hessischen Rundfunks (Figur von Onkel Otto)
Heddernheim	bekannt für die Kupferverarbeitung, Karneval und Umzug in »Klaa Paris«
Höchst	von 1863 bis Anfang des 21. Jahrhunderts stand die chemische Produktion des Industrieparks Höchst mit 90 Chemie- und Pharmaunternehmen im Mittelpunkt, jedoch auch ein interessantes Ausflugsziel mit einer Fachwerk-Altstadt, zwei Schlössern sowie dem Bolongaro-Palast mit Garten (Barockzeit), bekannt für seine Porzellanmanufaktur, »weißes Gold«.
Innenstadt	mit der größten Einkaufsstraße »die Zeil«, Hauptwache, Börse, Banken, Alte Oper
Niederrad	seit langer Zeit Galopp-Rennbahn. Sie wird bald Geschichte sein und neuen Verwendungszwecken Platz machen müssen.
Oberrad	gilt als »Gärtnerdorf« – hier wachsen alle Zutaten für die berühmte Frankfurter »Grie Soß« (Grüne Soße).
Ostend	ehemalige Großmarkthalle, jetzt Hochhausturm der Europäischen Zentralbank (EZB), Frankfurter Zoo
Sachsenhausen	Museumsmeile mit 13 Museen, Alt-Sachsenhausen mit diversen Gartenwirtschaften mit original Ebbelwoi (Apfelwein), Grüner Soße, Handkäs mit Musik, Rippchen und Kraut; viele Kneipen und Bars,

	früher Treffpunkt der Einheimischen, heute Gäste aus aller Welt
Westend	Hier findet man die hohen Bankentürme – aber auch Palmen- und botanischen Garten sowie das Senckenbergmuseum.

7 Was wissen Sie vom »Frankfurter Dialekt«?

Gedicht: »Mei Frankfort«

Es is kää Stadt uff der weite Welt,
die so mer wie mei Frankfort gefällt,
un es will mer net in mei Kopp enei:
Wie kann nor e Mensch net von Frankfort sei!
Un wär'sch e Engel un Sonnekalb,
e Fremder is immer von außerhalb!
Der beste Mensch is es Ärgernis,
wann er net ääch von Frankfort is.

(Friedrich Stoltze)

Gedicht: »Der Bäcker Beck«

In Frankfurt uff de Eck,
do wohnt der Bäcker Beck.
Der steckt soin Arsch zum Fenster raus
und säigt, es wär en Weck.
Do kumme die Leit gelaafe
und wolle den Weck sich kaafe.
Do streckt er'n wirrer roi
und säigt: der Weck?
Der Weck ist moi!

(Volksmund aus Frankfurt und Umgebung)

8 Können Sie die berüchtigten hessischen »Schimpfwörter« benennen oder erklären?

für Trottel
Dappes, Stoffel, Durmel, Olwel

für Plumpe
Uhfloat, Reff, Sauwätz

für Behäbige
Tranfunzel

für Eingeschnappte und Sture
Knäulkopp, Dickkopp, Säukopp

Bambelschnut, Dumm Kalb, Dummseffer, Fulder, Gewirroas, Maulforzer, Missgeburt, Miesepeter, Oas, Säuhund, Zorngickel

9 Welche Sehenswürdigkeiten der Stadt sind Ihnen bekannt?

Der »**eiserne Steg**« gilt als Wahrzeichen der Stadt und ist die historische Brücke über den Main (von der Frankfurter Altstadt zum gegenüberliegenden Stadtteil Sachsenhausen). Jeden zweiten Samstag findet hier der bekannte Flohmarkt statt. Heute hängen am Brückengeländer wie in Köln, Rom und Paris Vorhängeschlösser, eigentlich ja »Liebesschlösser«, die als Symbol ewiger Liebe und Treue verstanden werden sollen. Sie werden von den Liebespärchen aufgehängt und ersetzen die früher in die Baumrinde geschnitzten Herzen mit Anfangsbuchstaben der Liebenden.

Römerberg (zentraler Platz der Altstadt)
historisches Rathaus »Römer« mit Dreigiebel-Fassade

Der Römer ist Sitz der Stadtverwaltung (Oberbürgermeister und Standesamt).
Im Kaisersaal (erster Stock des Römers) kann man die zehn gekrönten Häupter ansehen und insgesamt 52 Bildnisse der Kaiser des Heiligen Römischen Reiches Deutscher Nation bestaunen.
Der Saal wird heute noch für Empfänge und andere Festivitäten genutzt, die die Stadt ausrichtet.

Auf dem Balkon des Rathauses wurden schon viele prominente Menschen, Politiker, Sportler, Fußballnationalmannschaften sowie hochadelige Häupter aus der ganzen Welt begrüßt und gefeiert. Sie tragen sich bei ihren Besuchen in das »Goldene Buch« der Stadt ein.
Zu nennen wären wie folgt:
Boxer Max Schmeling (1936)
John F. Kennedy (1963)
Jimmy Carter
Jassir Arafat
Michail Gorbatschow
Der Dalai Lama

Vor dem Rathaus steht der **»Justitia-Brunnen«**, genannt wird er auch **»Gerechtigkeitsbrunnen«**, dargestellt als Bronzefigur mit Richtschwert und Waage.

Sehenswert sind die historischen Fachwerkhäuser, die nach alten Plänen authentisch nachgebaut wurden, zum Stolz aller Frankfurter Bürger.

Paulskirche
Hier tagte 1848/49 die Deutsche Nationalversammlung; die Paulskirche gilt seitdem als »Wiege der deutschen Demokratie«. Früher war sie ein Gotteshaus, heute wird der Bau für Veranstaltungen genutzt, z. B. seit 1948 Verleihung des Friedenspreises des deutschen Buchhandels anlässlich der Frankfurter Buchmesse.

»Kaiser-Dom«
Schauplatz von zehn Kaiserkrönungen

Die »Alte Oper«
ist ein ehemaliges Opernhaus und wird heute als Konzert- und Veranstaltungshaus genutzt. Im Zweiten Weltkrieg wurde das Opernhaus durch einen Luftangriff zum 23. März 1944 stark zerstört und sollte Gerüchten zufolge 1965 gesprengt werden. Durch Bürgerinitiativen konnten in den ersten zwei Jahren 7 Millionen D-Mark aufgebracht werden für die Erhaltung und Sanierung der Ruine. Bis zur Wiedereröffnung kamen 15 Millionen D-Mark an Spenden zusammen. Im Jahre 1981 wurde das Haus als »Alte Oper« feierlich wiedereröffnet.

Goethe-Haus
Am Großen Hirschgraben 23 wurde Johann Wolfgang Goethe 1749 geboren. Nachdem das Haus im Zweiten Weltkrieg zerstört wurde, konnte es 1947 originalgetreu wieder aufgebaut werden.

10   Welche Speisen gelten als typisch »frankfurterisch«?

»Bethmännchen« und Brenten in der Weihnachtszeit
Bockwurst/Rindswurst
Fleischwurst
Frankfurter Kranz (Buttercreme-Backwerk, sehr kalorienreicher Rührkuchen)
Frankfurter Würstchen

»Grüne Soße«
- mit neuen Kartoffeln und gekochten Eiern
- mit Bratkartoffeln und Tafelspitz

»Handkäs mit Musik«
runde kleine Käse, die in Essig und Öl, mit etwas Kümmel und Zwiebeln eingelegt werden – die Musik machen die vielen rohen Zwiebeln nach dem Verzehr

Rippchen (gesolpert) mit Sauerkraut, Brot und Senf

11   Welche sieben Kräuter kommen in die »echte« Frankfurter »Grüne Soße« (»Grie Soß«)?

Borretsch
Kerbel
Kresse
Petersilie
Pimpernelle
Sauerampfer
Schnittlauch

Alternativ können auch eingesetzt werden, je nach Geschmack: Dill, Estragon, Spinatblätter und Zitronenmelisse.

12 Welches Getränk ist hier Kult?

Apfelwein aus grau-dunkelblauen Steingut- Karaffen, genannt »Bembel«
es gibt sie in allen Größen
spezielle Apfelwein-Gläser dazu, genannt »die Gerippten«
Apfelwein pur, sauer oder süß gespritzt (d. h. nur mit Wasser bzw. einem Teil Limonade verdünnt)

13 Was wissen Sie von dem Frankfurter Stadtoriginal Frau Rauscher (Fraa Rauscher)?

Die Frau Rauscher soll im 19. Jahrhundert in der Frankfurter Klappergass wirklich gelebt haben. Der sich zugetragene Vorfall wurde in Gedichtform gebracht und nach 1929 vertont. Heute ist es das bekannteste Frankfurter Ebbelwoilied.
Der Refrain lautet wie folgt:

»Die Fraa Rauscher aus de Klappergass, die hot e Beul am Ei,
ob's vom Rauscher, ob's vom Alde kimmt, des klärt die Polizei.«

Gemeint ist hierbei, dass die Frau Rauscher mit einer Beule am Kopf auf der Straße liegend vorgefunden wurde. Der Polizist hatte zu klären, ob die Beule durch ihren Ehemann oder durch den Verlust des Gleichgewichts infolge erhöhten Apfelweinkonsums zustande gekommen war. Der Fraa Rauscher wurde 1961 in der Klappergass ein Denkmal gewidmet (Fraa-Rauscher-Brunnen). Das Besondere an diesem Brunnen ist, dass er in unregelmäßigen Abständen aus dem Mund Wasser in Richtung der davor stehenden Touristen spuckt. Direkt neben dem Brunnen gibt es wieder die Apfelweinwirtschaft »Frau Rauscher« in Frankfurt-Sachsenhausen.

14 Das bekannte und beliebte Apfelwein-Lied von Heinz Schenk anhören

CD »Im Blauen Bock« aus der gleichnamigen Fernsehsendung

15 Welche Branchen bzw. welche große Firmen ließen sich in Frankfurt am Main nieder?

Erloschene Unternehmen bzw. Firmen

Lebensmittelmarkt J. Latscha	1920–1977

J. G. Mouson & Co, Seifen- und Lichterfabrik   1798–1986
Markenzeichen »mit der Postkutsche«
edle Toilettenseifen und Parfümartikel

Bankhaus Gebrüder Bethmann   1321–1987

TA Triumph-Adler AG   1880–1999
(zuerst Bau von Fahrrädern, dann Schreib-
maschinenproduktion, am Ende Autos)

Philipp Holzmann AG   1896–2000
Hoch- und Tiefbau, Kanal- und Brückenbau;
Wiederaufbau der »Alten Oper«

Heute modernes internationales Finanzzentrum sowie Industrie-, Messe- und Dienstleistungszentrum Frankfurt

Große Bankhäuser wie u. a. Deutsche Bank, Commerzbank

Höchst AG (bis 1974 Farbwerke Höchst AG)
(Produktion von Insulin und Penicillin)

Allianz-Gruppe, Firma Siemens, Continental, Degussa,
Deutsche Lufthansa AG, Fraport
Deutsche Bahn
Deutsche Post
Telekom
Metro-Großhandel

16 Kennen Sie bestimmte Messen, Veranstaltungen oder Feste in Frankfurt?

Messen
Frankfurter Buchmesse (größte Bücherschau der Welt) im Oktober (jährlich)
Internationale Automobilausstellung IAA Pkw im September (alle zwei Jahre)
Heimtextil im Januar (jährlich)

Veranstaltungen
Dippemess – Töpfermarkt (ursprünglich Steingut und Bembel), heute Jahrmarktsrummel und Mega-Volksfest

Grüne-Soße-Festival
Nacht der Museen
Rosen- und Lichterfest im Palmengarten
Höchster Schlossfest
Museumsufer-Fest (wird auf beiden Seiten des Mains gefeiert)

Wäldchestag (Frankfurter Nationalfeiertag) am Dienstag nach Pfingsten im Stadtwald gefeiert, arbeitsfreier Tag der Frankfurter

Weihnachtsmarkt auf dem historischen Römerberg mit Glühwein

gesellschaftlicher Höhepunkt des Jahres: Frankfurter Opernball

Radrennen »Rund um den Finanzplatz Eschborn-Frankfurt« am 1. Mai, bis 2013 »Rund um den Henninger Turm« genannt

Fußball-Veranstaltungen der »Eintracht Frankfurt«

regelmäßige Flohmärkte am »Eisernen Steg« (samstags)

17 Kennen Sie die wichtigsten Museen der Stadt?

Hier gibt es etwa 60 größere und kleine Museen und Ausstellungshäuser.
Die bekanntesten sind wie folgt:

Archäologisches Museum
Deutsches Architekturmuseum
Deutsches Filmmuseum
Dommuseum
Feuerwehrmuseum
Goethe-Haus und Goethe-Museum
Porzellan-Museum Frankfurt
Schirn Kunsthalle
Senckenberg Naturmuseum
Städel Museum
Struwwelpeter-Museum im Heinrich-Hoffmann-Haus
Weltkulturen Museum

18 Zusätzliche erwähnenswerte Sehenswürdigkeiten bzw. Freizeit-Angebote

Mainufer mit Museen und Galerien
Zoo mit Exotarium
Palmengarten mit Orchideenhaus – jahreszeitliche Blumenausstellungen

Rebstockbad – Erlebnisbad mit zwei Riesenrutschen

Börse – vor der Börse wachen die Symboltiere Bulle und Bär, 43 Meter hohe Kuppel, auch »Kapitalistendom« genannt

Deutsche Nationalbibliothek – Sammlung aller in Deutschland verlegten Veröffentlichungen in jeglicher Form

diverse Universitäten
Schauspiel Frankfurt
Tigerpalast Varieté Theater Frankfurt
Kulturzentrum »Batschkapp« – Rockklub mit alternativer Musik
Commerzbank-Arena Frankfurt (Waldstadion) – Fußball
Eintracht Frankfurt

19 Was ist das Besondere an einer großen Handelsstadt wie Frankfurt?

Frankfurt verfügt über sehr gute Verkehrsanbindungen in alle Richtungen. Die wichtigsten Verkehrsknoten sind:

Hauptbahnhof   Schnellverbindungen wie ICE, Regional-Bahnen, S-Bahnen und U-Bereiche, Busse, Fernbusse

Autobahnkreuz   gute Anbindung über Schnellstraßen

Main-Hafen   Umschlagknoten der Main-Schifffahrt

Internationaler Flughafen
größter deutscher Flughafen und weltweit bedeutendstes Luftfahrtdrehkreuz
Startbahn West wurde 1984 fertig –
während des Baues Demonstrationen und Protestaktionen

Terminal 1-3, Hochbahn »SkyLine«
Fluglärm, Nachtflug-Verbot

zur Geschichte: Da die Sowjetunion 1948 die Straßen- und Eisenbahnverbindungen nach West-Berlin sperrte, begann am 26. Juni 1948 bis Sept. 1949 die Versorgung der Berliner Bevölkerung aus der Luft (»**Rosinenbomber**«) durch die **Luftbrücke Frankfurt–Berlin**

20 Kennen Sie bekannte Frankfurter Persönlichkeiten aus Politik, Finanzen, Sport, Film und Fernsehen?

jetziger Oberbürgermeister   Peter Feldmann
Vorgänger   Petra Roth, Walter Wallmann, Rudi Arndt

Ehrenbürger der Stadt   Freiherr vom Stein

Bankhaus   Familie Rothschild

Unternehmer	Josef Neckermann
Unternehmer	Georg von Opel, Automobilhersteller
Unternehmer	Gref-Völsing – Produzent der bekannten, echten Frankfurter Rindswurst (Brühwürste aus reinem Rindfleisch)
Dichter	Johann Wolfgang zu Goethe
Arthur Schopenhauer	zog 1831 von Berlin nach Frankfurt.
Dr. Heinrich Hoffmann (1809–1894)	Arzt und Leitung für psychisch kranke Kinder. Er dichtete und zeichnete den »Struwwelpeter«, der 1845 veröffentlicht wurde.
Schwimmer	Michael Groß (Spitzname »Albatros«)
Radsport	Dietrich Thurau
Fußball	Andreas Möller, Birgit Prinz
Eiskunstlauf	Marika Kilius, Paarläuferin mit Hans Jürgen Bäumler, Olympia-Sieger und zweimalige Weltmeister in den Jahren 1963 und 1964
Dressurreiter	Josef Neckermann, Lieselotte Linsenhoff (Unternehmerin und Dressur-Reiterin)
jetziger Zoodirektor Vorgänger	Prof. Manfred Niekisch Prof. Bernhard Grzimek
Theater	Liesel Christ, Volksschauspielerin – Gründerin und Leiterin des Volkstheaters Frankfurt
	Wolf Schmidt in der Serie »Die Hesselbachs« als »Babba Hesselbach«
Fernsehen	Lia Wöhr: Schauspielerin, Regisseurin und Fernsehproduzentin; »Zum Blauen Bock«

Fernsehen	Margit Sponheimer, Schlagersängerin, Auftritte in der Mainzer Fastnacht
Geschichte	Anne Frank, Opfer des Holocaust, ermordet in Bergen-Belsen 1945, bekannt durch das »Tagebuch der Anne Frank«
Musiksendung	»Zum Blauen Bock«; zuerst mit Otto Höpfner, dann mit Heinz Schenk und Lia Wöhr

21 Frankfurt ist eine weltoffene Stadt!

Was bedeutet dies für die Menschen, die hier leben und arbeiten?

Frankfurt ist eine »multikulturelle Stadt« – sie ist vielfältig, international, tolerant und lebensbejahend.
Hier leben bis zu 170 Nationen zusammen.

Es gibt hier alle Einrichtungen des täglichen Lebens – von Sport bis Kultur. Für Verwaltungsangelegenheiten stehen bis zu 92 Konsulate zur Verfügung.

22 Wissen Sie es?

Wie kam Frankfurt zu seinem Namen?
(weil Frankfurt an einer »Furt« liegt und dort erbaut wurde; Furt ist die Bezeichnung für eine seichte, leicht überquerbare Stelle im Fluss)

Welche Städte liegen auch an einem Fluss bzw. haben auch in ihrem Namen die »Furt«?
(Erfurt, Furtwangen, Fürth, Klagenfurt (Österreich), Ochsenfurt, Schweinfurt, Straßfurt)

Wo ist die zweite Stadt mit gleichem Namen?
(Frankfurt an der Oder)

Mit welcher Stadt sind die Frankfurter angeblich ewig im Clinch?
(Offenbach)

Welche zwei Begriffe mit dem Wort »Gold« sind für die Stadt Frankfurt besonders wichtig?
(das **Goldene Buch** der Stadt – hier tragen sich alle »prominenten Besucher« der Stadt ein (Kaiser und Kanzler, Prinzen und Politiker, Sportler und Wissenschaftler, Musiker und Sänger)
Laut Informationsblatt von Dezember 2015 fehlen nur noch der Papst und US-Präsident Obama.

Die **»Goldene Bulle«** von 1356 war das wichtigste Grundgesetz des Heiligen Römischen Reiches und regelte die Modalitäten der Wahl und der Krönung der deutschen Könige (Kaiser Karl IV)
(das wertvolle Goldsiegel (sonst Blei) der Urkunde ist 6 cm breit und 0,6 cm hoch; Vorderseite: mit Motiven des thronenden Königs mit Reichsapfel und Zepter; Rückseite: Darstellung Roms)

Wer präsentierte ab 1952 die beliebte Radio-Sendung »Frankfurter Wecker« im Hessischen Rundfunk?
(Hörfunk Moderator Otto Höpfner)

Was meinen Sie zum Ausspruch »die sturen Hessen«? Wie könnte man dies erklären?
(Man sagt, die Hessen seien ein ganz, ganz besonderes Völkchen, ein besonderer Menschenschlag, also irgendwie etwas schwierig; entgegen den Rheinländern, die als »fröhliches Völkchen« beschrieben werden.)

Kennst du das Land, wo die Kartoffeln blüh'n
wo der Bauer den Pflug muss selber zieh'n
wo Magd und Knecht aus einer Schüssel essen
das ist das Land der sturen Oberhessen.

(Volksmund)

Was stellen Sie sich unter der Bezeichnung »blinder Hesse« vor?
(Die spöttische Bezeichnung stammt wahrscheinlich aus dem 16. Jahrhundert und war damals ein beliebtes Schimpfwort. Heute wird es nur noch wenig verwendet.)

Ist Ihnen die Radiosendung am Sonntag mit Heiner, Philipp und Babett noch in Erinnerung?
(Nach der herzlichen Begrüßung »Mahlzeit« unterhielten sich die Kunstfiguren in lockerer

Art und Weise und dem bekannten hessischen Dialekt über Themen aus Haus und Garten. Die Sendung »Für Stadt und Land« dauerte zehn Minuten und wurde immer sonntags zur Mittagszeit ausgestrahlt, in den 90er-Jahren wurde die Sendung eingestellt)

Welche prominente Person wurde früher mit dem Spitznamen »Dynamit Rudi« bezeichnet?
(Oberbürgermeister von Frankfurt, (1972–1977) Rudi Arndt, SPD-Politiker. Den Spitznamen bekam er, nachdem er die Idee geäußert haben soll, die »Alte Oper« nicht mehr aufzubauen, sondern aus Kostengründen sprengen zu lassen)

Was ist Ihnen zu »Bernhard Grzimek« alles in Erinnerung geblieben? (1909–1987)
(Direktor des Frankfurter Zoos (1945–1974)
Tiermediziner, Verhaltensforscher, Autor, Tierfilmer, Fernsehmoderator
erster Film »Kein Platz für wilde Tiere« (1956)
zweiter Film »Serengeti darf nicht sterben« (1959). Bei den Dreharbeiten dieses Dokumentarfilmes ist sein Sohn Michael mit dem Flugzeug abgestürzt.
Fernsehreihe der ARD »Ein Platz für Tiere« (1956–1980): bei den Fernsehauftritten brachte er jedes Mal ein anderes Tier mit in das Studio (Affe, Gepard und andere Raubtiere); am Schluss jeder Sendung forderte er die Fernsehzuschauer zu Spenden »Hilfe für die bedrohte Tierwelt« auf.
»Grzimeks Tierleben« in 13 Bänden (Enzyklopädie von 1967–1974)
1987 gestorben in Frankfurt – seine Urne wurde später in Afrika neben seinem Sohn Michael beigesetzt.)

Können Sie sich etwas unter dem Begriff »Hochstädter Schoppepetzer« vorstellen?
(Apfelwein der Kelterei Höhl)

Haben Sie schon einmal den »Ebbelwei-Express« genommen?
(Der Ebbelwei-Express ist ein bunter Straßenbahnwagen, der Touristen durch Frankfurt fährt. Die historische Trambahn fährt vom Römer zum Zoo, über den Main, nach Sachsenhausen, über den Main zurück zum Hauptbahnhof und zum Messegelände.
Die Dauer der Gesamttour beträgt ca. eine Stunde.
Die Tram fährt seit 1977 am Wochenende und an Feiertagen.
Im Wagen werden das »gute Stöffche«, Apfelsaft und Mineralwasser sowie Brezeln gereicht.)

Was ist das Besondere am Frankfurter Hauptbahnhof?
(Der Frankfurter Hauptbahnhof ist ein Kopfbahnhof, auch Sackbahnhof genannt; Sackbahnhof bedeutet, dass die Züge nicht durch den Bahnhof durchfahren können – stattdessen müssen sie in derselben Richtung wieder aus dem Bahnhof hinausfahren. In Deutschland gibt

es ca. 40 Kopfbahnhöfe; außer Frankfurt/Main Hbf. sind dies wie folgt: Hamburg Altona, Kiel, Leipzig, München, Stuttgart usw.)

Welcher Neubau-Turm wurde am 18. März 2015 in Frankfurt eingeweiht?
(die Zentrale der Europäischen Zentralbank (EZB). Der Gebäudekomplex besteht aus drei Elementen: der ehemaligen Großmarkthalle, dem 185 m hohen Nord- und 165 m hohen Südturm; sichtbar sind zwei ineinandergeschlungene Türme.)

Was können Sie sich unter der Zwiebelpflanze »Frankfurter Frühling« vorstellen?
(Es ist eine wunderschöne Tulpensorte in den Farben rot/weiß)

23 Gehirnjogging I: Brainstorming (Gedankensturm) zum Thema: Finden Sie das Gegenteil (Kontrast) des genannten ersten Wortes mit den Anfangsbuchstaben »F« und »M«

Fachmann	Laie
Fälschung	Original
Feuer	Wasser
Fluch	Segen
Flut	Ebbe
Freiwilligkeit	Zwang
Freude	Leid
Frühling	Herbst
fest	locker
freudig	lustlos
festhalten	loslassen
füllen	leeren
Mehrzahl	Einzahl
motivieren	demotivieren
minimal	maximal
mitleidig	hartherzig
mutig	ängstlich

24 Gehirnjogging II: Brainstorming (Gedankensturm): Versuchen Sie, Städtenamen zu sammeln, in denen ein Tier versteckt ist!

Aalen, Aschaffenburg
Bärental, Biberach bei Ulm
Dachsberg
Eberbach bei Heidelberg, Eberstadt bei Darmstadt, Eberswalde bei Berlin, Egelfingen
Falkenhagen, Finkenbach, Fischbach, Fuchstal
Geislingen bei Ulm, Geismar bei Göttingen
Hahnweiler, Hammelburg bei Schweinfurt, Hennef, Heringen bei Bad Hersfeld, Hirschegg, Hirschhorn/Neckar
Kälberbronn, Kassel, Katzenelnbogen bei Limburg, Kitzingen bei Würzburg, Künzelsau östl. von Heidelberg
Lammersdorf, Löwenstein
Meisenheim bei Bad Kreuznach
Oberwesel bei Koblenz, Ochsenfurt bei Würzburg, Ochsenhausen, Otterberg bei Kaiserslautern
Passau an der Donau
Rehau bei Hof, Rehbach, Roßdorf bei Darmstadt
Saulgau bei Tuttlingen, Schwandorf/Bayrischer Wald, Schwanheim bei Frankfurt/Main, Schweinsberg bei Marburg, Schweinfurt bei Würzburg, Stierstadt bei Kronberg/Ts., Stutensee
Tauberbischofsheim bei Würzburg, Tigerfeld
Walsrode bei Celle, Wesel bei Koblenz, Wolfhagen bei Kassel, Wolfenbüttel bei Braunschweig, Wolfsanger bei Kassel, Wolfsburg bei Braunschweig, Wolfegg, Wolfach, Wurmlingen
Ziegenhain bei Bad Hersfeld, Zwiesel/Bayrischer Wald

25 Gehirnjogging III: Brainstorming (Gedankensturm) – Sammeln Sie bitte Sprichwörter und Redensarten, in denen jeweils ein Tier vorkommt!

jemanden einen Bären aufbinden
auf der Bärenhaut liegen
Eher geht ein Kamel durch ein Nadelöhr.
mit den Wölfen heulen

sich aufs hohe Ross setzen
Einem geschenkten Gaul guckt man nicht ins Maul.
Der hat Augen wie ein Luchs.
Das geht auf keine Kuhhaut.
Wenn es dem Esel zu wohl wird, geht er aufs Eis.
Der Esel nennt sich immer zuerst.
sich zum Affen machen
den Bock zum Gärtner machen
flink wie ein Wiesel
Man soll keine Perlen vor die Säue werfen.
nicht die Katze im Sack kaufen
Die Katze lässt das Mausen nicht.
am Katzentisch essen müssen
Da möchte ich Mäuschen spielen.
am liebsten in ein Mauseloch kriechen wollen
Ein blindes Huhn findet auch ein Korn.
sich aufplustern wie ein Pfau
eine Schlange am Busen nähren
Die Ratten verlassen das sinkende Schiff.
Mit Speck fängt man Mäuse.
aus einer Mücke einen Elefanten machen
In der Not frisst der Teufel Fliegen.
zwei Fliegen mit einer Klappe schlagen
einen Sack Flöhe hüten
Der hört die Flöhe husten.
Dem ist eine Laus über die Leber gelaufen.
eine Laus in den Pelz setzen
emsig wie eine Ameise

26 Gehirnjogging IV: Brainstorming (Gedankensturm) zum Thema: Suchen Sie Begriffe, die einen Tiernamen enthalten!

Adlerhorst, **Affen**theater, **Ameisen**bär, Bundes**adler**
Bärenhunger, **Bären**tatze, **Bär**lauch, Rot**barsch**
Frech**dachs**, Haus**drachen**
Eselsbrücke

Falkenauge, Fischaugen, Froschnatur, Fliegengewicht, Flohmarkt
Goldfasan, Goldfisch, Grünfink, Wetterfrosch, Rotfuchs
Gänseliesel, Gänsewein, Graugans
Hahnenkamm, Hasenfuß, Hasenpfeffer, Hühneraugen, Hühnereier, Wasserhahn, Goldhamster, Legehühner
Katzenjammer, Krokodilstränen, Kuckucksei, Laufkatze, Meerkatze
Löwenzahn, Opferlamm, Haubenlerche, Salonlöwe
Mausefalle, Kirchenmaus, Mottenkugel, Blaumeise, Silbermöwe, Grasmücke
Hornochse, Fischotter
Pfauenauge, Pferdeäpfel, Ponykutsche
Rabenvater/Rabenmutter, Wanderratte, Graureiher
Sauwetter, Schwalbenschwanz, Schweinsohr, Brillenschlange, Glücksschwein
Spinnennetz, Dreckspatz, Filmstar
Brieftaube
Vogelbeere
Bücherwurm, Bandwurm, Fleischwolf, Grauwal, Ohrwurm
Ziegenpeter, Meckerziege

27 Gehirnjogging V: Brainstorming (Gedankensturm) zum Thema: In welchen Pflanzen haben sich Tiernamen versteckt?

Bärentraube
Elefantengras
Fliegenpilz, Fuchsie
Gänseblümchen
Habichtskraut, Hahnenfuß, Hasenklee, Hummelragwurz, Hundsveilchen, Fetthenne
Katzenpfötchen, Kuckucksblume, Kuhblume
Läusekraut, Lerchensporn, Löwenmäulchen
Ochsenzunge
Reiherschnabel
Storchschnabel
Tigerlilie
Wolfsmilch

28 Gehirnjogging VI: Brainstorming (Gedankensturm) zum Thema: »Einer muss raus!«

Ein Begriff passt nicht zu den anderen und soll ausgeschlossen werden. Bitte finden Sie ihn heraus!

Koblenz, Duisburg, **Frankfurt**, Köln, Düsseldorf
raus muss: Frankfurt – liegt nicht am Rhein, sondern am Main

Motorboot, Dampfer, Jolle, **Buddelschiff**, Kanu
raus muss: Buddelschiff, hiermit ist kein Transport möglich

Gips, Steine, Sand, **Kork**, Zement
raus muss: Kork kann nicht als Baumaterial benutzt werden

Papier, **Wasser**, Benzin, Kohle, Holz
raus muss: Wasser ist kein Brennstoff

Gänsegeier, Bartgeier, **Pleitegeier**, Königsgeier
raus muss: Pleitegeier, hier die Bezeichnung für einen zahlungsunfähigen Menschen

Reisebus, Omnibus, **Bambus**, Bahnbus
raus muss: Bambus ist eine tropische Pflanze

Klapperschlange, Sandschlange, **Warteschlange**, Natter
raus muss: Warteschlange, wartende Personen bei Ämtern, Banken usw.

Einfamilienhaus, Wolkenkratzer, **Iglu**, Bungalow, Fachwerkhaus
raus muss: Iglu, es ist das Schneehaus der Eskimos

Rattenfänger zu Hameln, Loreley, Rübezahl, Baron Münchhausen, **Onkel Otto**
raus muss: Onkel Otto ist das beliebte Pausenzeichen im ersten Fernsehprogramm ARD

Bruttolohn, Hungerlohn, **Iserlohn**, Monatslohn, Tagelohn
raus muss: die Stadt Iserlohn, alles andere sind Arbeitsentgelte

Wechselgeld, Bargeld, **Fersengeld**, Buchgeld

raus muss: Fersengeld, wer Fersengeld gibt, der flüchtet, flieht ohne zu kämpfen oder ohne zu zahlen

Taschendieb, Ladendieb, **Hühnerdieb,** Hoteldieb
raus muss: Hühnerdieb, es ist der Name vom Fuchs

Taunus, Vogelsberg, **Tatra,** Rhön, Harz
raus muss: Tatra, Gebirge in der Slowakei

Main, Donau, **Nil,** Rhein, Po
raus muss: Nil, der Fluss ist in Afrika

Scheck, Devisen, **Beutel,** Geld, Kreditkarte
raus muss: Beutel ist kein Zahlungsmittel

Allee, **Fußweg,** Autobahn, Kanal, Fluss
raus muss: Fußweg ist keine Wasserstraße oder Straße

29 Gehirnjogging VII: Brainstorming (Gedankensturm) zum Thema: »reich«

Nennen Sie reale und fiktive Personen, d. h. Prominente aus dem öffentlichen Leben und frei erfundene Personen aus Film, Comics und Büchern, die »im Geld schwimmen«.

reale Personen
Albrecht, Karl und Theo   ALDI Nord und Süd

Flick-Erben   Rüstungsbetrieb im Krieg, Eisen- und Stahlwerke
Fam. Oetker   Dr. Oetker Backwaren
Fam. Otto   Otto-Versand
Fam. Quandt   BMW
Gates, Bill (USA)   Microsoft-Mitbegründer
Horten   Kaufhauskonzern
Königshäuser in Saudi Arabien und Brunei
Krösus   letzter König in Kleinasien; 555 v. Chr. War für seinen Wohlstand

	und seine Freigiebigkeit bekannt. Sprichwort: »reich wie Krösus sein« bzw. »kein Krösus sein«.
Porsche und Piëch	Automobilhandel
Rockefeller J. D.	Grundstücke für Wolkenkratzer/Metropole New York City
Schumacher, Michael	Formel-1-Pilot

fiktive Personen

Dagobert Duck	der geizige Onkel Dagobert, Comicfigur von Walt Disney
Uncle Sam	Sinnbild der USA

30 Lachen ist gesund

Kommt ein Kunde in die Bank und sagt zum Schalterangestellten: »Sagen Sie mir meinen Kontostand, aber schnell, Sie Idiot!« – »Wa... was haben Sie gesagt?«, stottert der Schalterangestellte. – »Sagen Sie mir meinen Kontostand, aber schnell, Sie Idiot!« – »Also, das ist ja wohl eine Unverschämtheit! Das brauche ich mir wirklich nicht gefallen zu lassen, so von Ihnen bezeichnet zu werden!«, empört sich der Bankangestellte, geht zum Direktor und beschwert sich. Der Direktor fragt: »Wie viel Geld hat der Mann auf seinem Konto?« – »Drei Millionen.« – »Na, dann sagen Sie ihm seinen Kontostand, aber schnell, Sie Idiot!«

Babette hebt am Bankschalter ihr ganzes Geld ab. Nach zehn Minuten kommt sie zurück und zahlt alles wieder ein. »Warum hast du dein Geld überhaupt abgehoben?«, fragt der Kassierer. – »Ich hab nachgezählt, ob noch alles da ist.«

Zwei Geschäftsleute unterhalten sich. »Ich sitze gerade völlig auf dem Trockenen«, sagt der eine. Meint der andere: »Hast du vielleicht ein Glück! Mir steht das Wasser bis zum Hals …«

Heiner jubelt: »Meiner Frau wurde vor zwei Wochen die Kreditkarte gestohlen.« – »Und da freust du dich?«, staunt sein bester Kumpel. »Aber ja, schließlich gibt der Dieb viel weniger aus als meine Frau.«

»Unsere Bank scheint kurz vor der Pleite zu stehen. Heute habe ich einen Scheck über 1000 Euro vorgelegt, und sie mussten zugeben, dass er nicht gedeckt ist.«

»Womit wurde dein Bruder in den USA so reich?« – »Er ist Juwelier und hatte eine Superidee. Anstatt Eheringe zu verkaufen, vermietet er sie.«

»Haben Sie in Ihrer Familie einen Fall von Geistesgestörtheit gehabt?«, fragt der Nervenarzt. »Ja, Herr Doktor, meine Schwester hat einem Millionär einen Korb gegeben.«

Meint ein Firmenchef zum anderen: »Du, ich hab einen Friseur als Buchhalter eingestellt.« – »Was? Der kann deine Bücher führen?« – »Wieso führen? Frisieren, Mann, frisieren!«

Zwei Studenten kommen im Hörsaal ins Gespräch. »Wovon lebst du?«, will der eine vom anderen wissen. »Ich schreibe«, antwortet dieser. »Und was?«, fragt der andere Student neugierig. »Nach Hause, dass ich Geld brauche!«

Der Kunde im Taxi beschwert sich: »Geht das nicht ein bisschen schneller? Ich muss gleich am Flughafen sein!« Meint der Taxifahrer: »Machen Sie sich keine Sorgen, das Flugzeug fliegt sicher sowieso nicht pünktlich ab!« Darauf der Kunde: »Ganz bestimmt nicht, ich bin nämlich der Pilot!«

Otto kommt aus dem Urlaub zurück. Am Flughafen fragt ihn ein Zollbeamter: »Zigaretten, Zigarren, Tee, Schnaps, Kaffee?« Darauf Otto: »Vielen Dank, sehr aufmerksam, aber kein Bedarf – davon habe ich selbst den ganzen Koffer voll!«

Ein Bahn-Sprecher zu Bauer Philipp: »Die ICE-Trasse wird durch Ihr Haus führen. Sie werden dafür natürlich entschädigt.« Sagt der Bauer: »Okay, aber glauben Sie ja nicht, dass ich jedes Mal die Tür aufhalte, wenn der Zug kommt!«

Der Angeklagte verteidigt sich hartnäckig: »Ich gebe ja zu, dass ich mitten auf der Autobahn kniete. Aber das beweist doch nicht, dass ich betrunken war!« – »Nicht unbedingt«, lenkt der Richter ein, »aber wie erklären Sie sich, dass Sie versucht haben, den Mittelstreifen aufzurollen?«

»Stell dir vor, ich habe beim Rennen 500 Euro verloren!« – »Selber schuld. Was rennst du auch so?«

Diesmal ging der Schulausflug in den Zoo. Am nächsten Tag sollen die Schüler einen Aufsatz über den Ausflug schreiben. Lissi muss vorlesen: »Gestern im Zoo sahen wir den Direktor unserer Schule, unsere Lehrer und noch andere Affen und Nashörner!«

Klein-Fritz geht mit seinem Vater in den Zoo. Bei den Kamelen bleibt der Bub stehen und fragt: »Papa, heiraten Kamele auch?« – »Klar, mein Junge, nur Kamele heiraten!«

Vater und Sohn im Zoo. Sohn: »Papi, warum sind eigentlich die Elefanten so groß?« Vater:

»Keine Ahnung.« Sohn: »Und warum haben die Löwen eine lange Mähne?« Vater: »Weiß ich nicht.« Sohn: »Stören dich meine Fragen?« Vater: »Nein, ganz im Gegenteil! Frag nur weiter, sonst lernst du ja nichts.«

Zwei Freunde unterhalten sich. Fragt der eine: »Und, wie hat es dir im Zoo gefallen?« – »Total klasse!«, freut sich der andere. »Da laufen ja alle Schimpfwörter lebendig herum!«

Zwei Polizeibeamte finden eine Leiche vor dem Gymnasium. Nun sollen sie einen Bericht schreiben. Fragt der eine: »Du, wie schreibt man eigentlich Gymnasium?« Der andere überlegt kurz und sagt: »Keine Ahnung, schleppen wir ihn zur Post.«

»Können Sie mir helfen, Herr Polizist?«, fragt ein Mann auf der Revierwache verzweifelt. »Ich habe meinen Namen vergessen.« – »Bestimmt. Aber nun erst mal schön der Reihe nach. Wie heißen Sie?«

»Mami, was ist der Unterschied zwischen Stadtvätern und richtigen Vätern?« – »Normalerweise machen Söhne Schulden und die Väter zahlen sie. Bei den Stadtvätern ist es umgekehrt.«

Herr Christ kommt in eine Tierhandlung, schaut sich eine Weile suchend um und fragt dann den Verkäufer: »Haben Sie denn auch einen Affen?« – »Klar«, antwortet der Lehrling, »ich rufe mal eben den Chef.«

31 Schlusslied und Verabschiedung

CD anhören: »Alles nur geliehen« von Heinz Schenk

Quellennachweis

»Aus dem Dorfleben« – Alltägliches, Sitten, Gebräuche und Traditionen aus früherer Zeit,
September 2014
Herausgeber: Arbeitsgemeinschaft Regionalgeschichte Lißberg
(A Rg L)

Bertelsmann Lexikon, Band 1–10, Bertelsmann Lexikothek,
Verlag für Bildungssysteme GmbH, Gütersloh, 1982 L

Bundesverband Gedächtnistraining e. V. Windeck-Herchen
Ganzheitliches Gedächtnistraining, Trainingsmappe Grundkurs
Ganzheitliches Gedächtnistraining, Trainingsmappe 2
Gedächtnistraining, Arbeitsmappe 1 für 15 Stundenentwürfe

»Die Dreschmaschin kimmt!« – Erinnerungen an die »besonderen Tage« im dörflichen Alltag,
September 2013
Herausgeber: Arbeitsgemeinschaft Regionalgeschichte Lißberg
(A Rg L)

Drei Minuten täglich – Geschichten für jeden Tag
Herbert und Martha Berger, Bechtermünz Verlag
ISBN 3-86 047-495-2

Geschichte ›Tischsitten‹ aus Ulrike Strätling, Als die Kaffeemühle streikte,
Brunnen Verlag, 9. Aufl. Gießen 2014
www.brunnen-verlag.de

Geschichte »Omas Kuchen ist der beste«
aus Ulrike Strätling, Omas Kuchen ist der beste
Brunnen Verlag, 5. Aufl. Gießen 2014
www.brunnen-verlag.de

»Sitzt e Wärmsche uff'm Tärmsche« – Die schönsten hessischen Kinderreime
CoCon-Verlag Hanau

Der ewige Brunnen (Ein Hausbuch deutscher Dichtung),
Ludwig Reiners, Verlag C. H. Beck, München, 1997

Der Struwwelpeter
von Dr. Heinrich Hoffmann

Fröhliche Runde mit Senioren, Band 2, Marie Jürgenmeyer,
Francke Verlag Marburg/Lahn 1998

Gedächtnistraining für Senioren, Gisela Schmidt,
Don Bosco Medien GmbH, München, 1993

Heitere Geschichten und Gedichte für 101 Tage,
Sonderausgabe für den Weltbild-Verlag Augsburg

Kinderlied und Kinderreim, Heinrich Pleticha,
Sonderausgabe für Flechsig-Buchvertrieb, Würzburg, 2000

Kreuzwort-Rätsel-Lexikon, Erich Maier (Taschenbuch)
Buch und Zeit Verlagsgesellschaft mbH, Köln

Lexikon der sprichwörtlichen Redensarten, Lutz Röhrich,
Band 1–3
Herder Verlag Freiburg, 1994

Max und Moritz – Eine Bubengeschichte in sieben Streichen
von Wilhelm Busch

Und die Moral von der Geschicht
Gesamtausgabe 1. Band,
Wilhelm Busch, Bertelsmann Lesering

Was blüht denn da? Dietmar Aichele
Kosmos-Gesellschaft der Naturfreunde,
Franckh'sche Verlagshandlung W. Keller & Co. Stuttgart, 1975

Geschichte »Meine Großmutter« von Ilse Schweizer
aus »Die Weisheit der Jahre schenkt den Kindern Glück«
Verlag an der Isenburg, Lizenzausgabe für LOGO Buchversand GmbH, Bendorf

Zwei rechts, zwei links, Elisabeth Finke
Band 1

Verlag: Gerhard Aumann, Arolsen, 1988

Geschichte »Oma Reinicke« von Brigitta Wöstefeld
aus »Damals bei Oma und Opa – Zeitzeugen erinnern sich an ihre Großeltern«
Zeitgut Verlag, Berlin 2010
ISBN 978-3-86 614-179-7
www.zeitgut.com

Geschichte »Wie Hans im Glück« von Elisabeth Schmack
aus »Hungern und hoffen – Jugend in Deutschland 1945–1950«
Zeitgut Band 10, Zeitgut Verlag, Berlin 2000
ISBN 3-93 3336-06-6
www.zeitgut.com

Thema Nr. 1: Oma und Opa – unersetzbare Großeltern

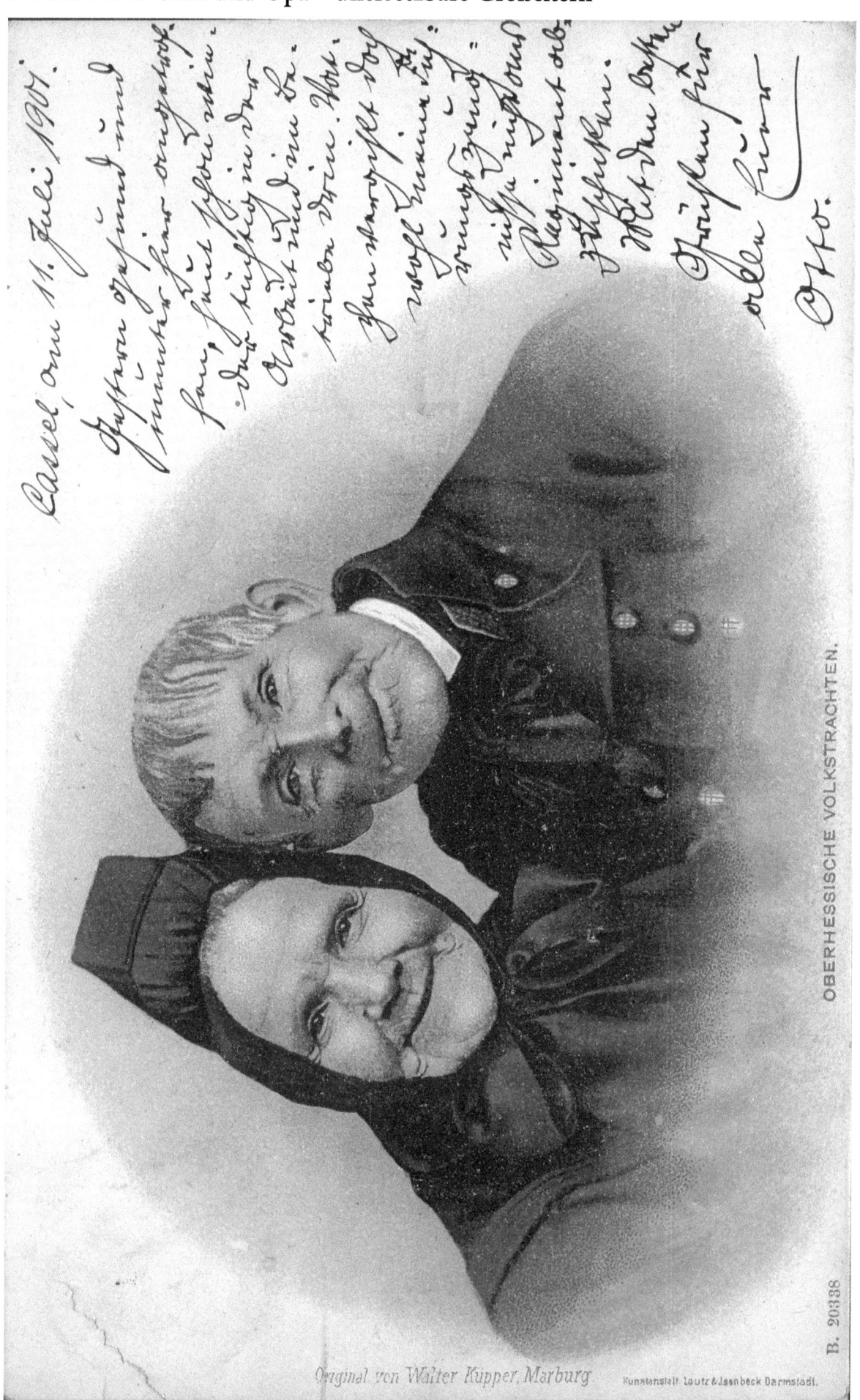

Aus der Ansichtskartenserie »Oberhessische Volkstrachten« aus dem Verlag Walter Küpper in Marburg. Heimatsammlung Harald WARNAT, Gedern

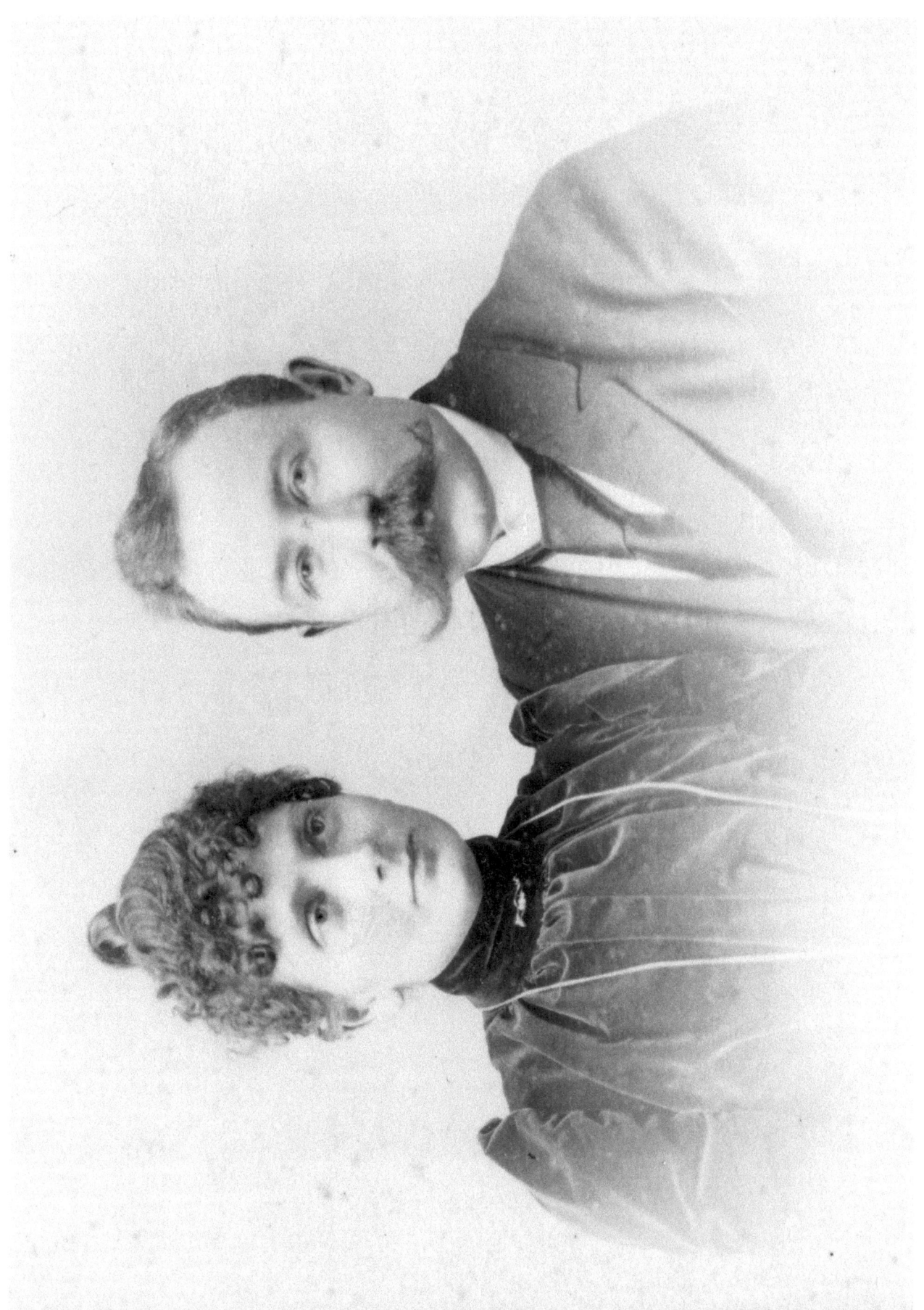

Dieses Kabinettfoto aus dem Atelier Hermann Paar in Nidda zeigt ein Ehepaar um die Jahrtausendwende.
Heimatsammlung Harald WARNAT, Gedern

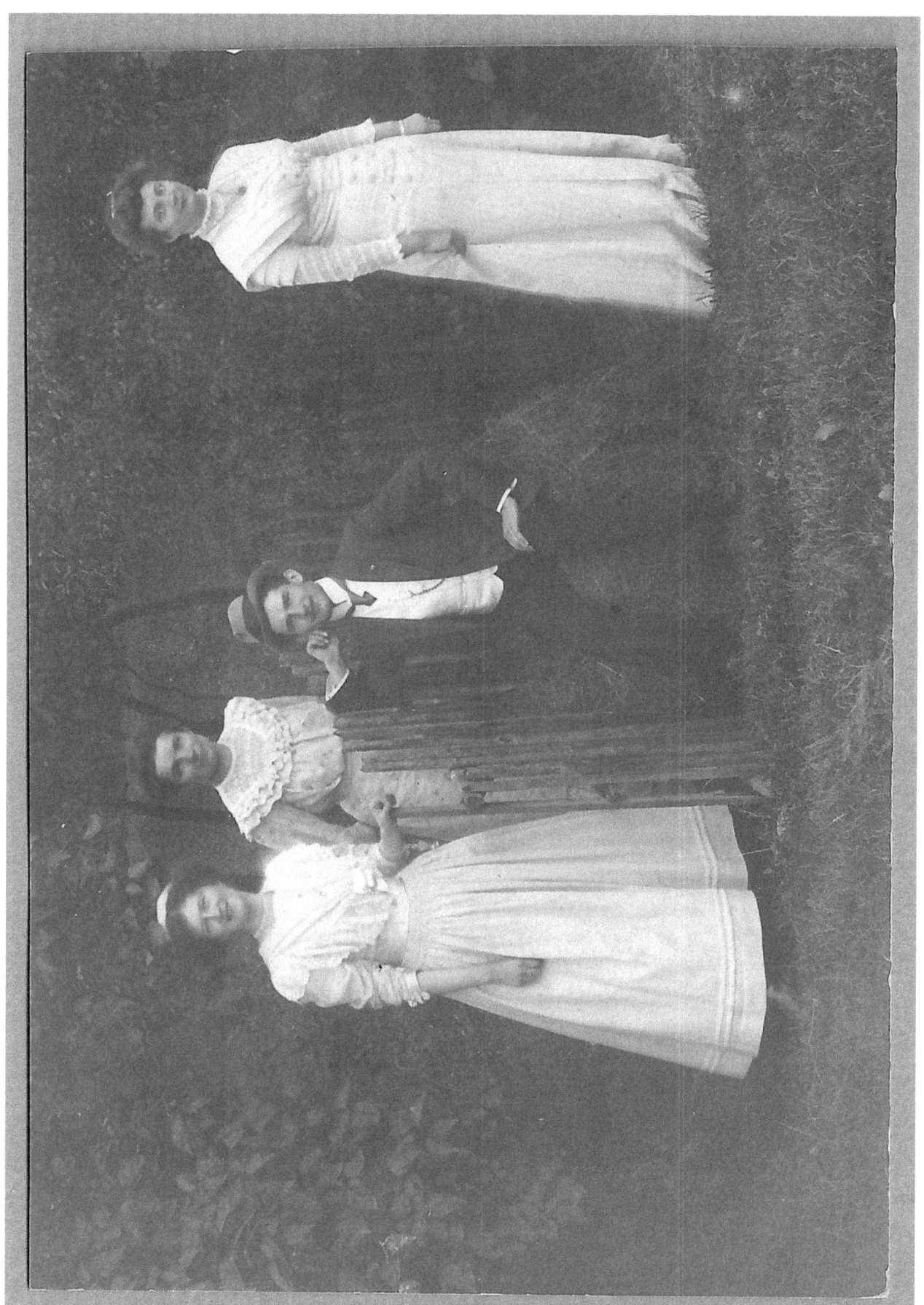

Feine Gesellschaft im Jahre 1906
Heimatsammlung Harald WARNAT, Gedern

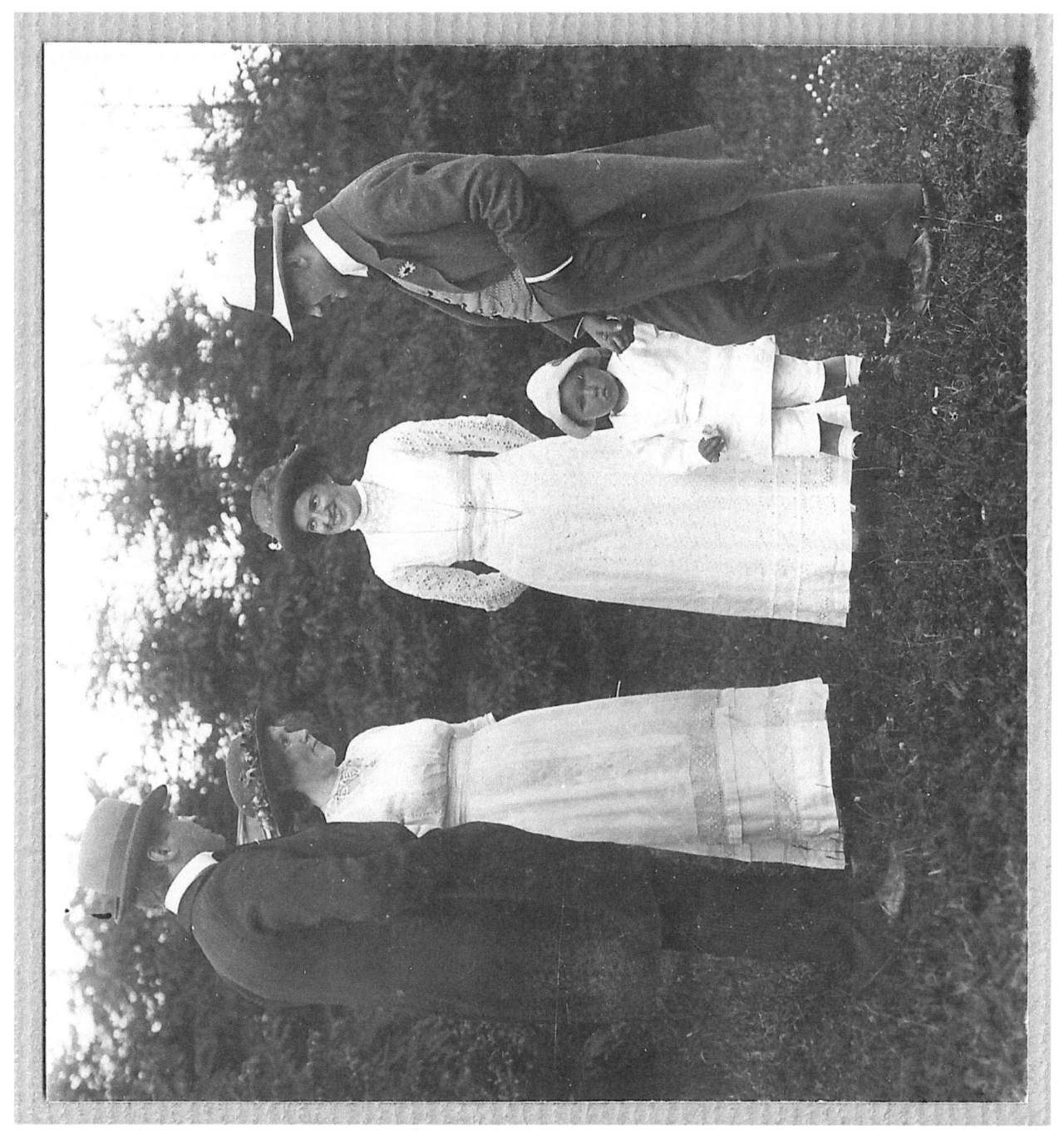

»Gut behütet« – Aufnahme aus der Zeit um 1910 aus dem Album eines Gederner Lehrers.
Heimatsammlung Harald WARNAT, Gedern

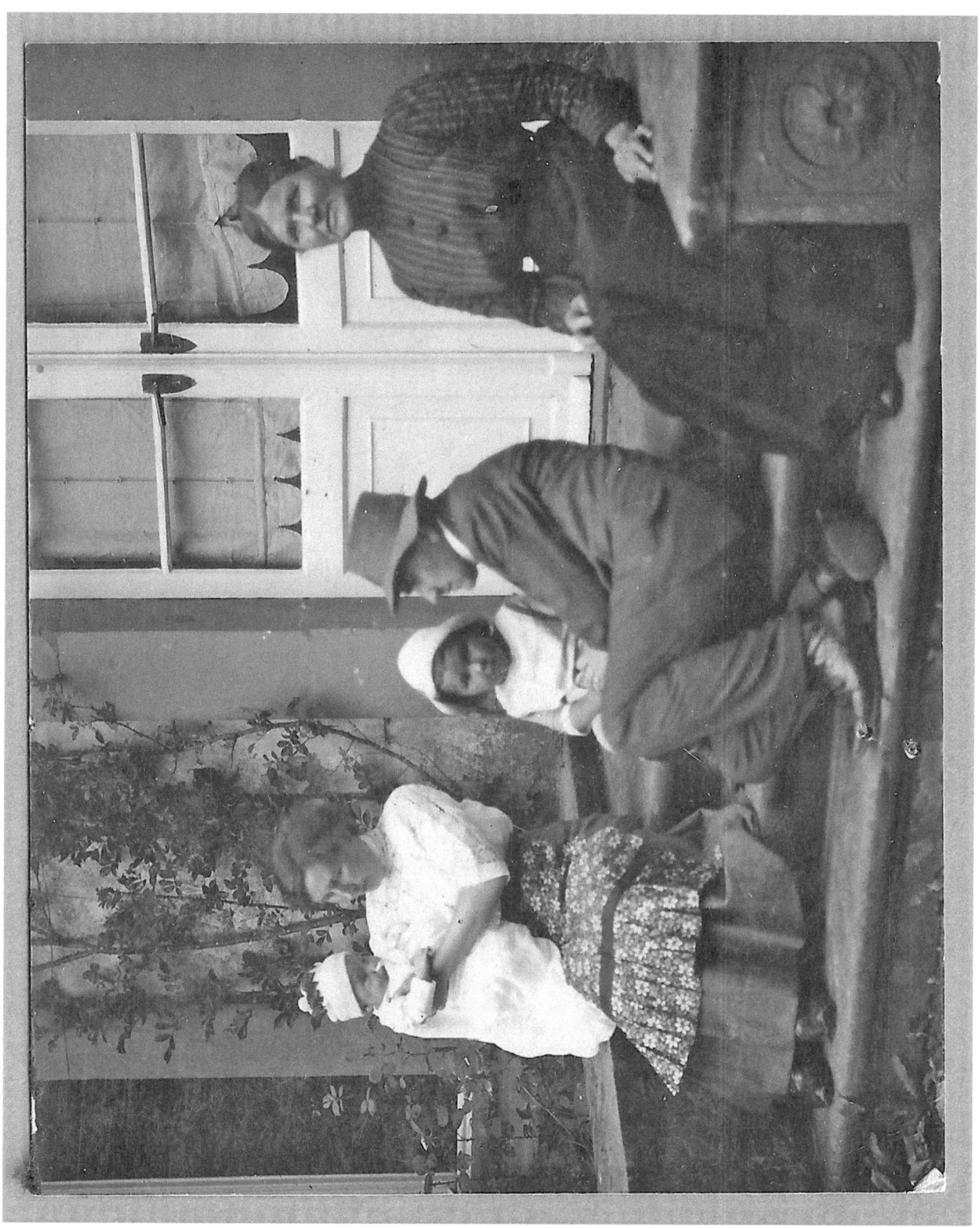

Lehrerfamilie beim Sonntagsausflug. Rast vor dem Gartensaal des Gederner Schlosses um 1910.
Heimatsammlung Harald WARNAT, Gedern

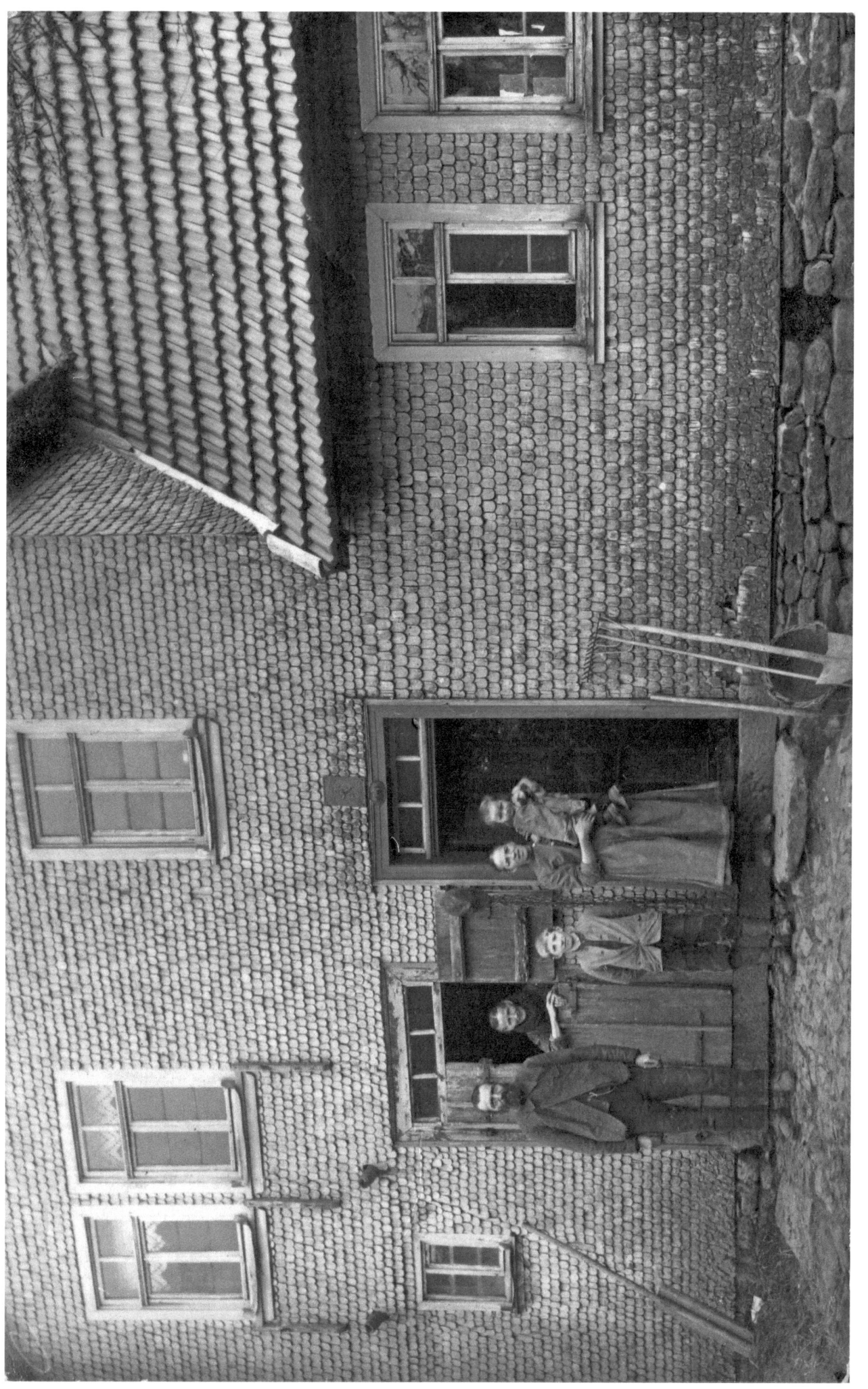

Foto-Ansichtskarte aus Salz im Vogelsberg. Die damaligen Lebensumstände kommen auf diesem Foto gut zur Geltung. Heimatsammlung Harald WARNAT, Gedern

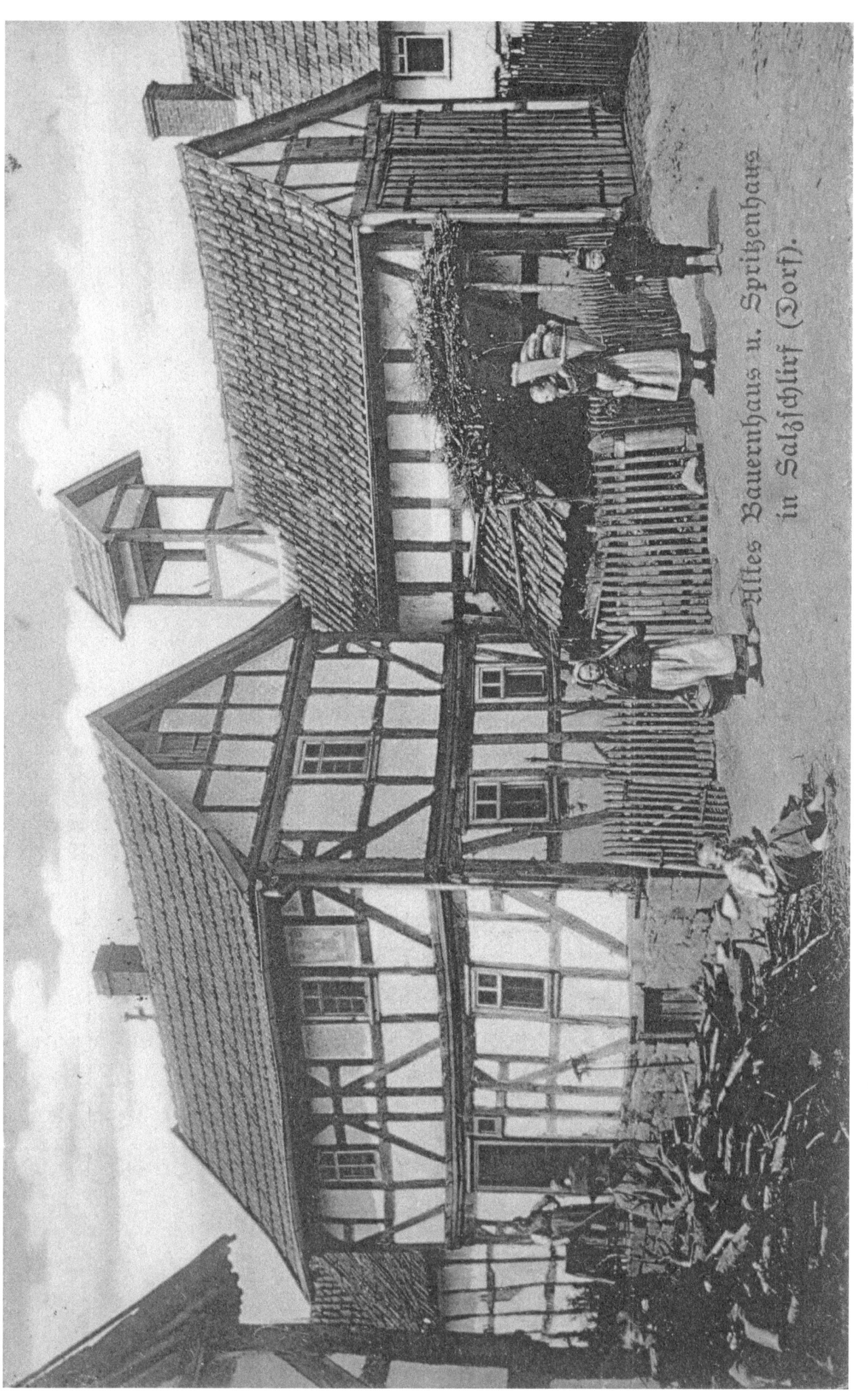

So sah es aus vor einhundert Jahren: Altes Bauernhaus und Spritzenhaus in Salzschlirf.
Ansichtskarte aus dem Verlag L. Klement, Frankfurt.
Heimatsammlung Harald WARNAT, Gedern

M I 1938

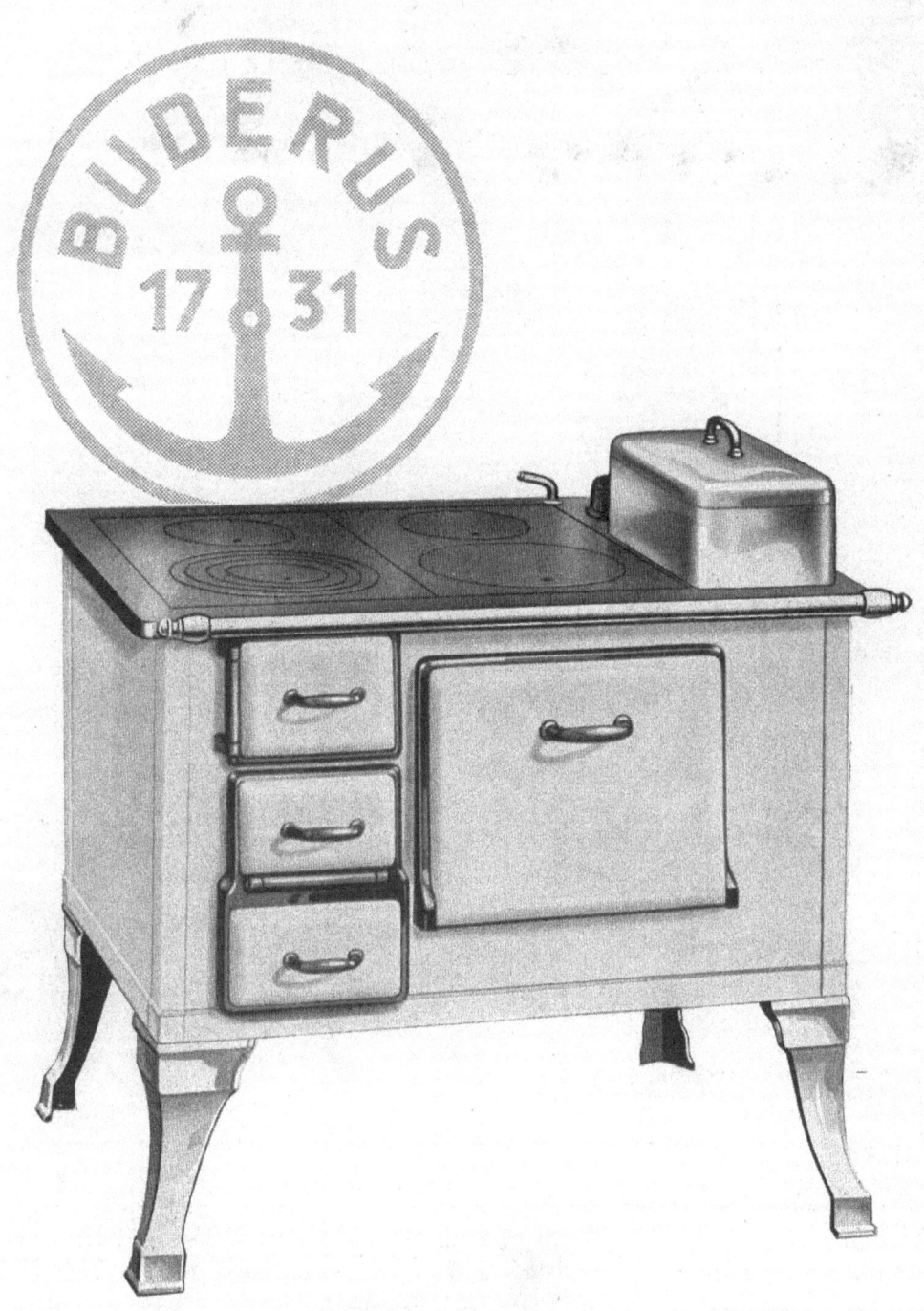

KOHLENHERDE

BUDERUS Prospekt aus dem Jahr 1938
Heimatsammlung Harald WARNAT, Gedern

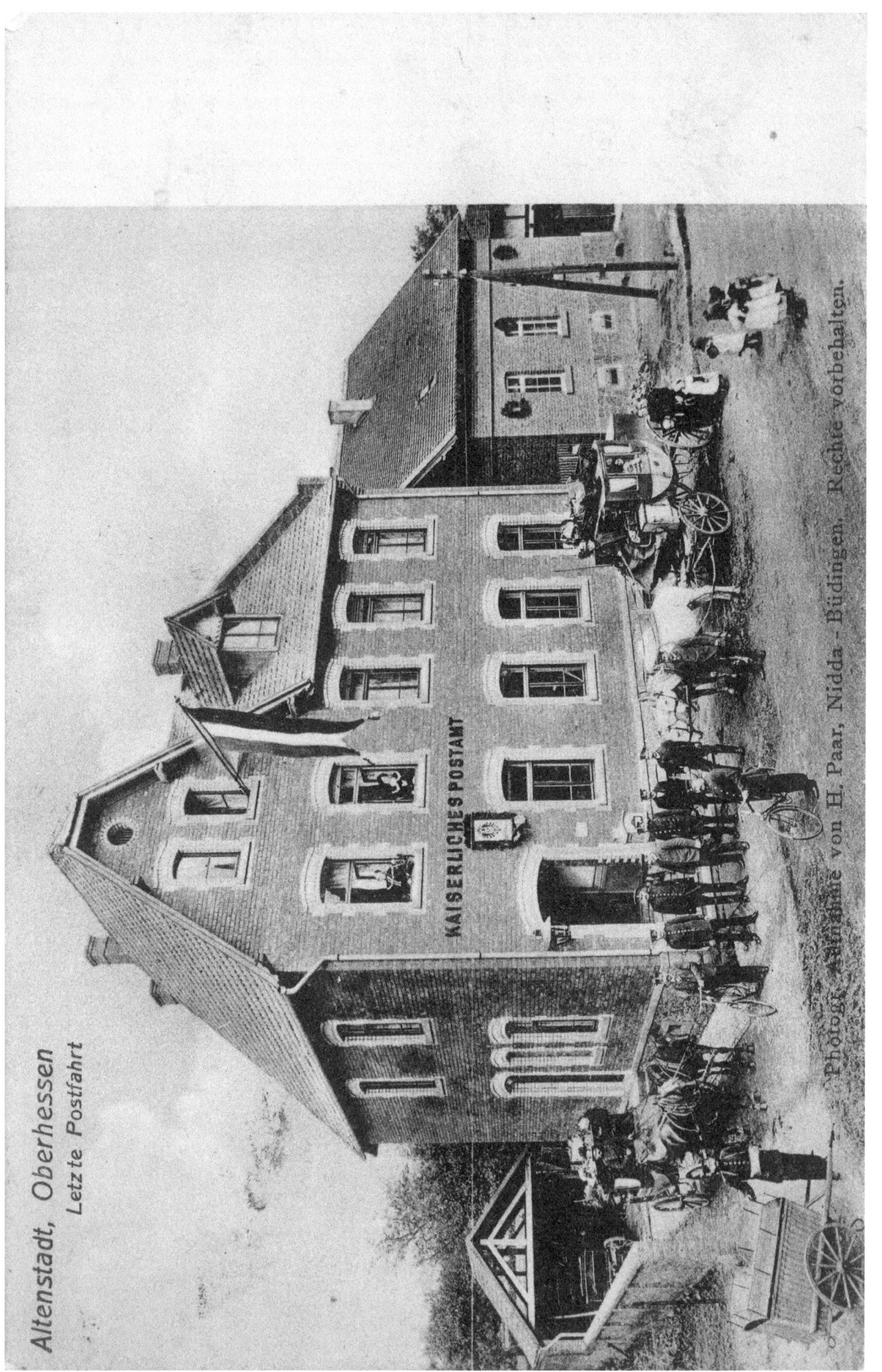

Kaiserliches Postamt in Altenstadt/Oberhessen. Das Bild entstand anlässlich der letzten Postkutschenfahrt um 1912
Heimatsammlung Harald WARNAT, Gedern

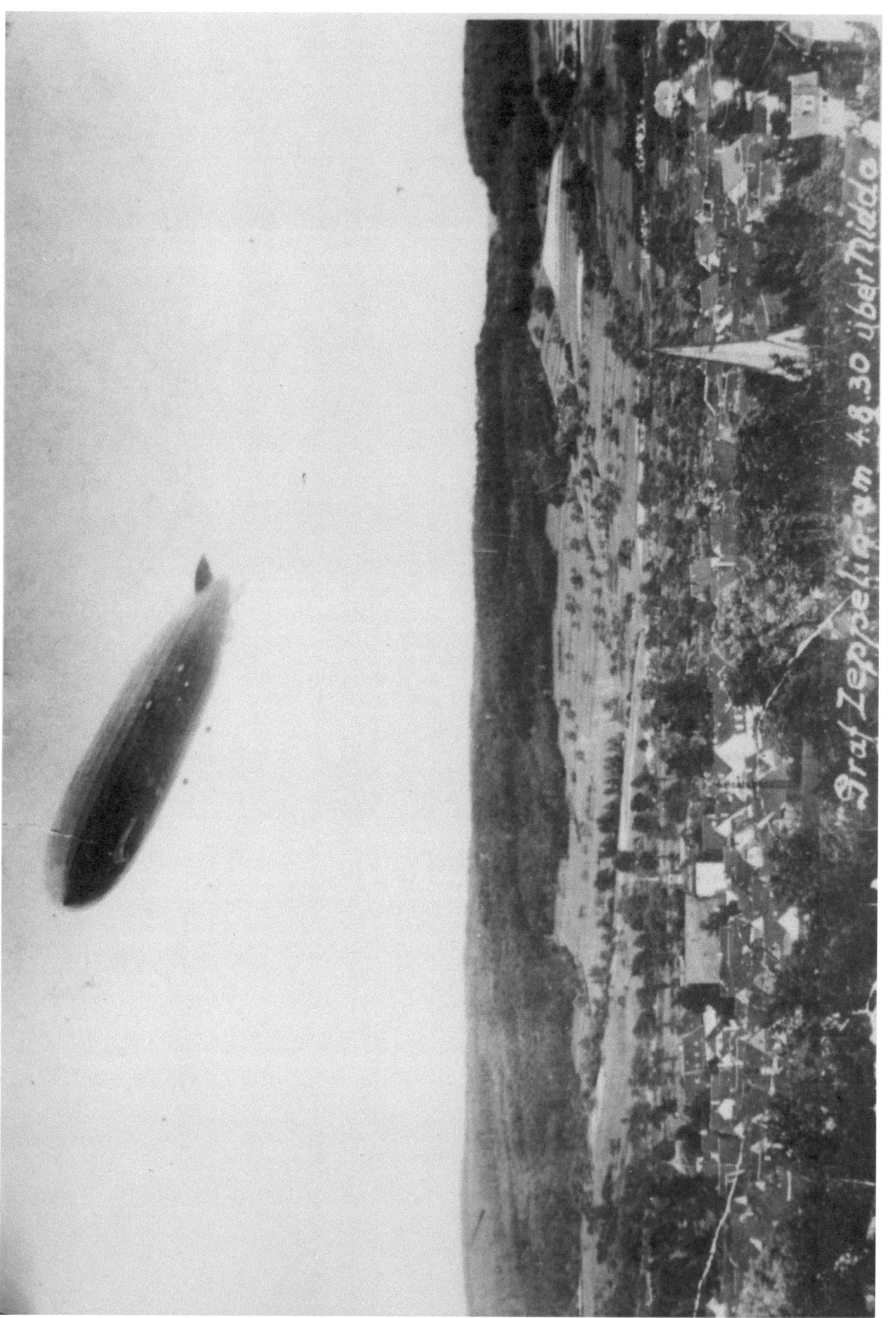

Luftschiff Graf Zeppelin am 4. August 1930 über Nidda.
Heimatsammlung Harald WARNAT, Gedern

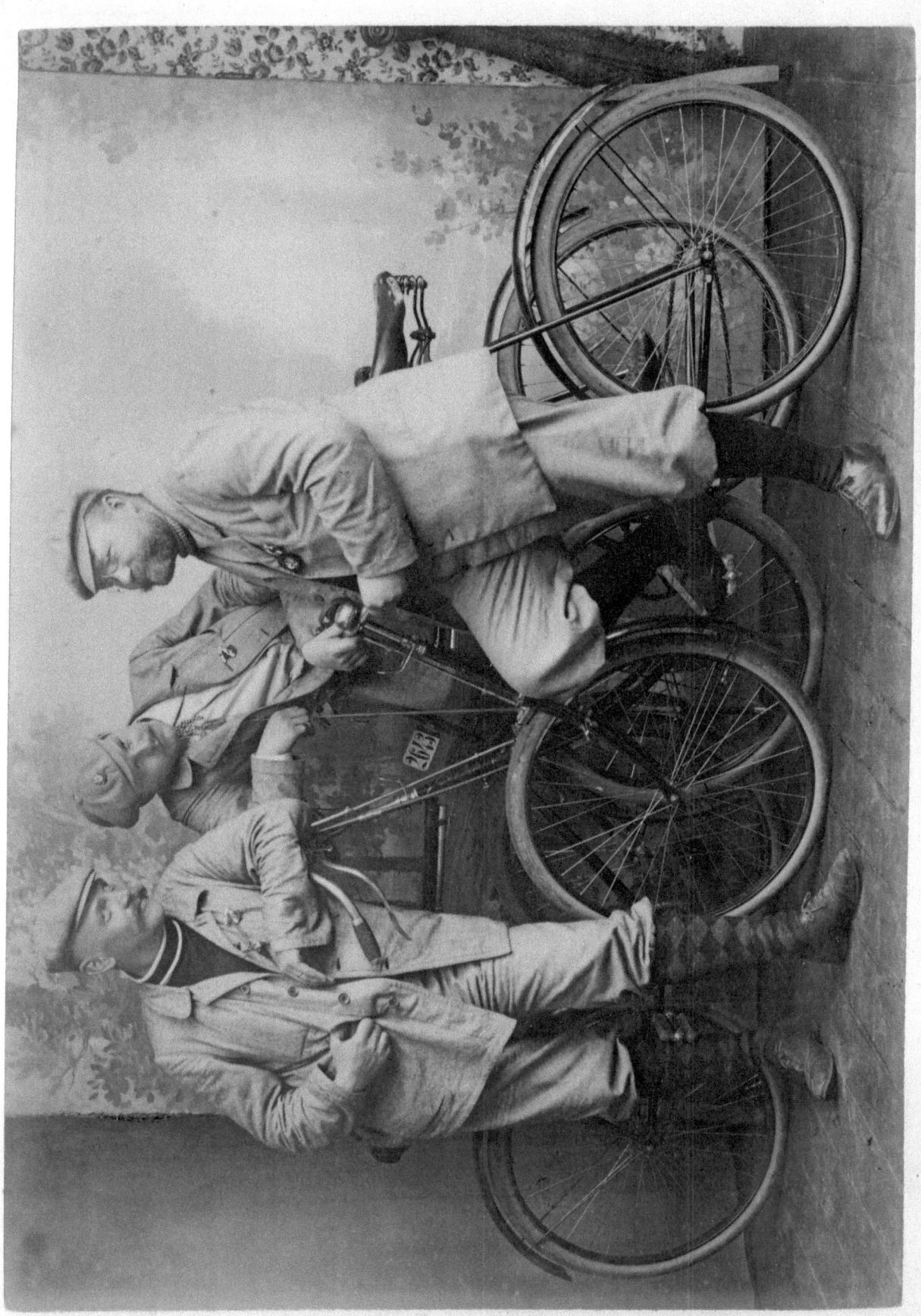

Heimatsammlung Harald WARNAT, Gedern

Thema Nr. 2: Unser täglich Brot

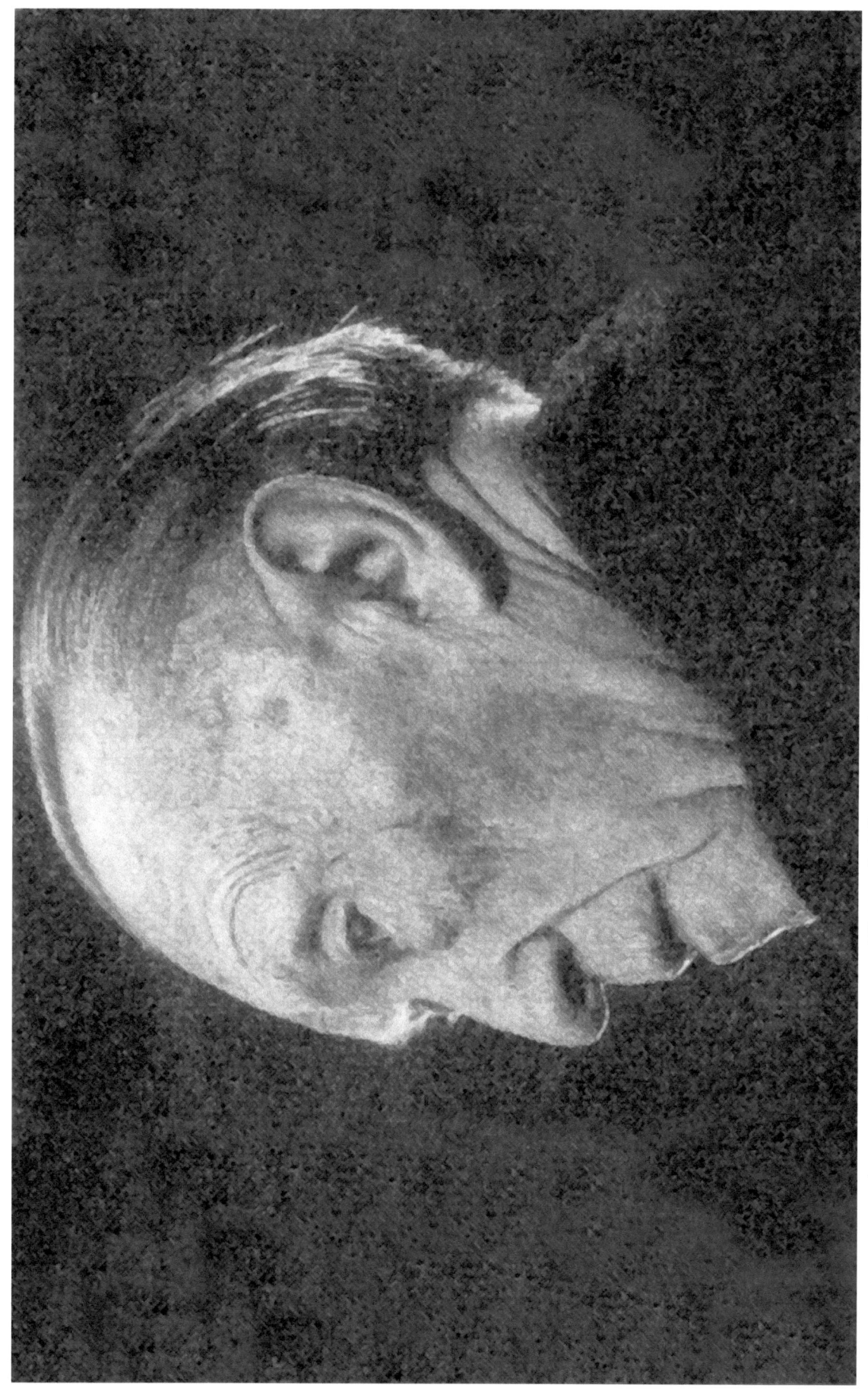

Konrad Adenauer, der erste Bundeskanzler der Bundesrepublik Deutschland

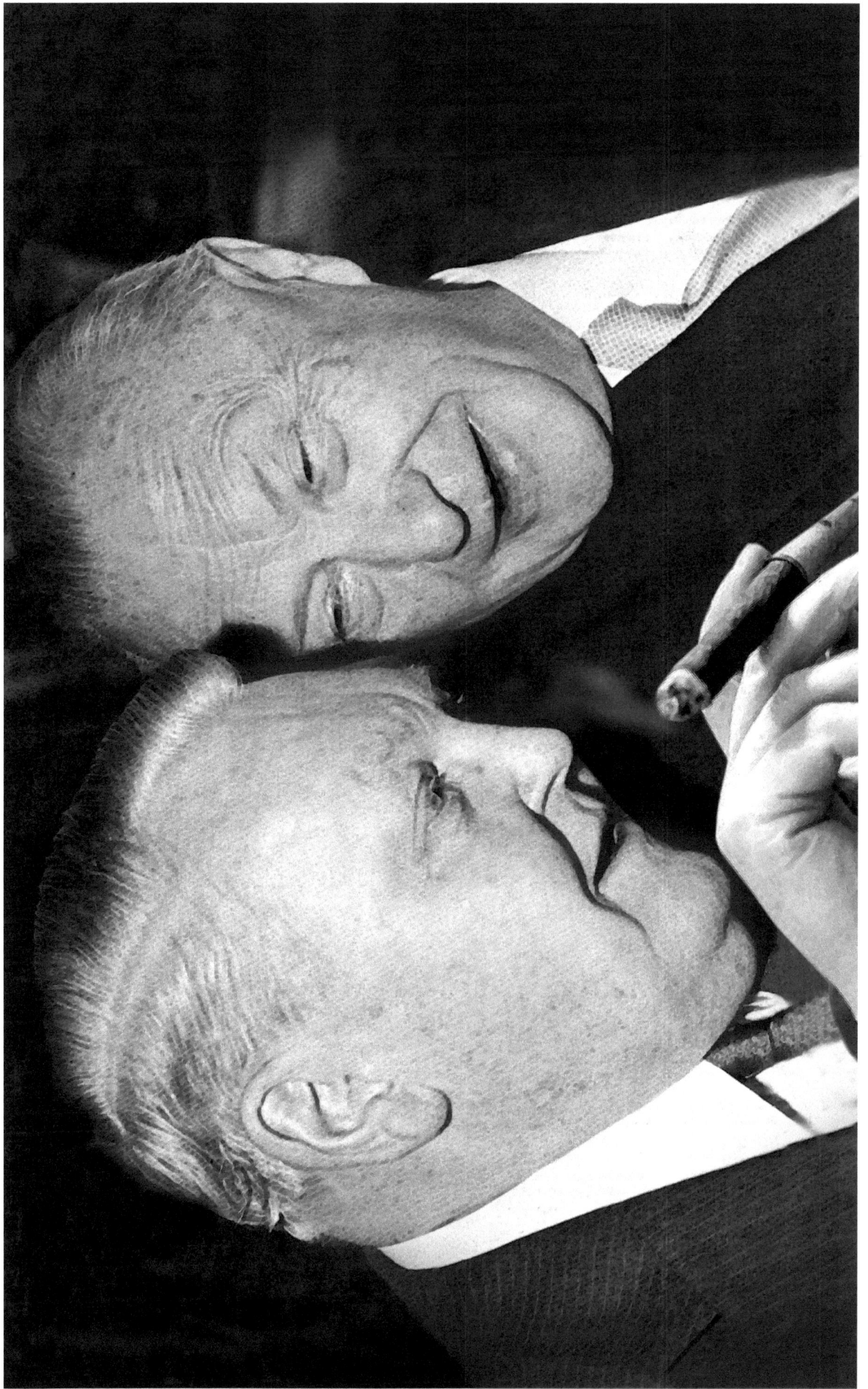

Konrad Adenauer und Ludwig Erhard

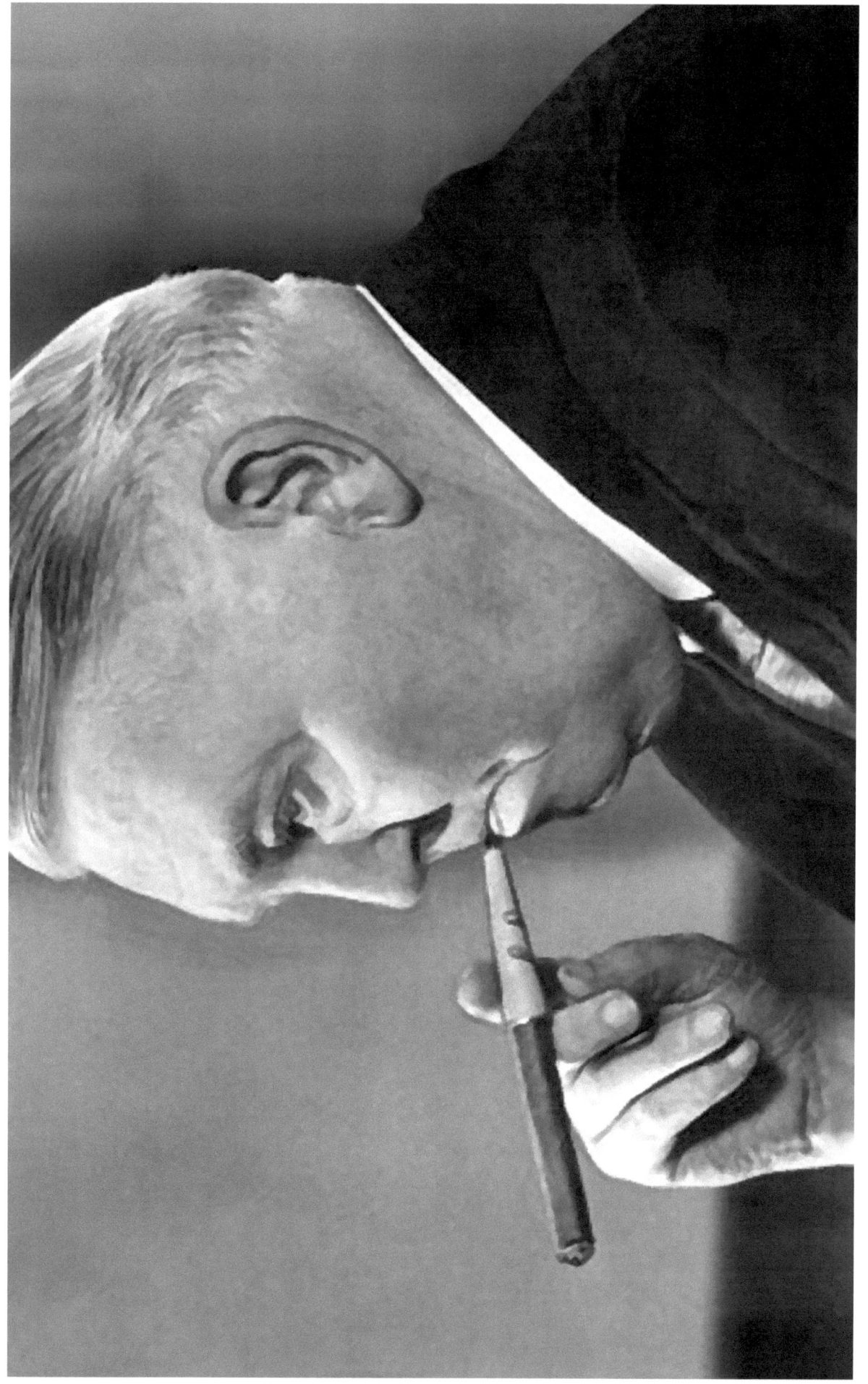

Ludwig Erhard, Bundeskanzler, »Vater des Wirtschaftswunders«

Thema Nr. 5: An fünf Fingern abzählen

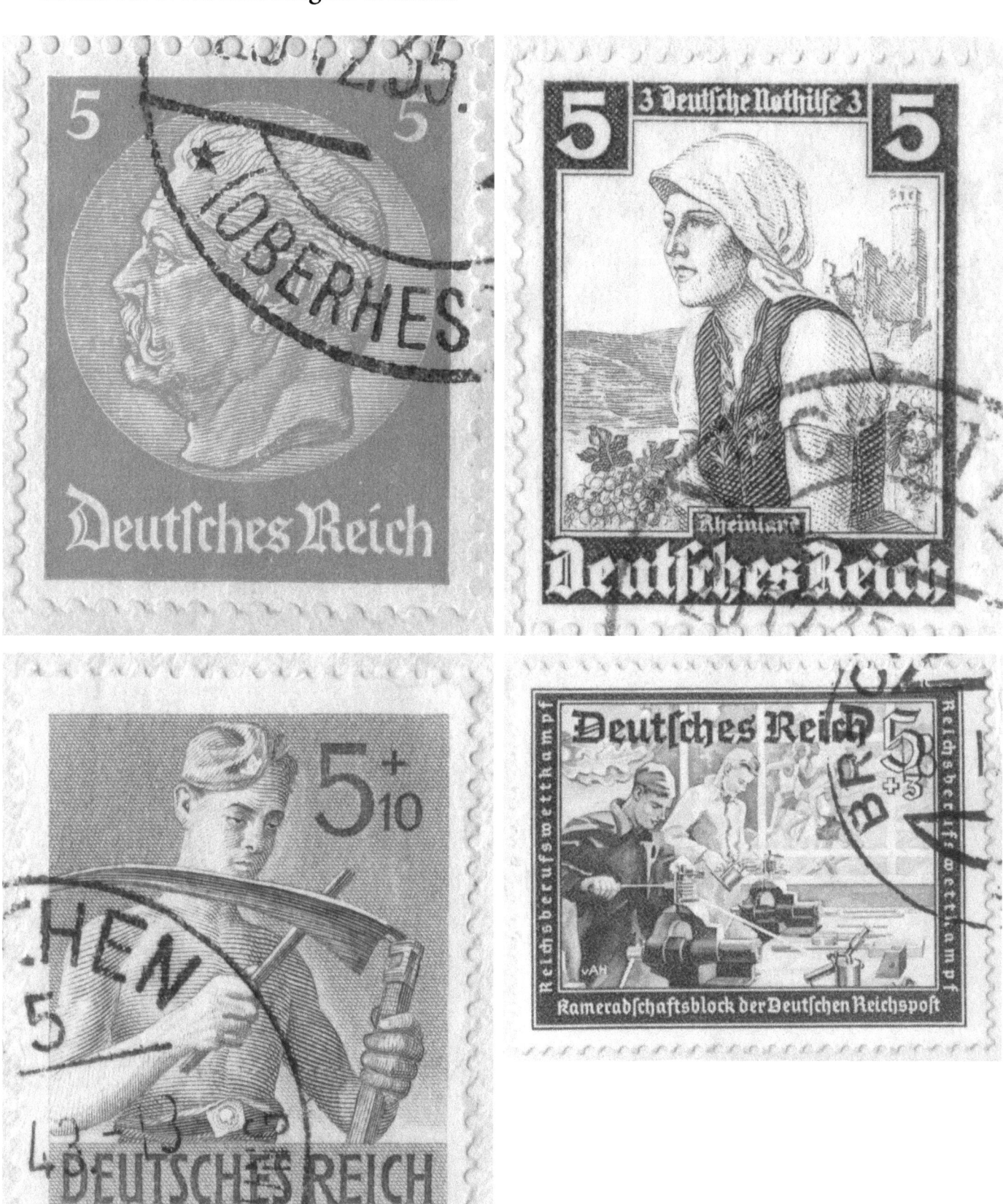

5-Pfennig Briefmarken des Deutschen Reiches zwischen 1933 und 1945.
Alle Marken wurden durch einen Poststempel entwertet und sind in grüner Farbe.
Heimatsammlung Harald WARNAT, Gedern

Thema Nr. 6: Der Friedrich hat´s in sich ,

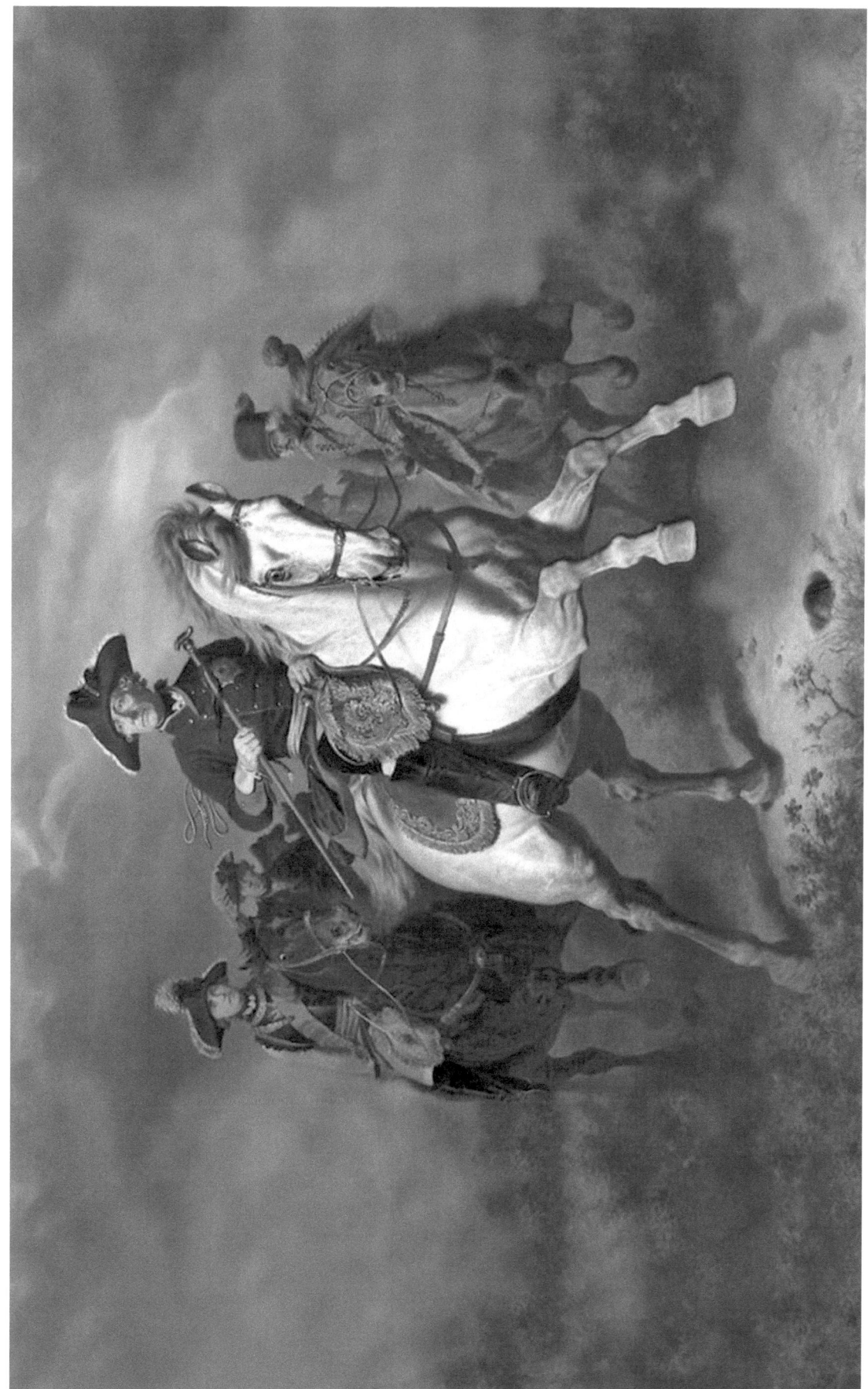

Friedrich II, Friedrich der Große »Der Alte Fritz« (1712-1786)

Thema Nr. 7: Dick und rund ist ungesund

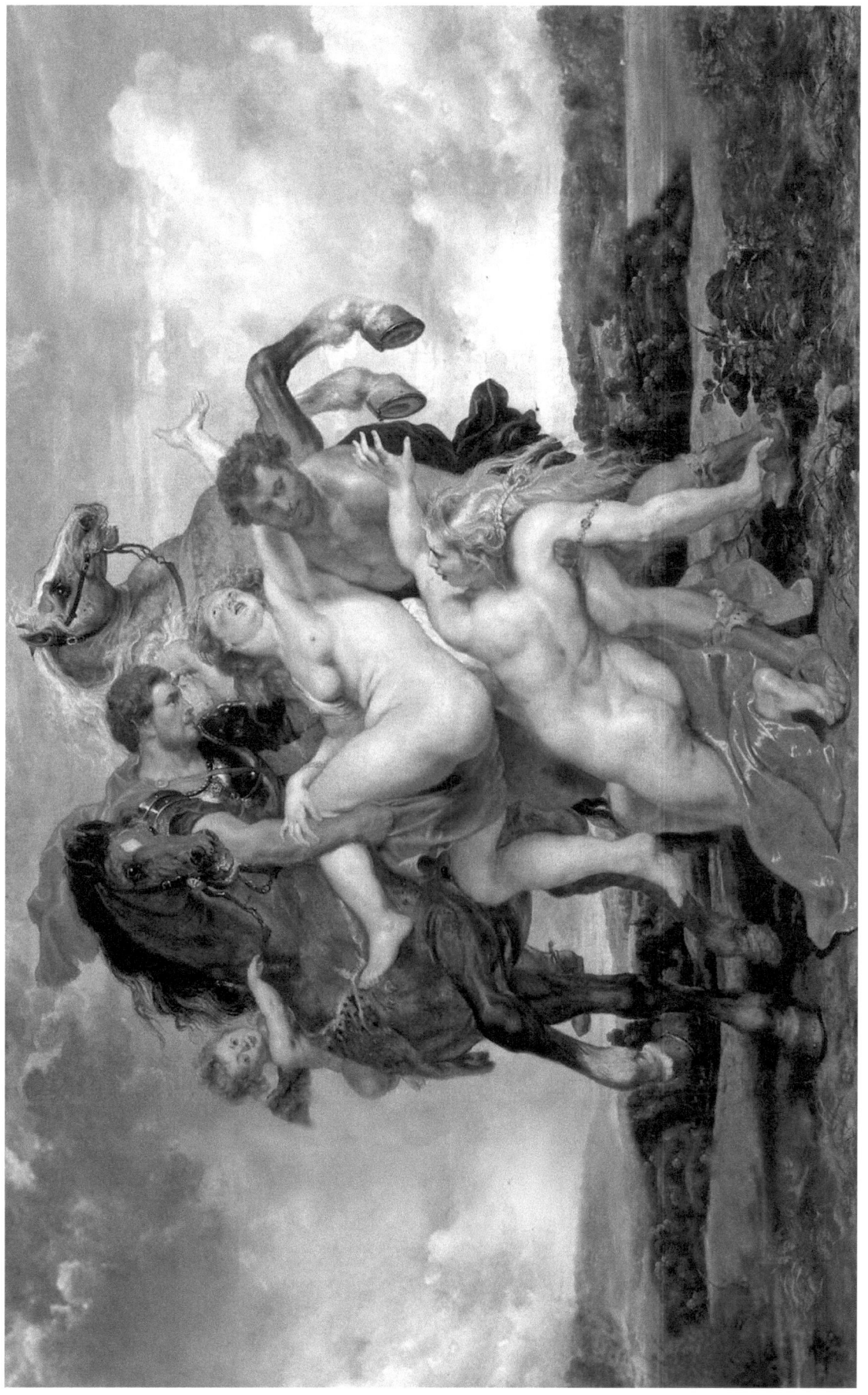

Gemälde von Peter Paul Rubens »Der Raub der Töchter des Leukippos«

Thema Nr. 8: »Ei gude wie« in Frankfurt am Maa

Heimatsammlung Harald WARNAT, Gedern

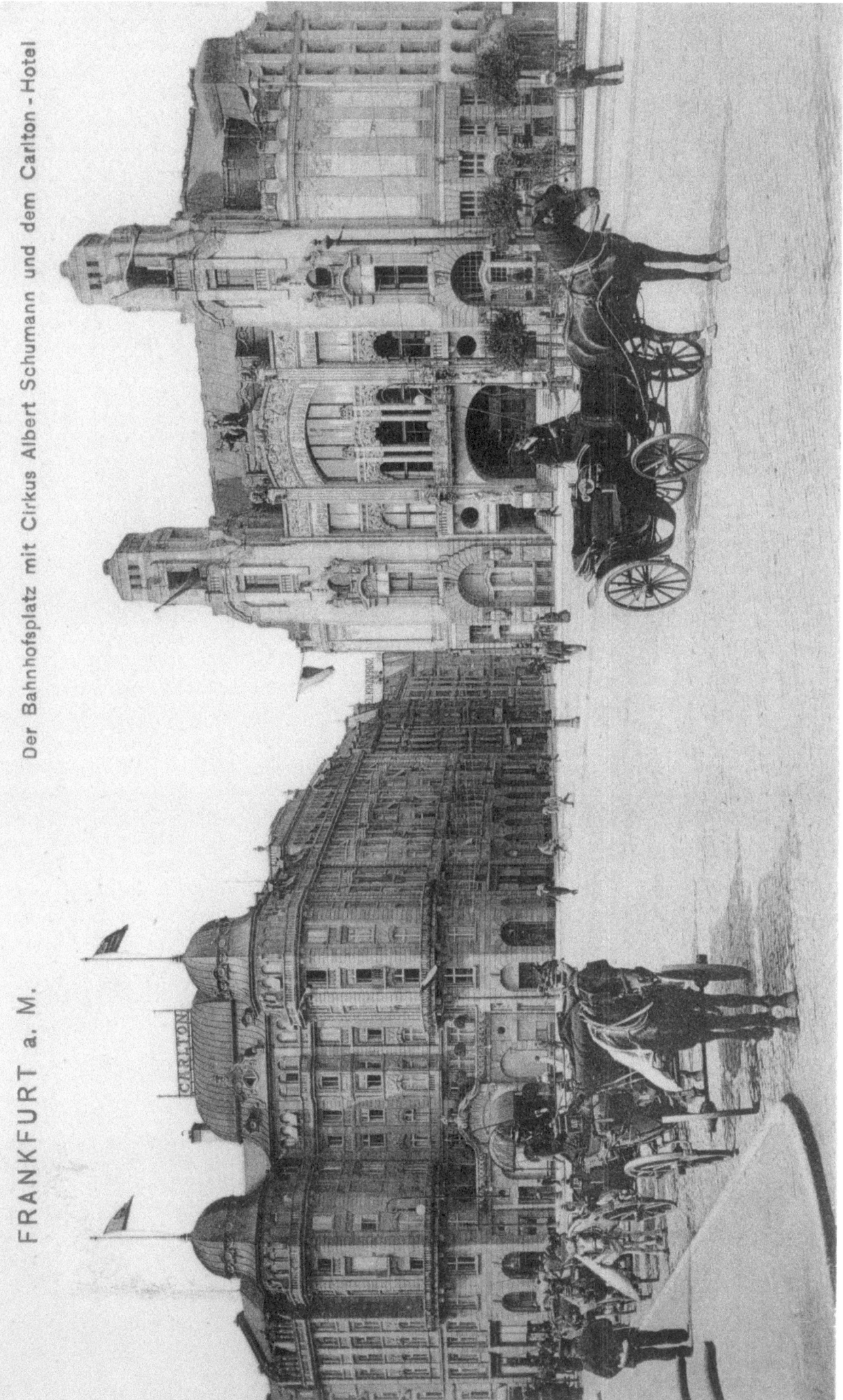

FRANKFURT a. M. Der Bahnhofsplatz mit Cirkus Albert Schumann und dem Carlton-Hotel

Heimatsammlung Harald WARNAT, Gedern

FRANKFURT A.M. HISTORISCHES MUSEUM

DIE GOLDENE BULLE

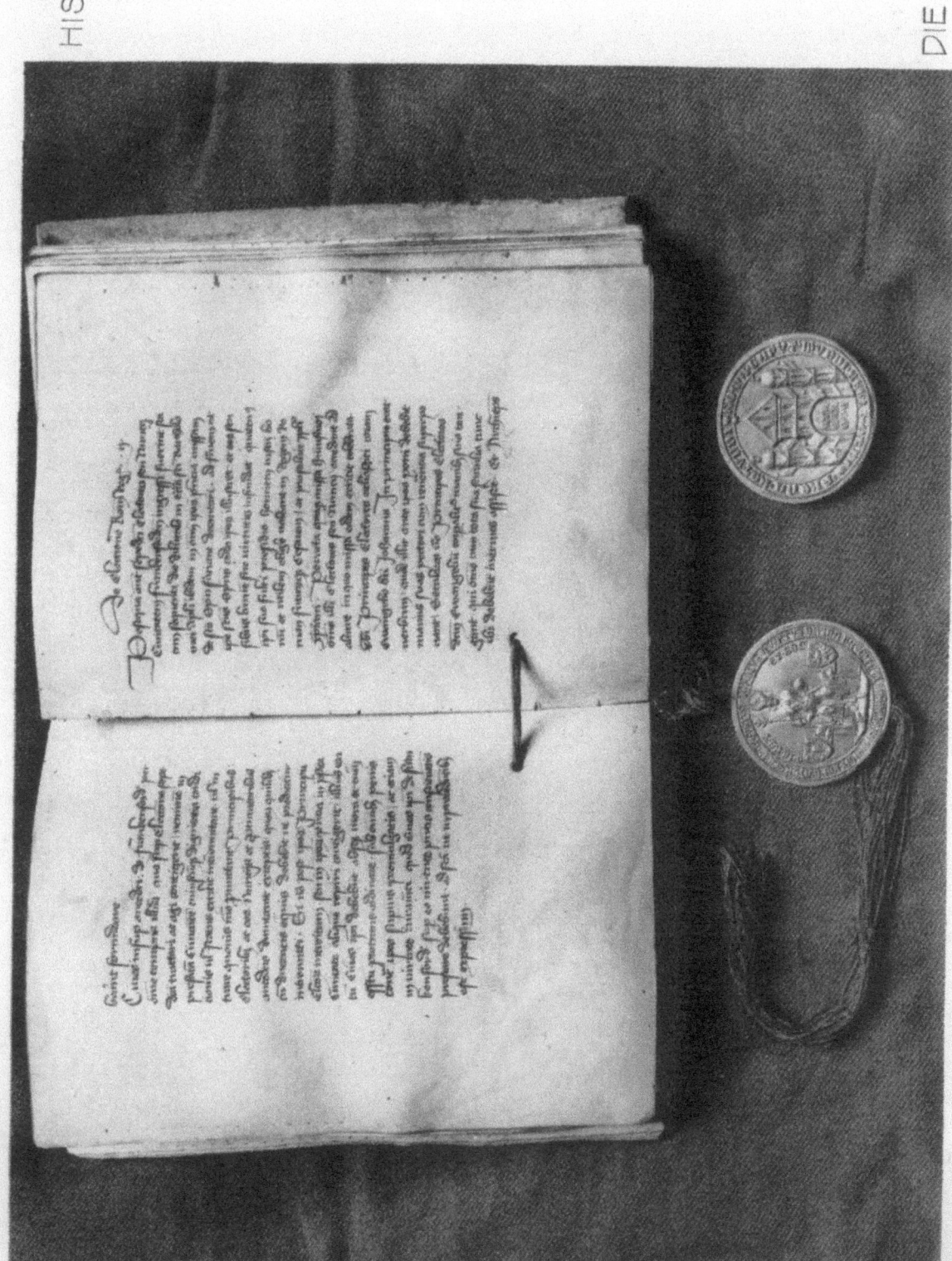

Heimatsammlung Harald WARNAT, Gedern

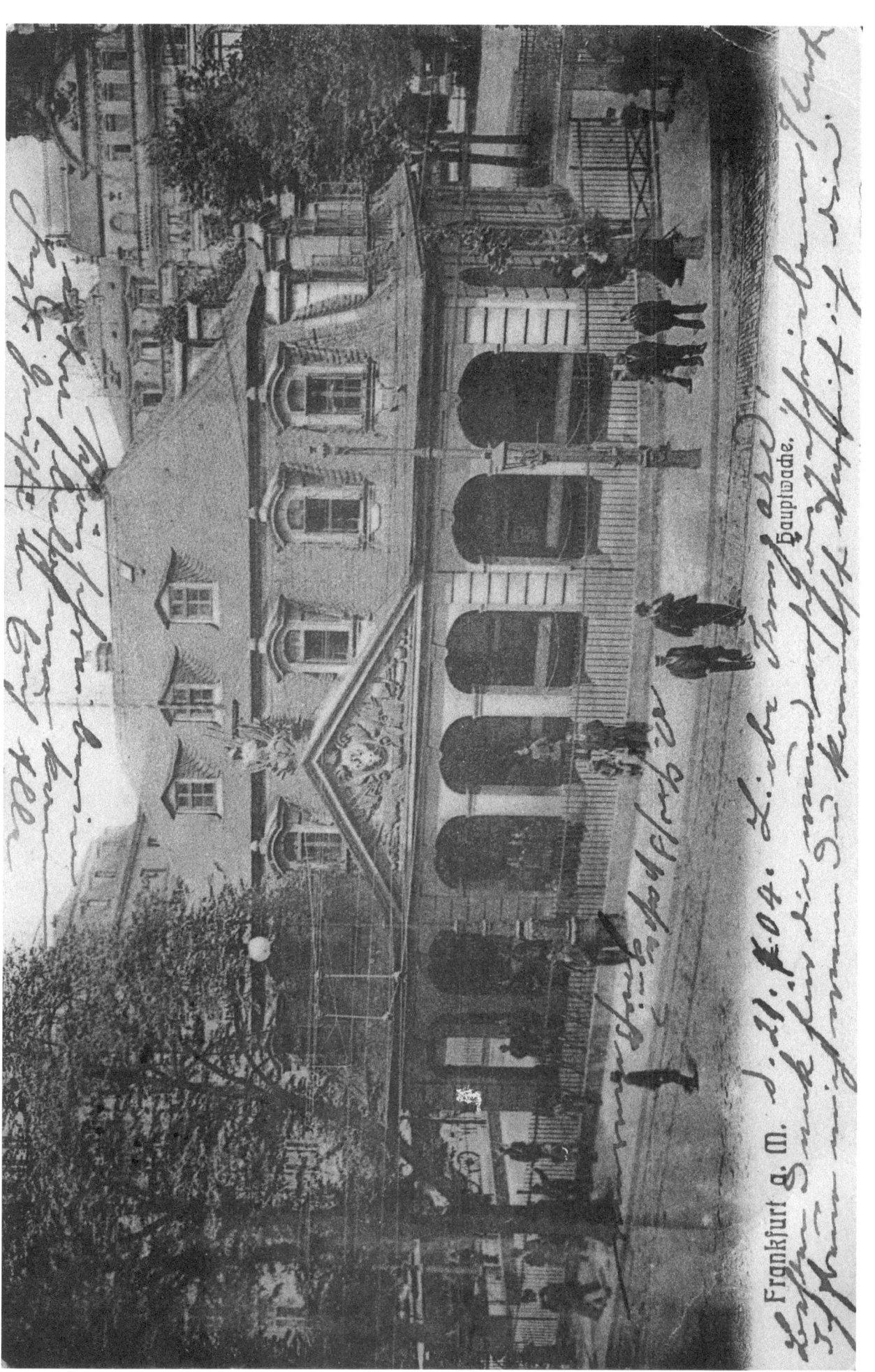

Frankfurt – die alte Hauptwache, als sie noch als Polizeiwache genutzt wurde. Die Ansichtskarte wurde im Jahre 1904 versendet. Im letzten Krieg durch Bomben schwer beschädigt, wurde sie wieder aufgebaut und ist heute ein Café.

Heimatsammlung Harald WARNAT, Gedern

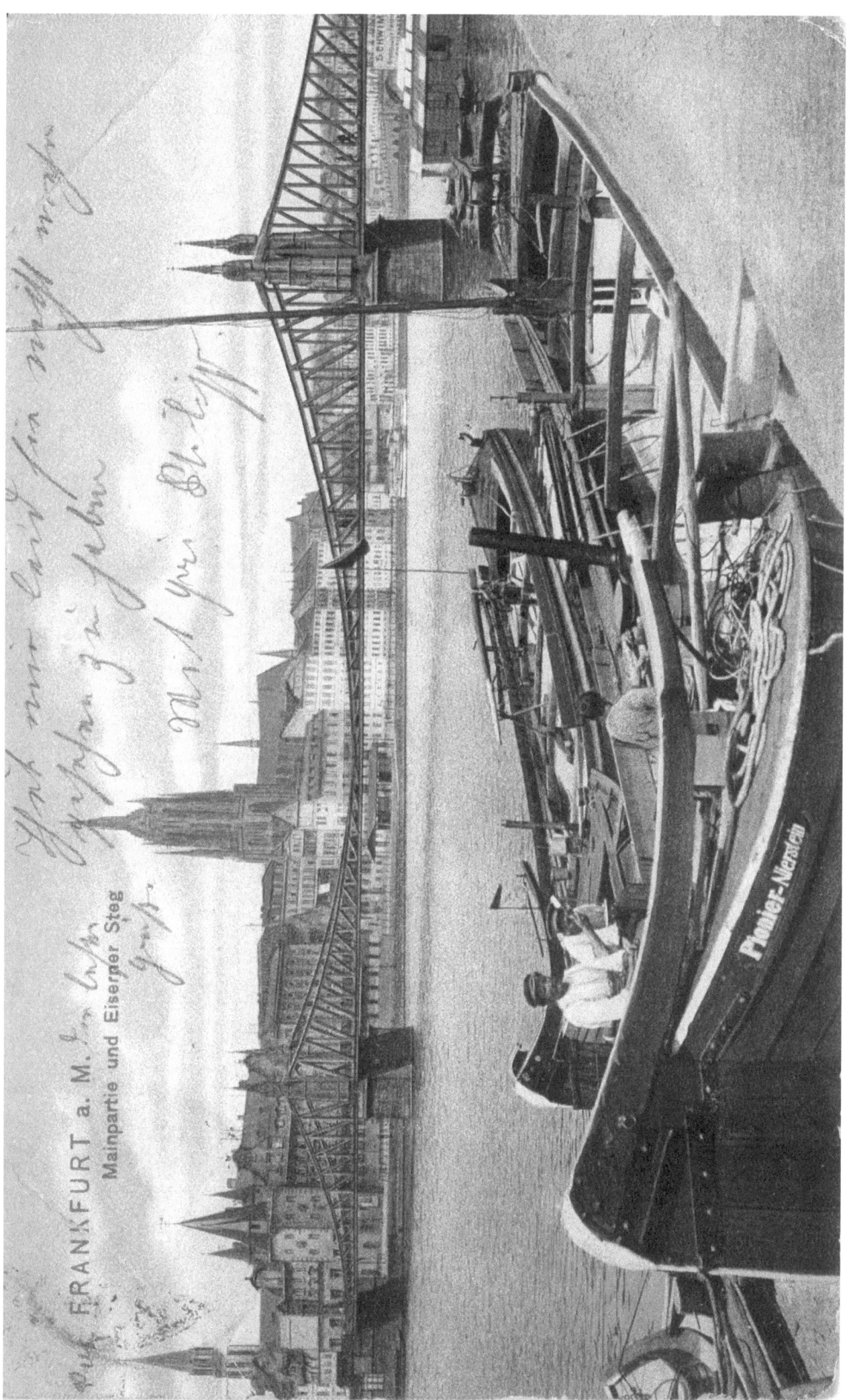

Frankfurt im Jahre 1905 – Mainkai und eiserne Brücke vor dem Kaiserdom.
Heimatsammlung Harald WARNAT, Gedern

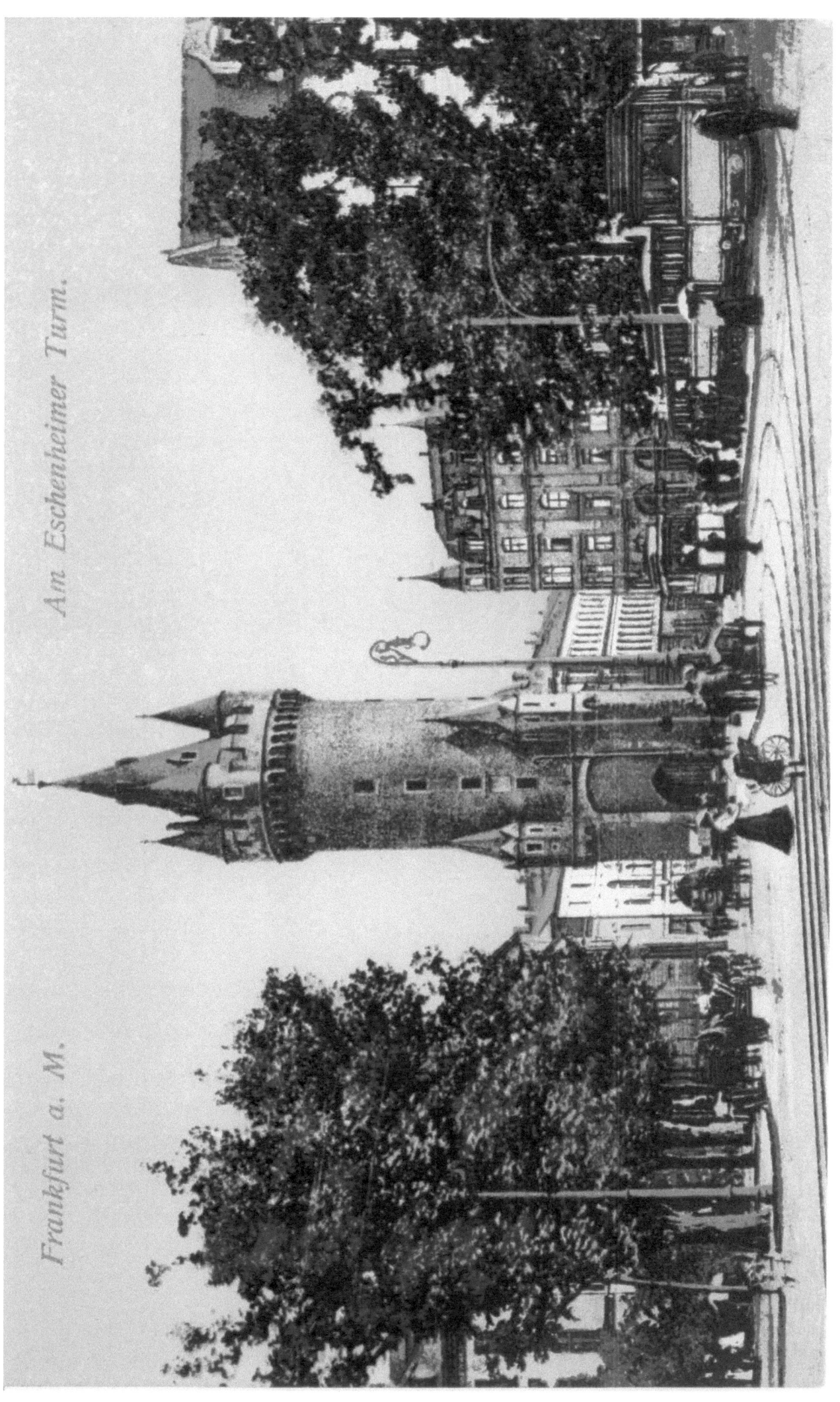

Der Eschenheimer Turm in Frankfurt – erbaut Anfang des 15. Jahrhunderts. Ein Überbleibsel der alten Stadtbefestigung. Heimatsammlung Harald WARNAT, Gedern

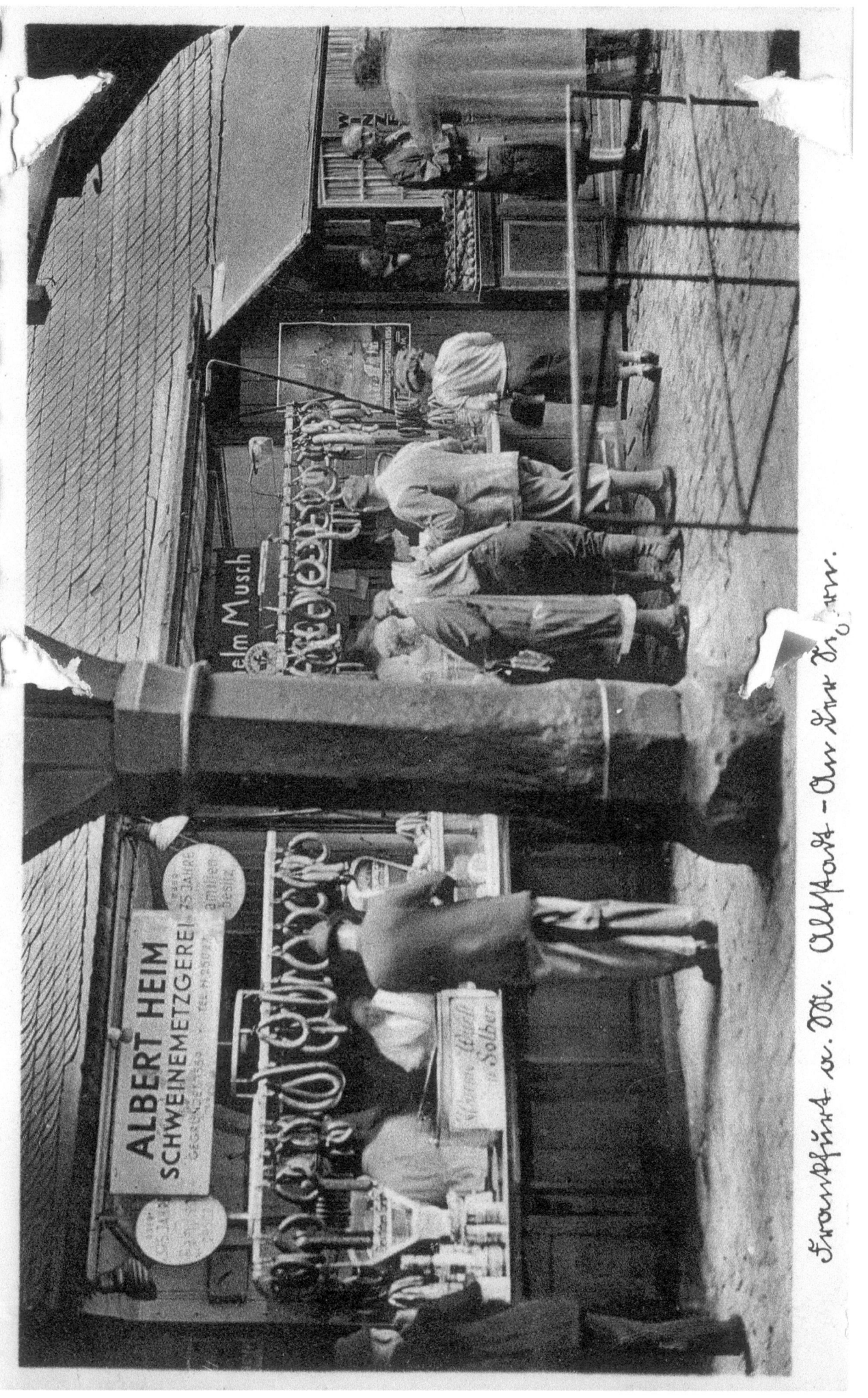

Frankfurt am Main – Altstadt – An der Schirn – die Schweinemetzger. 1936
Heimatsammlung Harald WARNAT, Gedern

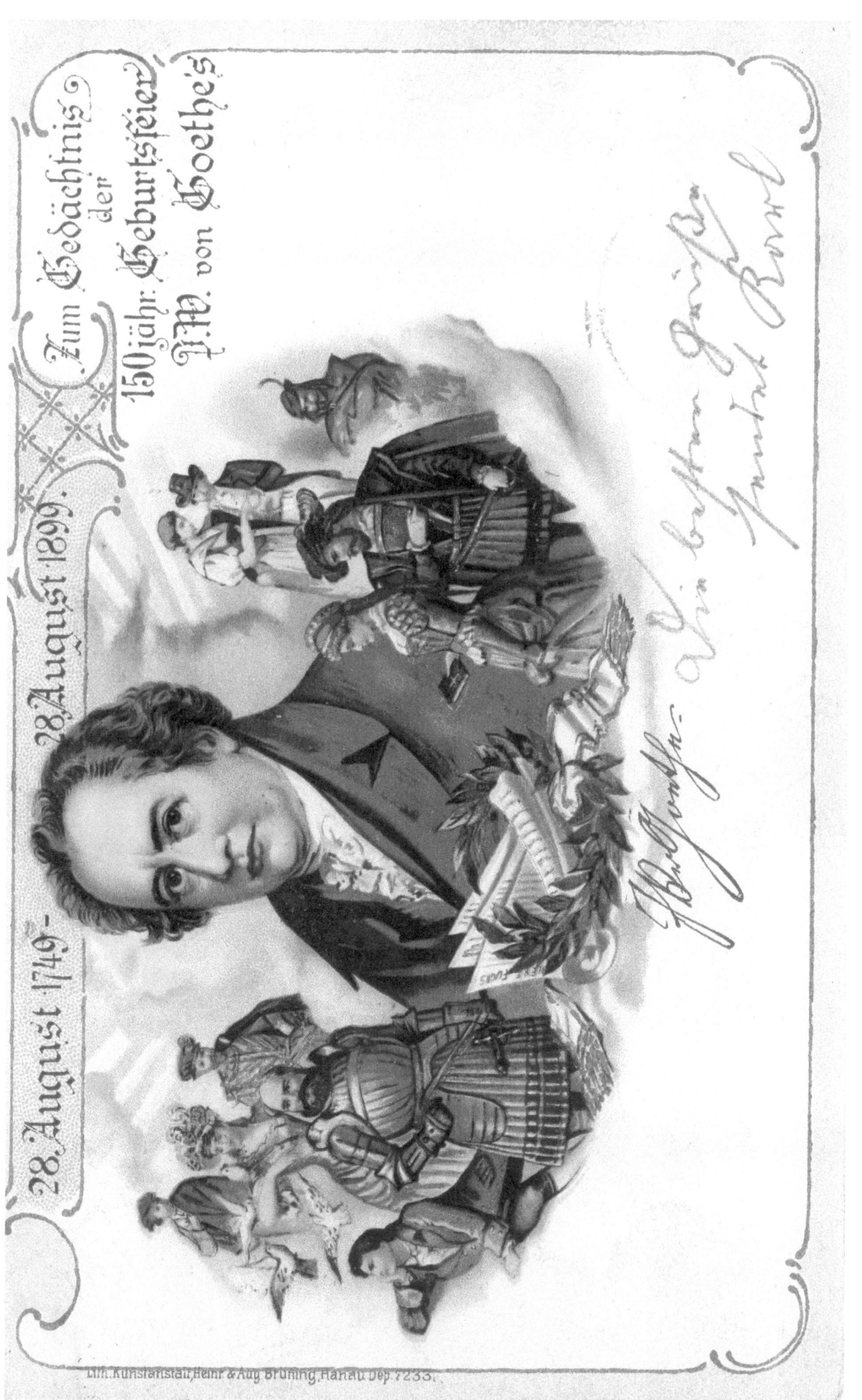

Gedächtniskarte anl. des 150. Geburtstages im Jahre 1899 von Johann Wolfgang von Goethe.
Er ist wohl Frankfurts bekanntester Bürger. Er starb 1832 in Weimar und wurde dort in der Fürstengruft beigesetzt.
Heimatsammlung Harald WARNAT, Gedern

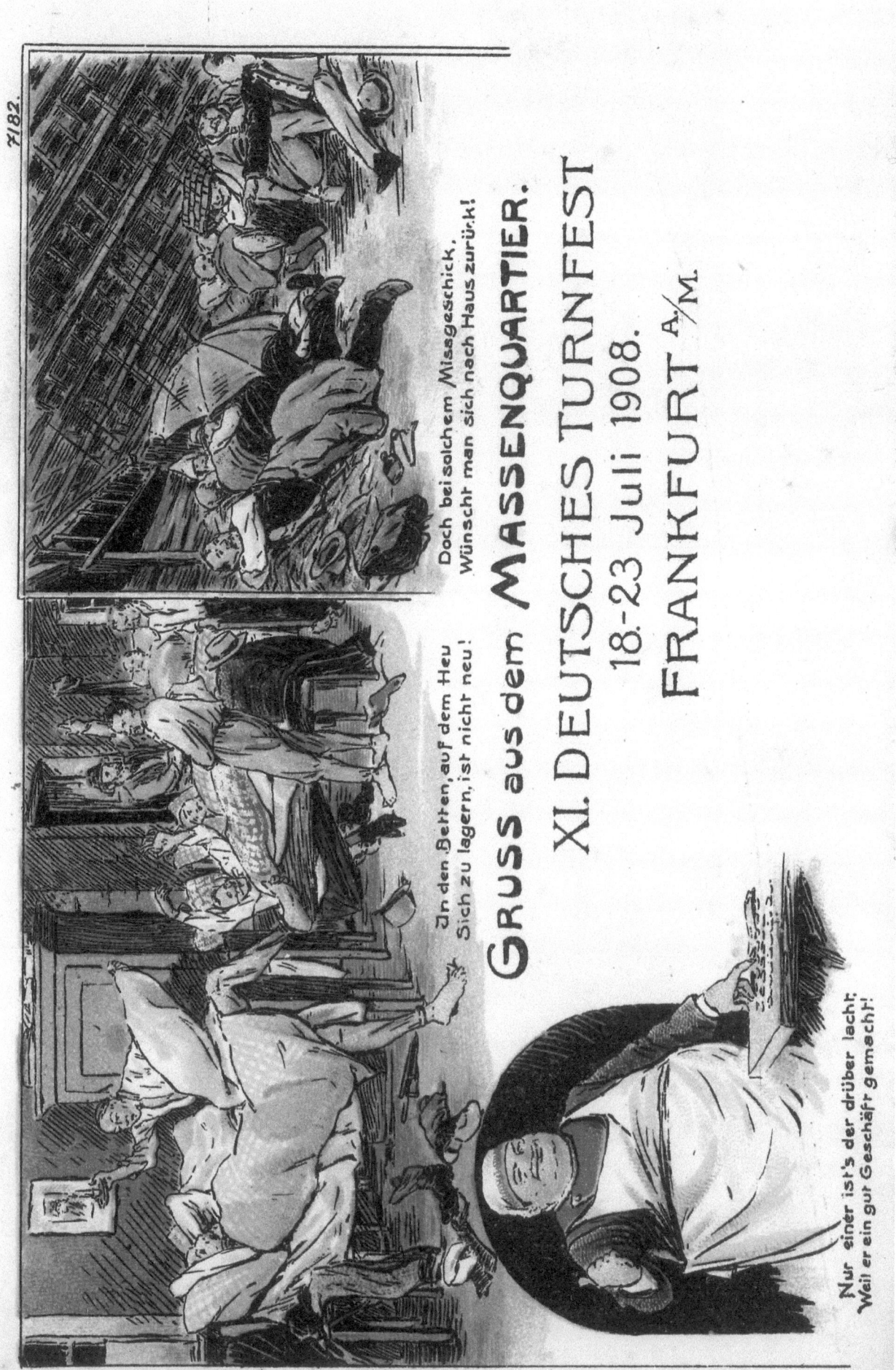

Heimatsammlung Harald WARNAT, Gedern

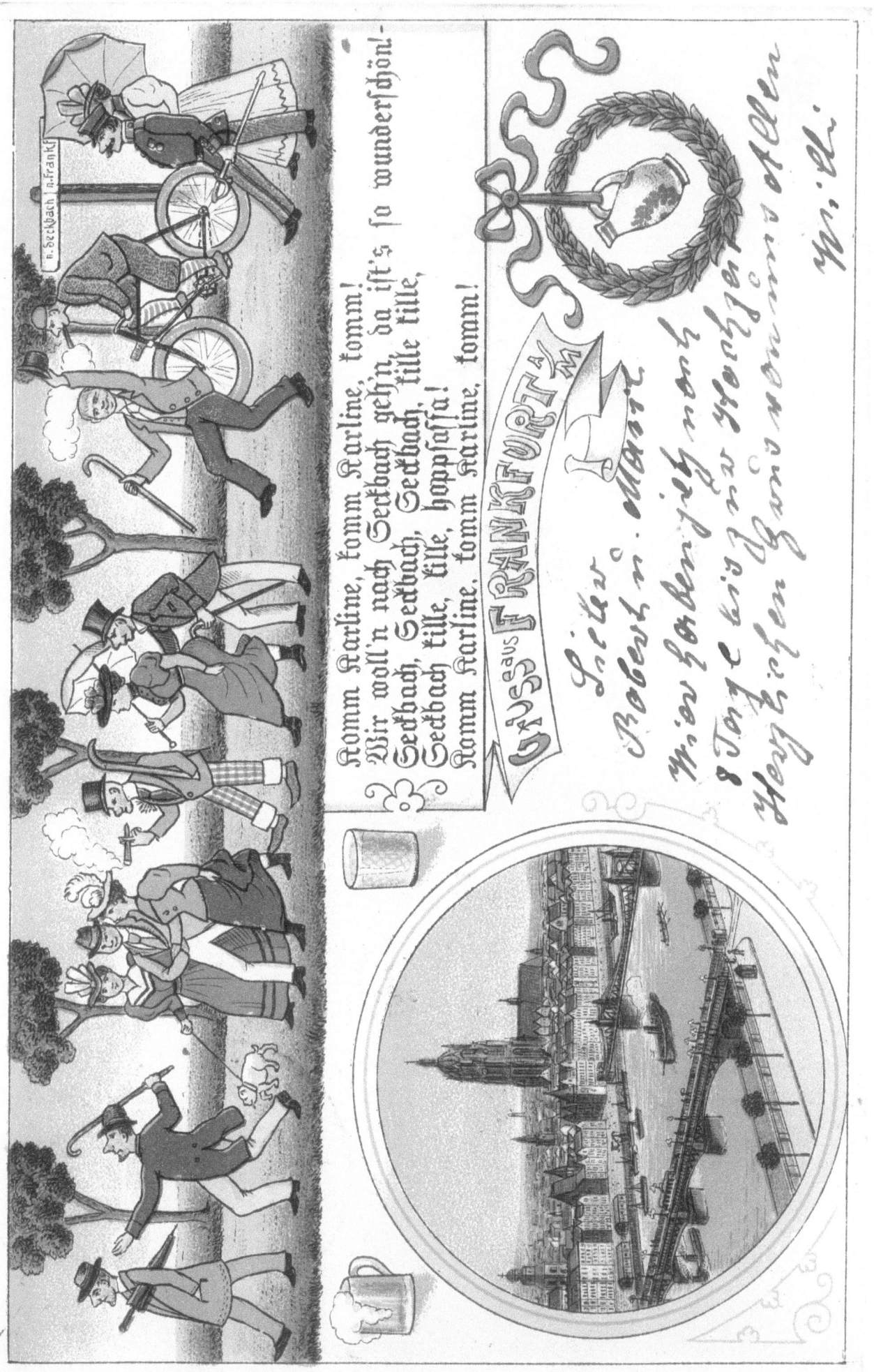

Lithografie-Karte aus Frankfurt Seckbach, postalisch befördert 1897.
Heimatsammlung Harald WARNAT, Gedern

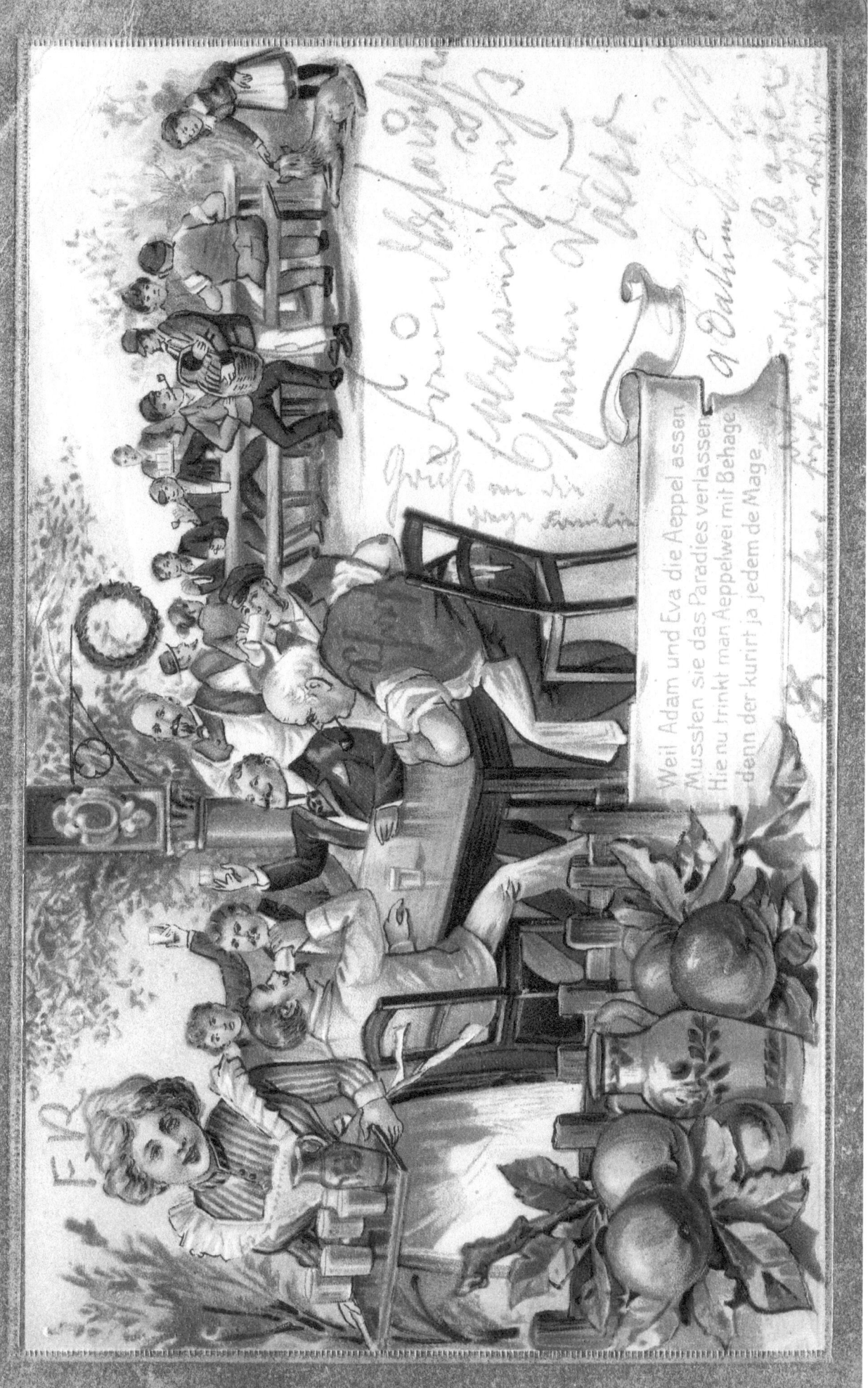

Sachsenhausen – alte Lithografiekarte von 1903 aus dem »Appelwei«-Garten
Heimatsammlung Harald WARNAT, Gedern

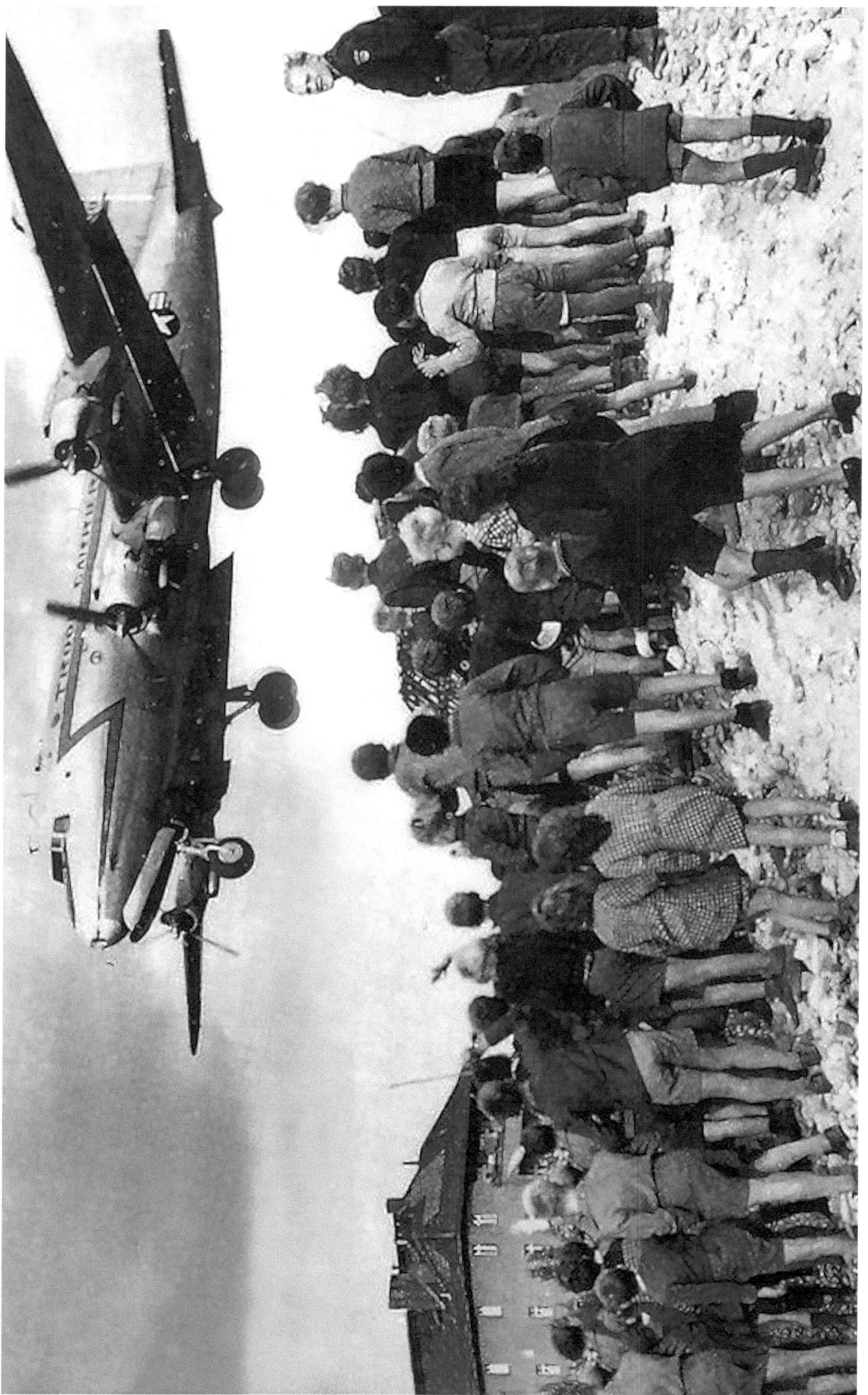

Luftbrücke Frankfurt-Berlin 1948-1949 »Rosinenbomber«